理学療法MOOK 17

理学療法技術の再検証

科学的技術の確立に向けて

責任編集

福井　勉（文京学院大学大学院 保健医療科学研究科）
神津　玲（長崎大学大学院 医歯薬学総合研究科 医療科学専攻）
大畑光司（京都大学大学院 医学研究科 人間健康科学系専攻）
甲田宗嗣（広島都市学園大学 健康科学部 リハビリテーション学科）

三輪書店

シリーズ編集

福井　勉（文京学院大学大学院　保健医療科学研究科）
神津　玲（長崎大学大学院　医歯薬学総合研究科　医療科学専攻）
大畑光司（京都大学大学院　医学研究科　人間健康科学系専攻）
甲田宗嗣（広島都市学園大学　健康科学部　リハビリテーション学科）

歴代シリーズ編集（五十音順）

黒川幸雄，高橋正明，鶴見隆正

本書に関するご質問・ご意見

　本書に関するご質問・ご意見等を電子メールにて受け付けています．ご住所，お名前，お電話番号等をご記入のうえ，理学療法MOOK編集室（ptmook@miwapubl.com）までお寄せください．ただし，本書の内容と関係のないご質問や，本書の範囲を超えるご質問にはお答えできませんので，ご了承ください．個人情報については，適正に管理を行い，他の目的に利用することはありません．

編集にあたって

　理学療法MOOKシリーズがはじめて刊行されたのは1998年，今から17年前ということになる．その歴史の中では，刷新されたことと同時に古い知識や技術も存在する．現在刊行される理学療法の書籍では初学者用とされるものは数多いが，一方で中堅，ベテラン用の書籍というものはそれほど多くない．専門分化のプロセスでは従来型の仕事のみでは，医療に寄与できないことが明確になる，というのは当然のことでもある．そのうえで，ほかの医療分野の進歩と比較してその進歩の度合いが確実といえるのであろうか．数が増えるにつれ，理学療法士の知識・技術の個人差は，むしろ以前より大きくなっていると筆者には思えてしまうのだが，努力を重ねて臨床に精力を注いできた人と努力をしなかった人の差が広がってきたことが，その理由であろうと思う．いまでも密室の中で理学療法を行っている場面に出会う時があり，その内容に愕然とすることがある一方，自分をさらけ出して強く成長をしていく人々もいる．若い脳にはこの刺激は強いようで，前者のような施設で臨床実習を行うと一気にモチベーションは下がり，後者の施設では明るい未来をみるようである．その根底に流れているエネルギーは学生といえどもわかるのである．

　専門職には高度なメタ認知を要求されるといわれるが，平たくいえば，今の自分にダメ出しをして，もう少しできるようになりたいという願望であるともいえる．依然としてあいまいな部分を残している理学療法ではあるが，将来にわたってこのままでよいはずもない．運動機能に関わるさまざまな未知の部分を抱えながらも，この17年の間に確実に進歩したことも多く，この間の執筆者に敬意を払いたい．

　資格取得後の理学療法士の進歩については，明確なカリキュラムがあるわけでもなく，また学んでマスターした時にはすでに陳腐化したというほど，スピード感があるわけでもない．しかし，個人の差が開いていると感じる理由は何なのだろうか．従来と比較して，情報収集のツールが多くの人の学ぶ機会を広げたことは間違いないと思うが，未知の事項に対する情報選別機能を含む知的突破力はあまり上がっていない気がする．できないからこそ，その自分を客観視して努力を続けなければいけないことと，日常の臨床活動を通じて感覚を磨かなければ，論文の正しさや誤りに気づくとは思えないのである．

　このMOOKシリーズは，新たな出発をすることになるわけだが，編集委員会ではベテランを唸らせるような新規的かつ客観性を重視した．ただし進歩の経過においては，その根拠を未来に託すものも採用していこうとも考えた．「初学者」対象のシリーズのみにとどめたくないというのが正直な感想であるが，情報選別能力の高い読者の溜飲を下げることがどこまでできるか，シリーズの中で読者とともに感じていきたい．

2015年4月吉日

福井　勉

目次

第1章　中枢神経疾患アプローチに対する検証

1. 中枢神経疾患に対する理学療法技術の変遷……………………………大畑光司　2
2. 脳卒中患者に対する急性期理学療法技術の検証………………………阿部浩明　15
3. 脳卒中患者に対する姿勢制御再建と理学療法技術の検証……………脇田正徳　31
4. 脳卒中患者に対する歩行機能再建と理学療法技術の検証……………大垣昌之　43
5. 脊髄損傷患者に対する理学療法技術の検証……………………………長谷川隆史　58
6. 神経難病に対する理学療法技術の検証…………………………………甲田宗嗣　71

第2章　運動器障害アプローチに対する検証

1. 頸部・頭部に対する理学療法技術の検証………………………………上田泰久　84
2. 体幹に対する理学療法技術の検証………………………………………柿崎藤泰　95
3. 腰痛に対する理学療法技術の検証………………………………………鈴木貞興　104
4. 股関節に対する理学療法技術の検証……………………………………建内宏重　120
5. 膝関節に対する理学療法技術の検証……………………………………小原裕次　131

第3章　内部障害アプローチに対する検証

1. 急性呼吸障害に対する理学療法技術の検証……………………………神津　玲　142
2. 慢性呼吸障害に対する理学療法技術の検証……………………………有薗信一，他　154
3. 心臓外科手術後における理学療法技術の検証…………………………田屋雅信　164
4. 心不全に対する理学療法技術の検証……………………………………神谷健太郎　175
5. 糖尿病に対する理学療法技術の検証……………………………………井垣　誠　183

第4章　発達障害アプローチに対する検証

1. 運動発達障害に対する理学療法技術の変遷……………………………大畑光司　202
2. 重症心身障害児に対する理学療法技術の検証…………………………榎勢道彦　212

第1章

中枢神経疾患アプローチに対する検証

　中枢神経に対するわれわれの知識が限られているため，その分野における理学療法の方法論は一致せず，さまざまな方法が模索されてきた経緯がある．20年前には独創的で科学的であった戦略も，神経科学，脳科学，さらにリハビリテーション科学の進歩に伴って，もはや受け入れることのできないものになっている．これまでのわが国では，理学療法の神髄を習熟したセラピストの秘術として扱った時代もあった．しかし，もうすでにわれわれは科学的な検証に基づいたさまざまな考え方を享受できる時を迎えている．脳損傷に伴って生じる痙性麻痺や筋力についての扱いが劇的に変化した近年，中枢神経リハビリテーションにおいて，その改革の経緯を，これまでの間違いを，これからの展望を議論することを本章の主題としたい．

1 中枢神経疾患に対する理学療法技術の変遷

大畑光司[*1]

> **Key Questions**
> 1. 該当領域における理学療法技術の問題点は何か
> 2. 科学的な検証と反証，それに対する再検証はあるか
> 3. 今後の臨床と研究の方向性は何か

はじめに

2005年に上梓された理学療法MOOK「脳損傷の理学療法2 第2版」では「運動療法と理学療法モデル」として，脳損傷に対する理学療法の効果についてのモデルの変遷が説明されている[1,2]．当時は，それまでの神経生理学的アプローチとして知られたパラダイムから，新しいパラダイムへの移行が進んでいた変換点にあたり，この分野の歴史的背景とその経緯についての俯瞰的な論述が多くなされていた．特に，わが国では理学療法士の有資格者数の急激な増加や施設区分による理学療法の役割の変化など，さまざまな変革が進行していた時期でもあり，新しいパラダイムは，理学療法の未来への期待とともに迎えられたように思われる．

しかし，その後，約10年が経過し，この新しいパラダイムはどのようにわれわれに影響したのだろうか．また，その間に行われたトレーニングに対する検証により，理学療法の考え方はどれくらい変化してきたのであろうか．先人の考え方を学び，さらに新しい考え方を提案していくことが，より効果的な理学療法技術を開発するために重要な要素であるとすれば，その再検証は，われわれの分野を発展させるうえで不可欠であろう．

本稿の目的は，当時のMOOKで指摘された理学療法モデルの変化が，今日のわれわれの臨床にどのような影響を与えたか，また，それらのモデルは今後どのような展開を迎えるかについて考察を加え，次代の理学療法モデルを模索するうえでの基礎とすることである．

運動障害と理学療法モデルの変遷

中枢神経疾患の理学療法のトレーニング方法には，さまざまな異なった考え方が存在することが古くから指摘されており，そのような多様性こそがこの領域の特徴であった．この理由は，運動機能にかかわる中枢神経の役割や脳損傷による運動障害の機序がほとんどわかっていなかったことに起因している．も

[*1] Koji Ohata／京都大学大学院医学系研究科人間健康科学系専攻

し，運動障害が生じる理由が明確であれば，それに対する最善の対処法を演繹的に決定することができる．しかし，その原因が不明確な状態では何が最善の対処法なのかを帰納的に探索するほかにない．それゆえ，さまざまな対処法のレパートリーは増加していったが，効果的な対処法について示すことが難しい状況であった．

前述のMOOKの中で，高橋[1]はそのような状況下で中枢神経系の理学療法が筋再教育から神経生理学的アプローチ，さらにシステム論的アプローチなどへ変遷した経緯について指摘している．それは「理学療法の効果がどのように生じるか」についての理論モデルの歴史として位置づけることができるだろう．

筋再教育モデルから神経生理学的アプローチへ

中枢神経系は再生されないため，損傷により失われた機能が変化することはないと考えられていた．そのためリハビリテーションの効果は限られており，中枢神経の問題としてではなく，残存筋出力の問題とし，その出力を高めることが機能改善につながると考えたのが筋再教育に代表される初期の理学療法モデルである．

しかし，脳についての理解が進むにつれて，その可塑的変化についての片鱗が示されるようになってきた．神経生理学的アプローチはこの可塑的変化を引き起こすための方策の一つとして提案され，この分野におけるはじめてのパラダイムの変換を促すことになった．例えば，初期の神経生理学的アプローチでは，運動障害の中核を低位-中位-高位の中枢へと階層的に組織された神経機構の問題であると考えた．したがって，高位の運動中枢の問題が生じた場合，反射などに代表される低位の運動中枢によるステレオタイプの出力が大きくなるとみなされた．それに対して，低位の中枢による作用を抑制し，機能的な運動を行うための高位の運動中枢の作用と考えられる選択的な運動を再建することが，理学療法の効果発現に有効であると考えられた．このような神経生理学的アプローチの提唱により理学療法モデルは，中枢神経による制御の改善を指向するようになった．

神経生理学的アプローチからシステム論的アプローチへ

しかし，この時点で中枢神経における可塑的変化の性質や正常な運動制御方法について具体的なことがわかっていたわけではない．初期の神経生理学的アプローチは，可塑的変化の法則や運動中枢のシステムについてかなり単純なモデルを仮定していた．実際の運動は，そのような単純な運動システムのみに制御されているわけではなく，環境（とそれを認識する知覚システム）や行動の目的（文脈理解や認知システム）などの多くの脳の領域が関連して行動（とそれに必要な姿勢-運動システム）を形成している．つまり，反射的な低位の中枢か，高位の選択的な中枢か，というような二者択一ではなく，種々の運動課題に応じた複数のシステムが並列的に同時制御されているような状態が想定されるのである．このような考え方は，システム論的アプローチと呼ばれ，中枢神経疾患の理学療法において新しいパラダイムを提起することになった．

このような変遷は，効果器（筋）を対象とした筋再教育モデルから，筋-中枢を対象とした神経生理学的モデル，さらに筋-中枢-環境を対象とするシステム論的モデルへと拡張してきた歴史であるといえるかもしれない．このモデルの変化に伴い，推奨されるトレーニング内容は変化していった（図1）．

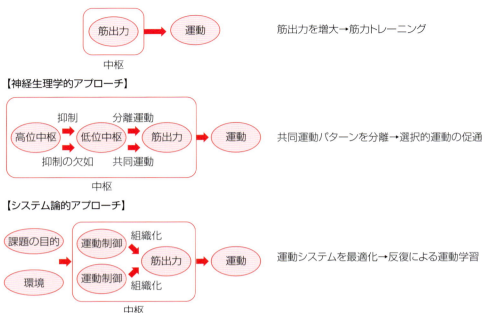

図1 理学療法モデルとトレーニング内容

　ここで立ち上がり動作トレーニングにおける神経生理学的アプローチとシステム論的アプローチの違いを例示してみたい（**図2**）。まず，神経生理学的アプローチは，患者の運動異常を，選択的な運動に必要な高位の中枢が損傷されたために共同運動や筋緊張の亢進などの低位の中枢の作用が増強されている状態であると考えた（**図2a**）。このため，低位の中枢による運動を抑え，選択的な運動を促すことに主眼がおかれ，共同運動や過剰な筋緊張を生じるような姿勢（立位，歩行など）を避けて，そのような運動が少ない姿勢（臥位，座位など）を中心にトレーニングが行われた．

　これに対して，システム論的アプローチは，運動に関連する複数のサブシステム（姿勢制御システム，空間認知システムなど）が，それぞれ出力を調整して課題を遂行していると考えた．起立動作に問題が生じているのであれば，それは運動制御のサブシステムのいずれかに問題を抱えているのではないかと捉えられることになる（**図2b**）．したがって，起立動作を改善することを目指すなら，問題となっているサブシステムの改善とともに，実際の環境下で起立動作に関わるほかのサブシステムと協調して制御することを学習しなければならず，可能なかぎり起立動作に近い条件での運動を反復させるべきであると考えられる．このように，システム論的アプローチは課題指向型トレーニング（task-oriented training）の重要性を強く示唆することになった．

理学療法モデルの再検証

　次にそのような理学療法モデルの変遷について，今日の医学的根拠から批判的吟味を加えてみたい．脳損傷後片麻痺者において，その運動機能は確かに中枢神経障害による筋出力の問題に深く関連している[3〜6]．さらに，歩行などのような運動機能では，筋力との相関が認められることも示されている．だが，筋力増強を行い，筋力強化が行われていたとし

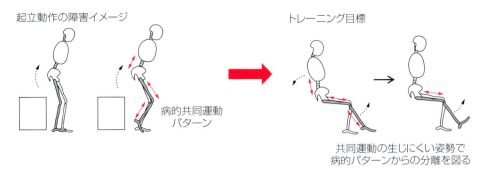

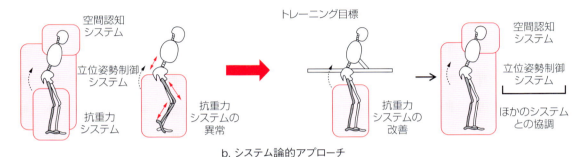

図2 神経生理学的アプローチとシステム論的アプローチの違い

ても，運動機能が改善するとは限らない[7,8]．つまり，初期の筋再教育モデルのように，中枢神経疾患の運動障害を筋力のみの問題に置き換えることはできないことを示している．したがって，中枢神経による制御の問題と捉える神経生理学的アプローチへの変遷は必要だったといえる．しかし，その反面で，かえって筋力低下と運動障害の関連性を過剰に否定することにより，結果的に理学療法の進歩を妨げた側面もあることは否めない．

神経生理学的アプローチに基づいたトレーニングに対する多くの報告は，否定的結果に終わっている[9,10]．その最も大きな問題は，非常に皮肉なことではあるが，中枢性運動障害についての神経生理学的な知識が乏しかったことにあるようにみえる．確かに，このアプローチにおける種々の方法の背景は，その当時の神経生理学的知識に根ざしていただろう．しかし，中枢性運動障害の代表的な特徴である共同運動や連合反応，痙性麻痺などの

問題に関する神経学的背景についてはほとんどわかっていなかった．したがって，そのような問題に対するトレーニングは理論的背景をもたず，経験を通した技術でしかなかったという部分が大きかったのではないだろうか．

特に，神経生理学的アプローチが引き起こした最も大きな問題は，異常な運動を引き起こす理由を過剰な筋緊張にあると考えた点である．筋緊張は，努力性の運動や恐怖感によって容易に増加する．そのため，このような運動を避けるあまり，臥位や座位などのベッド上での運動に偏ったトレーニングが多く行われることになった．しかし，臥位や座位での運動の習熟が，立位や歩行などの改善を促すとは言い難い．例えば，現実的には**図3**に示すように，座位では随意的に膝関節伸展筋活動を発揮することができなくても，歩行が安定して行える例は多い．この理由は，随意筋活動と歩行時の筋活動では制御機構そのもの

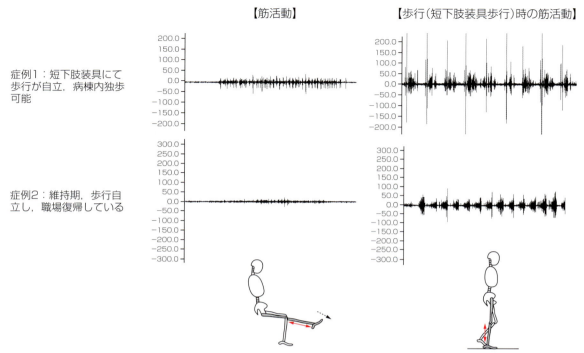

図3　自立歩行が可能な脳卒中後片麻痺患者における最大筋力と歩行時の底屈筋（外側腓腹筋）の筋活動の例

が異なるからである．

　座位姿勢での随意運動は，運動皮質-皮質脊髄路が主要な役割を果たす制御システムが行い，歩行は中脳，小脳，網様体などの入力に基づく脊髄の中枢パターン発生器（CPG：Central Pattern Generator）が制御する．つまり，制御システムが異なるため，必ずしも両者が一致するわけではなく，片方に対するトレーニング効果がもう一方の改善に役立つとはいえない．とりわけ，脳卒中後片麻痺患者は皮質脊髄路の損傷であり，その障害は随意的な筋力発揮に大きく影響を与えると考えられる．したがって，改善が得られにくい随意的な筋活動を促すことに注力することによって，新たな学習性の無力感を生じさせる原因となる可能性もある．この場合，歩行を行わせて筋が活動する感覚を十分に与えるほうが実際の筋活動を発揮させることができ，トレーニングによる可塑的変化が得られやすいと考えられる．

　また，神経生理学的アプローチのもう一つの問題は，理学療法士による徒手抵抗やハンドリングと呼ばれる徒手操作を最重要視した点にある．運動に対する中枢制御の変更過程とは，「適応」もしくは「学習」によって生じる．これらは感覚によって感知された環境の特性によって条件づけられ，行動の目的に応じて制御内容を変化させる．つまり，環境条件や行動の目的の設定が重要な課題となるのである．理学療法士が徒手抵抗やハンドリングのみに依存した運動を行わせる場合，環境条件や行動の目的は日常的にはありえない設定となりやすい．そのため，もし外見上「正しい運動」を行わせたとしても，種々の条件変化に対応すべき日常生活の機能を変化させることにはならない．そういった意味で，理学療法士のハンドリングや徒手抵抗を前提にした運動の反復は，それだけでは実際の運動制御を改善するトレーニングにはなりえないと考える．

さて，システム論的アプローチが紹介された当時は，主にエビデンスの欠如から生じた神経生理学的アプローチへの失望感から，そのアンチテーゼとして期待をもって迎えられたようにみえた．2005年発刊のMOOKにおいて，高橋[1]や星[2]が強調しているように，それまでの神経生理学的アプローチに変わる新しい理学療法モデルであると考えられたからである．しかし，この当時，システム論的アプローチは，運動制御において非常に広範囲な因果関係を想定しており，すべてのシステムについて具体的な評価や包括的なトレーニング戦略を立てることは難しかった．したがって，臨床におけるこのモデルの利用は難しく，抽象的な概念とみなされていたように見受けられる．しかし，この10年でシステム論的な考え方を踏襲した課題指向型トレーニングの効果は多く蓄積されている．例えば，日本脳卒中学会の『脳卒中ガイドライン2009[9]』には歩行障害に対する歩行を改善するには下肢の使用頻度を上げることがグレードA（行うように強く勧められる）として推奨されている[11～14]．また，歩行の改善の程度は歩行トレーニングの時間と相関していることなどが報告されている[14]．一方でシステムを直接評価することや個々のシステムの改善に向けた具体的戦略はまだ確立しているとは言い難く，今後の課題である．

理学療法モデルの違いの臨床的意義

効果発現に影響する理学療法の基本的モデルの違いは，運動の問題を評価する視点の違いとして表れる．例えば，歩行の初期接地から膝関節の伸展が生じず，過剰に屈曲したまま足先から接地し，その後，体幹が前傾するような場合の問題点の考察を例にとってみたい（図4）．

筋再教育モデルでは，膝に生じる問題を膝関節の運動に直接関係する筋の問題であると捉える（図4a）．したがって，この例では膝関節の伸展筋の筋力低下が問題の中心になる．この問題点に対する評価は，膝関節伸展筋の筋力評価であり，トレーニングは膝関節の伸展運動となるだろう．しかし，膝関節屈曲位のまま立脚すると，大腿四頭筋は身体を支えるために，より強い筋活動が必要となる．膝関節伸展筋が弱いのであれば，このような姿勢は保てないはずであり，この考察は間違っていることになる．

次に，神経生理学的アプローチにおける障害モデルで考えてみると，膝関節の屈曲は痙性麻痺などの筋緊張異常によって，遊脚終期に膝関節屈曲筋の過活動が生じていると考えるだろう．したがって，それに対する評価はハムストリングスの筋緊張の程度を調べることになり，トレーニングはハムストリングスの筋緊張を減少させる戦略をとると考えられる（図4b）．しかし，体幹の前傾が生じていることを考慮すると股関節伸展筋でもあるハムストリングスの活動は減少しているはずである．したがってハムストリングスの筋活動の過剰を問題の中心に据えることはできないと考える．

それでは，システム論的アプローチではどうであろうか．制御システムの障害であるとすると歩行の初期接地に関わるシステム（この場合，通常は前脛骨筋が担っている衝撃緩衝システム）が障害されていることを想定することになる．したがって，衝撃緩衝システムが制御する運動を再学習することが目標となる．必要な評価は，筋力や筋緊張よりも歩行という動作の機能評価であり，必要なトレーニングは，初期接地の運動に対する課題指向型トレーニングを行うことになるだろう（図4c）．

以上のように，理学療法による効果の発現

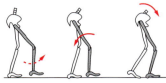

例：片麻痺歩行の評価

歩行の運動学的特徴
遊脚終期：膝関節伸展運動減少
初期接地：膝関節屈曲角度増大
荷重応答：膝関節屈曲および体幹前傾

a. 筋再教育モデルに基づく評価

b. 神経生理学的アプローチに基づく評価

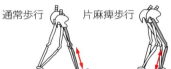

c. システム論的アプローチに基づく評価

図4　歩容異常と各アプローチに基づく評価の例

についてどのようなモデルを想定するかによって，臨床的な評価もトレーニングも変化すると考えられる．

システム論的アプローチの要点とその発展

　システム論的アプローチの重要な点は，それぞれのシステムが目的に応じて組織化されているという点である．このアプローチでは，中枢性の運動障害の問題の中心はシステムの異常であると考えることを推奨している．このような考え方から発展していくと，さらに現状の理学療法における問題点がみえてくる．われわれは多くの場合，制御という言葉の意味を誤解している場合があるのではないだろうか．

　本来，制御システムは入力から適切な制御を経て出力が決定され，出力は制御する目標に応じて調整される（**図5**）．例えば，車の運転中，速度を上げる操作を考えてみる．この場合，目標とする車の速度（目標値）があり，アクセルで操作し（操作量），回転数を上げ（制御対象），結果的に車の速度（制御量）が上がる．ヒトの運動にあてはめると，例えばジャンプした後に着地を行うような場合には，制御対象は足関節，膝関節，股関節の運動ではあるが，制御すべき目標値と制御量はそれらの関節の運動によって達成される着地衝撃の緩衝である．つまり，各関節の動きを目標に運動を形成するのではなく，関節の動きがどのようになったとしても衝撃緩衝が実現できれば目標を達成したということになる．したがって，まず，外界の情報（ジャンプする高さなど）から衝撃の量を予測して緩衝するべき力の大きさを決定し，目的の緩衝量に応じてそれぞれの関節角度が調整されると考えるべきであろう．われわれ，理学療法士は課題

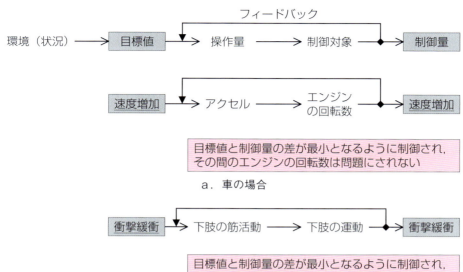

a．車の場合

b．ヒトのジャンプ動作の着地の場合

図5　システム論的アプローチの要点

となる運動の関節角度変化にのみ着目することが多い．しかし，システムの異常として捉えるのであれば，目的とする制御量が達成できるかどうかが重要になると考えられる．

例えば，前節の**図4c**の例において，初期接地の場面で重要になる制御量は進行方向への減速と着地衝撃の緩衝である．一般的な健常者の歩行の場合，これらの役割を担うのは，前脛骨筋や大腿四頭筋などである．膝関節を屈曲して接地するような歩容の場合には，少なくとも前脛骨筋は，進行方向への減速と着地衝撃の緩衝といった制御量に関与することができない．結果的に，その役割は下腿三頭筋が担うことになるだろう．**図6**は，片麻痺患者を対象とした前脛骨筋による衝撃緩衝機能を代償できる油圧制動式短下肢装具を用いた場合（**図6a**）と，前脛骨筋の衝撃緩衝機能が発揮できない底屈制限短下肢装具を用いた場合（**図6b**）での比較である[15]．衝撃緩衝機能が発揮できない底屈制限短下肢装具を使用した場合，下腿三頭筋の早期発火が認められ，前脛骨筋の衝撃緩衝機能を代償している．し

かし，その場合，下腿は前傾を強め，結果的に膝関節を過剰に屈曲させることになる．これにより，膝関節屈曲歩行は前脛骨筋の衝撃緩衝機能低下に対する代償であると考えられる．

われわれは動作を分析する場合，動作の制御目標を想定しないことが多い．しかし，ヒトの運動を制御システムとして捉えると，環境からの外力と制御目標があって，はじめて関節角度変化を形成している意味を考えることができる．その面からも，歩行のトレーニングには，課題の目的である衝撃緩衝や加減速と切り離された関節の運動のみを行わせるのではなく，歩行時と類似した力学的作用とその制御が求められる課題指向型トレーニングが必要である．

課題指向型トレーニングの問題―機能回復と機能代償

課題指向型トレーニングを行う場合，十分検討がなされるべき問題として，機能回復と

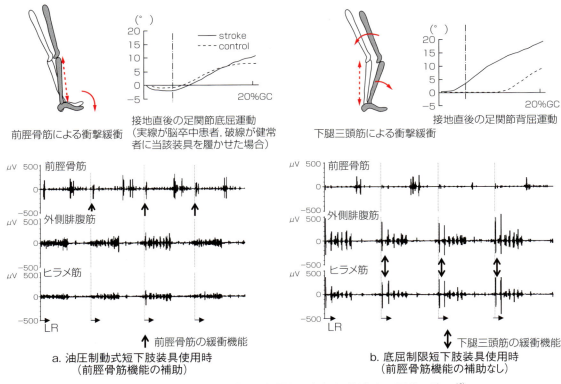

図6　前脛骨筋による衝撃干渉機能の有無と着地時の運動の違い[15]

機能代償の問題がある[16]．運動が種々の機能システムの組み合わせだとすれば，脳損傷によってある機能を失った場合，その機能と随伴して働いていたシステムも変容せざるをえない．

例えば，歩行には，少なくとも重力に抗して体を支える運動と下肢を交互に振り出す運動が必要であり，それぞれを制御するシステムが存在すると考えられる．ある一方のシステムに異常が生じた場合，ほかのシステムはその異常をふまえて制御する必要が生じる．具体的に考えると，重力に抗するシステムが破綻している状況下においては下肢を振り出すシステムの挙動が変化しない場合（麻痺側の抗重力運動が障害されている中で，通常のリズムで歩行を行おうとするような場合）には容易に転倒するだろう．したがって，下肢を振り出すシステムの挙動を抑えるため，新しくその振り出しシステムに対する制御アルゴリズムを構築する必要が生じる．そのような状況で獲得した歩行は「機能代償」であり，抗重力システムが回復することにより歩行が改善する「機能回復」とは区別されるべきであろう．

課題指向型トレーニングをそのまま行うと課題の目標達成のためにシステムが調整されることになる．したがって，仮に達成できたとしてもそのシステムが機能回復によるのか，機能代償によるのかという問題が生じる．例えば，図7は十分な歩行速度をもつ脳卒中後片麻痺患者の麻痺側-非麻痺側の筋活動を示している．驚くべきことに，麻痺側では健常者と同様なパターンで筋活動が生じているのに対して，非麻痺側の筋活動が変容し，立脚期に過剰な筋活動が生じている．この理由は麻痺側のpush offが低下して前方への十分な加速が得られないため，非麻痺側の前脛骨筋で代償していると推察される．つまり，歩

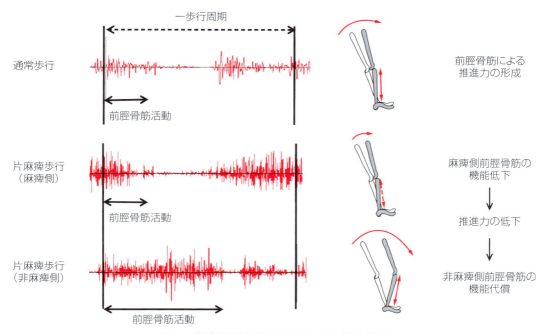

図7 非麻痺側の前脛骨筋による機能代償

行という運動に要求される課題に対して，どのような健常者と同じシステムが対応するとは限らないのである．課題指向型トレーニングの問題は，この機能回復と機能代償をどのように扱うかについて，いまだ明確な結論が出ないことにあると考える．

システム論的モデルの例—体重免荷式トレッドミルトレーニング

課題指向型トレーニングの方法論は，この10年の間にいくつかの発展がみられている．体重免荷式トレッドミルトレーニング（BWSTT：Body Weight Supported Treadmill Training）は，近年確立された歩行の課題指向型トレーニングの代表であり，ハーネスを用いて体重負荷を減少させ，トレッドミルで歩行させる練習方法である．BWSTTでは，抗重力システムに対してはアシストし，下肢を交互に振り出すシステムについてはアシストしない．つまり，前者のシステムに問題がある場合にも，後者のシステムに対するトレーニングが可能になると考えられる．図8はBWSTT開始時（図8a）と徒手的なアシストを加えてトレーニングを行った後（図8b）の麻痺側下腿部の筋活動の変化を示している．開始時には前脛骨筋における明瞭な活動を認めないが，5分程度のマニュアルアシストを行っている間に，前脛骨筋の活動が変化しているのがわかる．これは抗重力機能を代償するために押さえられていた前脛骨筋活動が，低重力の条件では本来の役割を担い始めていることを示している．このようなトレーニングによって，抗重力システムに問題がある場合にも下肢を交互に振り出すシステムの適応を反復学習することができると考えられる．

実際に，BWSTTを用いたトレーニングの効果について，脳卒中片麻痺患者では歩行速度，歩行距離などの改善が認められたとする報告があり[17,18]，脳卒中患者に対する効果的なトレーニングとして日本脳卒中学会の『脳卒中ガイドライン』でも推奨されるように

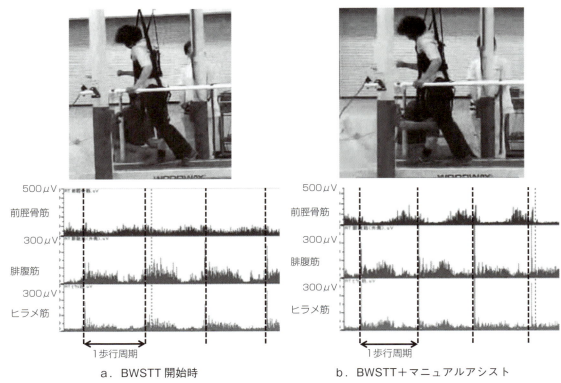

a．BWSTT 開始時　　　　　　b．BWSTT＋マニュアルアシスト

図8　体重免荷式トレッドミルトレーニング（BWSTT）における筋活動の変化

なっている（グレードB）．しかし，抗重力システムに対しては免荷するため，体重の免荷をやめると，抗重力的な機能を代償するために歩容が乱れ，実際の平地での歩行に対する効果が限定される．このため，質の高い研究では効果を認めないとする報告も多い[19]．

システム論的モデルの例─長下肢装具による歩行トレーニング

わが国では，抗重力システムの補助としてBWSTTよりも長下肢装具（KAFO：Knee Ankle Foot Orthosis）による介助歩行が行われることが多い．BWSTTと異なる点は，体重を減少させるのではなく，あくまで装具により固定性を高めることを目的としているため，加わった体重を感知させることにある．一般的に歩行運動を形成する基盤となる脊髄のCPGは，荷重感覚と股関節運動により調整されることが知られている．この荷重感覚が歩行において重要な意義があるため，KAFOがCPGに働きかけ，荷重に対する応答を引き出すために重要となる．**図9**は，随意筋力を徒手筋力計で計測できない（5 Nm以下）患者における随意筋力発揮時とKAFO介助歩行時の筋活動を示している．荷重感覚の入力により随意筋力が発揮できない者においても明確な筋活動を認めることを示している（**図9a**）．したがって，随意的には抗重力システムを働かせることができない場合でも，この方法で抗重力システムをトレーニングすることができる可能性があると考える．

さらに興味深いことに，実際，随意筋力が発揮できず，KAFO歩行における筋活動より最大筋力による筋活動が低い値を示した場合でも，KAFO装着下で1カ月トレーニングした後に随意筋力が改善していた（**図9b**）．今後の検討が必要ではあるが，単独では筋活動

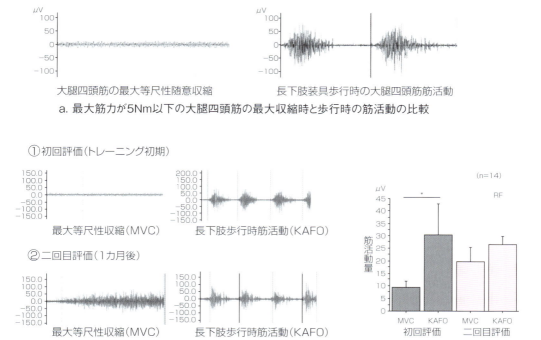

図9　長下肢装具（KAFO）を用いたトレーニング

を起こすことができない皮質脊髄路の活動が，CPGの働きと同期することにより強められ，随意筋力としての機能を取り戻した可能性が予想される．

課題指向型トレーニングの将来
―技術革新と今後の課題

　以上のように，システム論的アプローチのパラダイムが確立していく中で，今後，脳卒中後片麻痺患者の歩行機能の改善のために，障害を受けたさまざまな運動制御システムを代償するデバイスが考案されていくだろう．これまでにBWSTTや装具療法のみでなく，機能的電気刺激（FES：Functional Electrical Stimulation）や歩行ロボットなどのような技術が実用化してきている．これらの技術は，効率よくトレーニングを行ううえで重要な役割を担うことになると予想される．しかし，

そのようなデバイスを有効に活用するには，効果発現がどのような機序で生じるのかを明確にし，デバイスの利点を最大限に生かすためのトレーニング戦略を構築することが求められる．このため，中枢神経疾患に対するリハビリテーションの発展を目指して，われわれはこれから多くの領域の学際的知識を学びながら，より確実な理学療法の技術革新を目指すべきだろう．

おわりに

　そもそも医療の発達の歴史とは薬や医療機器の進歩の歴史にほかならない．今後の理学療法の発展に寄与するデバイスやトレーニング方法の確立に向けた技術革新はリハビリテーションのきたるべき未来像を提起してくれているだろう．われわれの分野の発展のためには，医学的知識にとどまらず，心理学，

教育学，工学などの幅広い分野の知識と連携が求められる．また一方では，われわれの分野の価値を高めるためにも，効果の不確実な徒手的方法にのみ頼る時代は遠い過去のものとしなくてはならない．

> **Conclusion**
>
> 　中枢神経系の理学療法技術には，さまざまな方法があったが，確実な根拠が示せていなかった．これは中枢神経系と運動の障害の理解の問題があった．脳の可塑的変化に対するシステム論と課題指向型トレーニングの効果検証により，トレーニング方法とその理論的背景についての理解が進んだ．今後，医学的知識だけでなく，学際的な取り組みにより効果的方法を確立する必要がある．

文　献

1) 高橋正明：成人中枢神経疾患に対する理学療法モデルの変遷と今日的課題．吉尾正春（編）：脳損傷の理学療法2　回復期から維持期のリハビリテーション　第2版．三輪書店，2005，pp2-7
2) 星　文彦：運動制御と運動療法．吉尾正春（編）：脳損傷の理学療法2　回復期から維持期のリハビリテーション　第2版．三輪書店，2005，pp8-21
3) Bohannon RW, et al：Nature, reliability, and predictive value of muscle performance measures in patients with hemiparesis following stroke. *Arch Phys Med Rehabil* **73**：721-725, 1992
4) Nadeau S, et al：Analysis of the clinical factors determining natural and maximal gait speeds in adults with a stroke. *Am J Phys Med Rehabil* **78**：123-130, 1999
5) Bohannon RW：Strength of lower limb related to gait velocity and cadence in stroke patients. *Physiother Can* **38**：204-206, 1986
6) Hsu AL, et al：Analysis of impairments influencing gait velocity and asymmetry of hemiplegic patients after mild to moderate stroke. *Arch Phys Med Rehabil* **84**：1185-1193, 2003
7) Morris SL, et al：Outcomes of progressive resistance strength training following stroke：a systematic review. *Clin Rehabil* **18**：27-39, 2004
8) 大畑光司：脳卒中片麻痺患者の主要な障害としての筋力低下について．秋田理学療法　**18**：3-7，2010
9) 篠原幸人，他（編）：脳卒中治療ガイドライン2009．協和企画，2010
10) Dickstein R, et al：Stroke rehabilitation. Three exercise therapy approaches. *Phys Ther* **66**：1233-1238, 1986
11) Logigian MK, et al：Clinical exercise trial for stroke patients. *Arch Phys Med Rehabil* **64**：364-367, 1983
12) Kwakkel G, et al：Intensity of leg and arm training after primary middle-cerebral-artery stroke：a randomised trial. *Lancet* **354**：191-196, 1999
13) Dean CM, et al：Task-related circuit training improves performance of locomotor tasks in chronic stroke：a randomized, controlled pilot trial. *Arch Phys Med Rehabil* **81**：409-417, 2000
14) Richards CL, et al：Task-specific physical therapy for optimization of gait recovery in acute stroke patients. *Arch Phys Med Rehabil* **74**：612-620, 1993
15) Ohata K, et al：Effects of an ankle-foot orthosis with oil damper on muscle activity in adults after stroke. *Gait Posture* **33**：102-107, 2011
16) 大畑光司：片麻痺患者における歩行機能回復を目指した歩行トレーニングの実際．理学療法学　**40**：252-255，2013
17) Werner C, et al：Treadmill training with partial body weight support and physiotherapy in stroke patients：a preliminary comparison. *Eur J Neurol* **9**：639-644, 2002
18) Eich HJ, et al：Aerobic treadmill plus Bobath walking training improves walking in subacute stroke：a randomized controlled trial. *Clin Rehabil* **18**：640-651, 2004
19) Moseley AM, et al：Treadmill training and body weight support for walking after stroke. *Cochrane Database Syst Rev* **19**：CD002840, 2005

2 脳卒中患者に対する急性期理学療法技術の検証

阿部浩明[*1]

> **Key Questions**
> 1. 当該領域における理学療法技術の問題は何か
> 2. 科学的な検証と反証，それに対する再検証はあるか
> 3. 今後の臨床と研究の方向性は何か

早期介入の効果とその検証

1. 脳卒中患者に対する急性期理学療法技術の問題は何か

　急性期から行うリハビリテーションの一つの手段として理学療法を実施することはグレードAと強く推奨されている[1,2]．しかし，急性期の理学療法技術という視点において，どのような技術が有効なのか，理学療法技術によってどのような有効性が証明されているか，これらの点については現時点で明確に回答することはできない．

　日本神経理学療法学会による『脳卒中理学療法ガイドライン』[2]には下肢に重点をおいたトレーニングの重要性[3]，1日あたりの介入時間を増大させ集中的な理学療法を行った際の効果[4~6]，早期から歩行に重点をおいた理学療法を実施することの重要性[7~10]，早期リハビリテーションによる入院期間の短縮[11~13]，早期リハビリテーションの安全性[11~14]などが紹介されている．本稿は，脳卒中患者に対する急性期理学療法技術の検証を取り扱うものであるが，現時点で急性期脳卒中の理学療法技術を議論するための題材がそろっているとは言い難い．このような状況ではあるが，筆者が所属する施設の中で展開される理学療法の要点や先行研究をまとめ，急性期理学療法技術の現状について言及したい．

2. 急性期理学療法の要点

1）急性期理学療法の視点

　手術や薬物療法などの急性期治療と並行して理学療法が開始される．急性期理学療法の主たる目的の一つは廃用症候群の予防である．脳卒中とは，これまで症状のなかった人が，突然，脳血管障害を発症し，それに伴う脳機能の障害を呈する状態である．その脳機能の障害により，これまで問題なく遂行できていた活動が急にできなくなることで活動性の低下が起こる．また，医学的管理上，状態によっては臥床を余儀なくされることもあり，活動が制限されたことによって，速やかに廃用に至る．屈強な宇宙飛行士が無重力の宇宙空間で過ごすと，地球に戻った時には，自力で立つこともままならないほど身体機能

[*1] Hiroaki Abe／広南病院リハビリテーション科

が低下するのと同じである．速やかに始まるこの廃用を，発症直後から，元の活動状態にできるかぎり近づけることで防ぐというのが急性期理学療法の主たる目的の一つであろう．よって，その活動レベルは発症前に近ければ近いほどよく，早期理学療法介入をしても，ベッド上での単純な上下肢運動や関節可動域運動に限られたものや段階的なギャッジアップにとどまるような介入では十分な効果は期待しがたい．宇宙飛行士の例のごとく，重力に抗するということは，心循環系，呼吸器系，末梢血管系，骨，筋などあらゆる器官の廃用を予防するうえで重要視されるべき事項である．十分にリスクを把握して，頭尾方向へ重力を受けるべく，臥位から早期に座位，立位および歩行へと活動度を拡大させる視点が重要である．

医学管理上，臥床を余儀なくされる場合には，座位や立位へと展開できないため，負荷量の基準値を主治医やリハ医とともに設定し，受動的なリハビリテーションから能動的な，そして，より活動的なリハビリテーションへと推移させることを狙っていく．この際の指標としては，自覚症状の出現や血圧や心拍数などの上限および下限値を設定して対応することが多いが，決められた肢位（体位）内で，かつ設定した基準内で他動・自動運動から自動運動へ，自動運動から抵抗運動へと負荷を増加させ，活動量の低下をできるかぎり予防することが重要である．臥床を避けられず，かつ意識障害などで患者が理学療法へ協力することができない場合には，十分な他動運動を行う．また，肢位の変更（体位の交換）を行い，背臥位などの一定の肢位から側臥位や腹臥位などへ変換して一方向に重力を受けたままにしないよう対処し，活動制限が解除されるまで臥床により生じる褥瘡や肺炎といった合併症を予防する．このような対応は，看護師によっても提供され，内容が重複することもあるが，その性質には自ずと違いがある．われわれ理学療法士は，単位制という制度上，限られた時間，当該患者に対して独占的に関わる．一方，看護師は24時間，ほかの患者の看護も遂行しながら関わるという異なる介入特性をもつ．それゆえ，知り得る情報に差が生じる．理学療法士は細かい動きの特性や運動機能，能力の限界を他職種よりも把握できるであろうし，看護師は理学療法士が知り得ない，理学療法実施時以外の実際の「できるレベル」の生活状況を把握している．自立度を検討する際に，理学療法士の知り得ない昼間と夜間との差異などの情報は，たいへん貴重な情報となる．お互いの特性を活かすために情報を交換して，急性期管理の方針を決めるとよい．

『脳卒中治療ガイドライン2009』[1]では，急性期リハビリテーションの頁において「廃用症候群を予防し，早期の日常生活活動（ADL：Activities of Daily Living）向上と社会復帰を図るために，十分なリスク管理のもとにできるだけ発症後早期から積極的なリハビリテーションを行うことが強く勧められる（グレードA）．その内容には，早期座位，立位，装具を用いた早期歩行訓練，摂食嚥下訓練，セルフケア訓練などが含まれる」との記述がある．過去には神経生理学的アプローチが推奨された時代があり，高位の中枢の問題が生じた場合，反射などに代表される低位の運動中枢によるステレオタイプの出力が大きくなるため，それを抑制して選択的な運動を再建することが有効と考えられた．それゆえ，連合反応や共同運動などの出現を極力避けようとするがあまり，活動そのものを意図的に制限しようするような意見も散見されていたように思う．現在のガイドラインでは神経生理学的アプローチの実施は推奨されていない（グレードC1）．それに対し，早期歩行を目指した課題志向型の理学療法アプローチは，すで

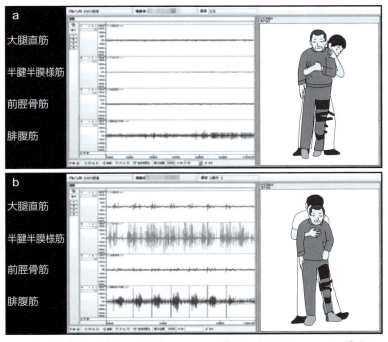

図1 重度片麻痺例の立位トレーニング時と歩行トレーニング時の筋活動の相違

　a．長下肢装具を使用して，立位にて麻痺側下肢と非麻痺側下肢に交互に重心を移動する立位トレーニングをしている際の下肢の筋活動を筋電図にて捉えたもの
　b．歩行トレーニング中の開始の筋活動を筋電図にて捉えたもの．なお，測定は同日中になされている

に有効性の確立された推奨されるものであることを強調したい．

　脳卒中理学療法技術の中で，「一律にこれをする」という定義は難しいが，可及的速やかに立位や歩行へ展開させるべく下肢装具や肩装具（麻痺側肩関節の二次的損傷を目的としたもの）などを選定し，介助方法や使用する杖あるいは平行棒，壁面などさまざまな環境的要因を課題難易度を考慮しながら設定し，患者のレベルに最も適切となるような課題や理学療法プログラムを立案し，実践する技術が脳卒中患者に対する急性期の理学療法技術となるであろう．われわれは重度の片麻痺を呈し，立位トレーニングや下肢への荷重トレーニングを積極的に実施しても，ほとんど下肢筋活動が得られない症例において，長下肢装具を使用した歩行トレーニングにより下肢筋活動が得られるようになる症例を多数経験している（**図1**）．先行研究でも歩行に重点をおいたリハビリテーションの有効性が報告されている[8～10]．いかに，早期に歩行へと展開できるか，この点は急性期理学療法技術の要といえるかもしれない．

2）開始基準

　報告により早期の定義は異なっており，どの時点をもって早期リハビリテーションとするかは明確ではない．開始基準においても明確な基準があるとは言い難く，施設ごとにさまざまなようである．AVERT（A Very Early Rehabilitation Trial）試験[11,12]では，発症から24時間以内の超早期介入によって，その後のADLに差が生じるかなどの点においては，

表 1　脳卒中早期離床開始基準 （文献15）より引用）

1. 一般原則
   意識障害が軽度（JCS10以下）であり，入院後24時間神経症状の増悪がなく，運動禁忌の心疾患のない場合には離床開始とする
2. 脳梗塞
   入院日までに，MRI/MRA を用いて病巣と病型の診断を行う．
   1）アテローム血栓性脳梗塞：MRI/MRA にて主幹動脈の閉塞ないし狭窄が確認された場合，進行型脳卒中へ移行する可能性があるため，発症から3〜5日は神経症状の増悪が起こらないことを確認して離床開始する
   2）ラクナ梗塞：診断日より離床開始する
   3）心原性脳塞栓：左房内血栓の有無，心機能を心エコーにてチェックし，左房内血栓と心不全の徴候がなければ離床開始とする．tPA 投与例では出血性の危険性を考慮する
3. 脳出血
   発症から24時間は，CT にて血腫の増大と水頭症の発現をチェックし，それらがみられなければ離床開始する
   脳出血手術例：術前でも意識障害が軽度であれば（JCS10以下）であれば離床開始する．手術翌日から離床開始する
4. くも膜下出血
   脳動脈破裂によるくも膜下出血の場合，原則的には離床は根治術後に開始する
5. 血圧管理
   離床時の収縮期血圧上限を，脳梗塞では 200〜220 mmHg，脳出血では 160 mmHg と設定し，離床開始後の血圧変動に応じて個別に上限を設定する

離床のタイミングを個別に検討する病型，病巣，病態
　脳出血
　　入院後の血腫の増大例，水頭症の出現，
　　降圧剤でのコントロールが困難な血圧上昇例，脳幹部出血例
　脳梗塞
　　内頚動脈閉塞，脳底動脈血栓症，解離性脳動脈瘤，出血性梗塞，意識レベル・バイタルサインの増悪例，低酸素脳症・DIC などを伴う重症感染症例
　深部静脈血栓症例（早期離床待機中でも，ベッドにて拘縮予防と健側筋力訓練は実施する）

有効性を示せていないが，危険性において有意差はないと結論づけられており，急性期から介入することのリスクは高くないと考えられる[12]．本邦では発症後，病態の変動がないことを確認してから行うことが『脳卒中治療ガイドライン2009[1]』にて推奨されている．原[15]の報告にある開始基準を**表1**に示した．

3）脳卒中急性期における介入

理学療法の内容は，基本的には回復期などの急性期以降のものと変わらない．よって，運動イメージ，筋電図バイオフィードバック，ロボティクストレーニングなどの上肢機能の回復に有効とされる介入や反復的課題遂行型トレーニング，フィットネストレーニング，高頻度の理学療法など，歩行機能の改善やバランス機能の改善に有効とされる理学療法[16]の実施も検討する．急性期理学療法とそれ以降の亜急性期などの理学療法との相違は，急性期特有のリスクを管理して進めるという点である．発症後にはじめて理学療法士が姿勢を変換する場合には，体位の変換や怒責に伴う血圧変動に十分に留意して介入すべきである．実際には，脳卒中のケアはチームで関わることが重要である．チームで関わることのエビデンスはいくつも検証されており，確立されているといってよい．ストロークユニット（stroke unit）などシステマチックに他職種の専門職で構成されたチームで介入した場合，死亡率が低く，患者の生命予後はよく，在院期間は短く，重度の障害を伴う患者の割合が低い[17]．そういった事実から，早期離床は理学療法士にだけ任せきりという施設は少ないと思われる．当院はストロークユニットが構築されておらず，理学療法士の配置がな

表2 自動調節能の破綻（dysautoregulation）
（文献18）より改変引用）

脳梗塞における脳循環自動調節の障害期間

血管障害のタイプ	自動調節の障害期間
脳梗塞	
・脳主幹動脈領域	30〜40日
・分枝領域	2週間
・ラクナ梗塞	4日
一過性脳虚血発作	半日
脳幹部梗塞	ときに100日以上に及ぶ

されていないため，看護師による離床が理学療法士による離床より早いケースも少なくない．理学療法士は先行して進められた離床に関する情報を参考として，無駄なく，迅速に，かつ安全に，より活動的で難易度の高い次のステップへと進ませることを意識すべきである．

4）病態ごとのリスク管理（血圧管理）

脳卒中後の離床においては自動調節能の破綻が生じていることを念頭におく必要がある[18]．主幹動脈の梗塞であれば40日程度持続するとされる（表2）．理学療法士の介入によって大きな変化を与えかねない事項であり，急性期脳卒中におけるリスク管理の中でも最も注意すべき事項の一つである．

虚血性疾患では，降圧が病態の進行に関わる危険因子となる．特に，アテローム血栓性脳梗塞では厳重に管理しなければならい．この基準は起立性低血圧の指標となる収縮期血圧にて20 mmHgを超える血圧低下を指標とするか，あらかじめ主治医と協議して収縮期や拡張期血圧の下限や上限を設定して管理するのがよい．通常，虚血性疾患では発症後の血圧は高めに管理され，収縮期血圧にて220 mmHgを超えなければ降圧しないことが多い．逆に出血性病変の場合には，再出血を恐れて血圧は低めに管理される．ただし，脳出血とくも膜下出血は分けて考える必要がある．脳出血において再出血の危険性が高いのは発症後6時間以内であり，この間にリハビリテーションが行われることは通常ない．そのため，通常は発症から神経症状の増悪がないことを確認した後に収縮期血圧180 mmHg以下の管理で理学療法がされることになる．しかし，明確な基準があるわけではなく，実際には施設によって差異がある．再出血を不安視して収縮期血圧を140 mmHg以下で管理する施設や，160 mmHg以下で管理する場合もある．

くも膜下出血では，再出血の予防を目的とした開頭クリッピング術や血管内コイル塞栓術などの外科的治療が行われ，その後にリハビリテーションが実施されることが多い．まれに，出血源が特定できない場合があり，あるいは急性期に手術をすることを保留して，脳血管攣縮（spasm）期を過ぎた後に手術をすることがある．そういった場合には，再破裂を防ぐ手術をせずに，リスクがきわめて高い状態で介入することになる．その場合，非常に厳密な血圧管理が必要となり，140 mmHgあるいはそれ以下の収縮期血圧を厳守して慎重に介入しなければならない．逆に，手術が完了して再出血の心配がいらない場合には，再出血よりも，脳血管攣縮による脳梗塞が危惧されるために，血圧の上昇よりも低下に配慮する必要がある．

3．運動強度の設定

どの程度の運動をどの強度で行えばよいのか明確な定義はなく，現状では各症例ごとに実施可能な最適な負荷量をそれぞれ考案して提供するということになるだろう．例をあげれば，JCS（Japan Coma Scale）100の症例に対して立位や歩行トレーニングを積極的に行うことは現実的ではないし，JCS1の症例にまずは関節可動域などの他動的な運動を主とした理学療法を実施することは有益とはいえない．あるいは，発症数年前から寝たきりという症例に歩行トレーニングを提供するのも目

標志向という点から妥当とは言い難い．

急性期の場合，病態が亜急性期以降とは異なり不安定である場合もある．また，発症前の活動レベルや症例の状態も千差万別であるため，一律に何をこの量で実施すればよいという明確な定義は決めがたい．ただし，リハビリテーションの実施量が多ければ多いほど効果があがるという研究成果はいくつか報告されている[3～10,16,17,19,20]．特に，歩行や歩行に関連した運動をより多く実行することは，多くの研究で有効性が示され，メタアナリシスにおいても歩行能力や歩行速度，そして拡大ADL（食事の準備や掃除・整頓・買い物・外出など）に，有意に小～中等度の影響を及ぼすと結論づけられている[6～10]．

理学療法士が活動的な治療を実施したという主観的判断は，実際の治療時間より多く見積もってしまうという報告[21]がある．すなわち，活動的治療時間を過大評価し，逆に非活動的時間を過小評価している傾向があるという．この点は十分に注意すべき事項であろう．

4．早期介入に求められる運動の質

古くから脳卒中理学療法の流れは，関節可動域から始まり寝返り，起き上がり，座位保持，起立，移乗，立位保持，歩行と進めるとされてきた．言い換えれば，低い重心からより高い重心となるように，そして支持基底面の広い状態から狭い状態へと進めるのが一般的である[22]．しかし，前述したように廃用を予防するというコンセプトに従えば，可及的早期に立位や歩行の実践を計画すべきである．発症初期には座位保持さえもままならないという状態でも，長下肢装具や壁面を利用して，立位が保持できる環境をつくって廃用を予防し，麻痺側下肢にも支持脚としての活動を促すべきである[23]．このあたりの実践に関する詳細なエビデンスは確立されていないが，少なくともわずかでも自動運動が可能な

症例に対し，他動運動中心の理学療法を続けることは有効な理学療法とは思えない．急性期の介入で有効性が多数報告されているのは早期離床[24]，すなわち重力を頭尾方向に受けるよう導くことである．

5．脳卒中患者に対する早期介入のエビデンス

急性期理学療法に関連する先行研究を紹介する．Kwakkelら[3]は中大脳動脈領域の梗塞例を対象として，発症から14日以内に無作為に，①下肢のトレーニング群，②上肢のトレーニング群，③エアスプリントによる上肢・下肢固定群（コントロール群）の3群に分けた．3群ともに1日あたり15分の上肢のリハビリテーションと下肢のリハビリテーション，さらに週に1.5時間，作業療法士によるADLトレーニングを受けた．看護師や言語聴覚士の介入は必要に応じて理学療法や作業療法とは別に提供された．予防薬を除き，他の医学的投薬および介入は発症から20週までの間はすべて許容されず，同一内容で行われた．①と②の2群は発症から20週まで，週に5日，30分の理学療法と作業療法を受けた．①群では座位，立位，下肢への荷重，そして歩行練習が集中的に行われ，歩行の安定性と速度の向上が図られた．利用可能な場合には，トレッドミルによる練習も導入した．障害が重度で遂行に難渋する場合には上肢・下肢の筋力強化を行った．②群はボールへのパンチング，把握，対象物の移動など，上肢の筋力と手の活動を促通するものであった．③群は，麻痺側の上肢と下肢を背臥位にて週に5日間，30分間固定した．その結果，6週後，12週後，20週後のADL（Barthel index）は①群において有意に高かった（表3）．また，歩行能力（functional ambulation category）においても，6週後，12週後，20週後において，下肢①群が有意に高かった．上肢の巧緻性

表3 中大脳動脈領域梗塞例を対象とした下肢トレーニング群，上肢トレーニング群，コントロール（エアスプリント固定）群のADLのベースラインおよび6，12，20，26週後の中央値と四分位範囲（文献3）より改変引用）

	中央値（四分位範囲）		
	コントロール群 （37名）	上肢トレーニング群 （33名）	下肢トレーニング群 （31名）
Barthel index			
ベースライン	27.5（15〜35）	25（15〜35）	30（15〜40）
6週目*	42.5（35〜65）	50（25〜65）	65（47.35〜95）[†‖]
12週目*	55（40〜90）	70（53.75〜90）	85（65〜100）[†]
20週目*	80（50〜95）	85（71.25〜100）	95（80〜100）[†]
26週目	85（52.5〜95）	85（58.75〜100）	95（75〜100）
functional ambulation category			
ベースライン	0（0〜1）	0（0〜1）	1（0〜2）
6週目*	1（1〜3）	2（1〜3）	3（2〜4）[†‖]
12週目*	3（1〜3）	3（2〜4）	4（3〜5）[†]
20週目*	3（1〜4）	4（3〜5）	4（3〜5）[†]
26週目	4（2〜5）	4（3〜5）	5（4〜5）
action research arm test			
ベースライン	0（0〜0）	0（0〜1）	0（0〜6）
6週目*	0（0〜1）	1（0〜14）[†]	1（0〜43）[†]
12週目*	0（0〜1）	3（0〜34）[†]	2（0〜53）[†]
20週目*	0（0〜2）	9（0〜39）[†]	2（0〜56）[†]
26週目*	0（0〜2.25）	4（0〜38）[†]	3（0〜56）[†]

*：Kruska-Wallis検定にて有意差のあり，†：介入群とコントロール群との間に有意差あり，‖：下肢トレーニング群と上肢トレーニング間に有意差あり

（action research arm test）では発症から6週目までは①群において有意に高く，12週後，20週後，26週後は②群と①群が③群より有意に高かった（図1）．この結果は，下肢を対象としたトレーニングが上肢のトレーニングや固定をするより，ADLなどの改善に有効であることを示し，その重要性を示している．

Sivenius ら[4]は，95例の脳卒中例を，集中的治療群（50例）と通常治療群（45例）の2群に無作為に割り付けし，その効果を検証している．当然ながら，治療時間は発症3カ月の時点で有意に集中的治療群が多かった．治療時間の配分については，理学療法士による治療，および理学療法助手による治療は3カ月の時点で有意に集中的治療群に多かったが，作業療法の実施時間には有意差がなかった．発症から1週間の時点の評価において，集中的治療群のほうが通常治療群よりも有意にADLのスコアは低かったが，3カ月経過時点での同スコアは集中的治療群で有意に高いという結果となった．また，運動機能のテストの結果は，発症から1週間後のスコアが通常治療群では有意に高かったが，発症3カ月後には逆転し，6カ月後，12カ月後もその差は維持された．

発症24時間以内に介入する超早期リハビリテーション（AVERT試験）を実施し，3カ月後の合併症を予防する効果を検証した試験[11]では，早期介入群が在院日数短縮に関与したとされるが，期待された合併症の減少という効果は得られなかった．また，発症24時間以内の超早期リハビリテーションと従来型のリハビリテーションを比較した場合，死亡率は超早期介入群では38名中8名（21％），通常介入群では33名中3名（9％）という結果で，超早期群においてやや多かったが統計学的有意差はなかった．このことから超早期リハビリテーションの実施は安全であるとし

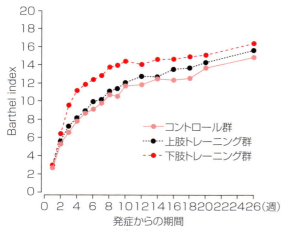

図2 中大脳動脈領域梗塞例を対象とした下肢トレーニング群，上肢トレーニング群，コントロール（エアスプリント固定）群のADLの経過（文献3）より改変引用）

ている[12]．なお，死亡した患者は重症例がほとんどを占めた．

ストロークユニットで治療された群と一般病棟で治療された群との比較研究ではあるが，早期の離床とトレーニングが最も早期退院に関連した要因であったという報告がある．十分な教育・トレーニングを受け，チームで関わり，統合的な理学療法と看護介入がなされたストロークユニットの患者は短期および長期的な脳卒中生存率を改善させ，かつ早期退院を促し，機能的予後をも改善させることが知られている．ストロークユニットでは一般病棟とは異なる特徴をもっているわけだが，その特徴のうち，最も予後の改善に関与する要因を探った結果が報告されており，自宅退院と関連したのは早期の離床であり，そのほかは拡張期血圧値の安定という項目であった[24]．

AVERT試験では，遺伝子組み換え組織プラスミノーゲンアクチベータ（rt-PA）を投与した患者の24時間以内のリハビリテーションの実践例[25]が報告されている．この報告では211例の患者がrt-PA投与されており，そのうち50名が24時間以内の離床を開始した．開始された群と非開始群との差異は，投与後24時間以内のNIHSS（National Institutes of Health Stroke Scale）の変化の少なさと，平日入院の割合であったと報告されている．筆者は一例のみ経験があるが，通常，わが国では発症翌日以降からの介入が多いと思われる．今後は，介入の安全基準が確立されれば，rt-PA投与後であっても超早期リハビリテーションの実施も一般的になるかもしれない．

わが国では，比較的充実している回復期リハビリテーション提供体制と比べ，急性期でのリハビリテーション提供体制は不十分であるという事実が紛れもなく存在している．わが国の多くの急性期施設では365日の提供体制が構築されていないのが実情で，それゆえ土日に入院した場合には介入が遅れ，また急性期病院では入院期間が限られるため，入院期間中のリハビリテーション実施量が減少する[26]．期間あたりのリハビリテーション実施量の不足はADL改善率（ADL改善幅/日数）を低下させるため，急性期病院退院時の最終的ADLも低いまま転院することにつながる．前述したように実施量の確保が非常に重要であり，単に土日にリハビリテーションを提供し，開始までの期間を短縮したとしても，肝心の実施量が減少しては意味がない．土日も平日同様のリハビリテーション実施量を提供できる人員配置を構築しなければ，早期介入しても実施量は減少する[27]ため，本質的に貢献できないであろう．いうまでもなく，早期の介入が他動的なものであっては意味がなく，課題志向型の自動的活動を早期理学療法の柱とすべきである．

近年，ストロークユニット専属の理学療法士も少ないながら存在してきた．ストロークユニット専属の理学療法士に課せられた使命は，前述のエビデンスに基づく理学療法介入を実践することなのは当然のことである．それは，他職種にはない特異性を発揮すべく，

さまざまなツールを駆使して，他職種にはできない速さで，早期の歩行など課題志向型のトレーニングへ進展させることではないだろうか．ストロークユニットにおける理学療法士の活動は，まだ新しく歴史の浅いものであり，細部にわたる指針は確立されているとは言い難い．ストロークユニットに従事する理学療法士からの問題提起・課題検証・大規模研究を経て，われわれが取り組むべきことを提示し，その効果を検証して有効性を示していく必要があるだろう．

プッシャー症候群の考え方とそのエビデンス検証

1．プッシャー症候群とは

プッシャー症候群（pusher現象，contraversive pushing）とは脳卒中後にみられる前額面上における特徴的な姿勢定位障害[28〜32]を指し，その出現率は10〜15％である[28]．

頭部外傷例や脳腫瘍例でもみられるが[33]，脳卒中の急性期に最も多くみられると報告[28〜32,34]され，この現象をはじめて報告したDavies[29]は，この現象をさまざまな姿勢において身体軸が麻痺側に傾斜し，傾斜するばかりではなく，自らの非麻痺側の上肢や下肢にて，積極的に座面や床面を押すのが特徴であり，そのうえ，この傾斜した姿勢を正中に修正しようとする他者の介助に抵抗すると記述している．この現象は右半球損傷例に多くみられ，重度の左片麻痺や感覚障害・半側空間無視や病態失認などの高次脳機能障害を伴うことが多く，このような症候を複数合併することから「pusher syndrome」と記載[29]された．現在でも，「プッシャー症候群」「pusher syndrome」という表記がなされるが，疫学的な調査では半側空間無視などの高次脳機能障害は必ずしもプッシャー症候群を伴う群に多いというわけではなく，症候群という根拠に欠けているとされ[30]，プッシャー現象[35]やcontraversive pushing[36〜39]，あるいはlateropulsion（一般的に，lateropulsionという言葉は，ワレンベルグ症候群にてよく観察される側方突進を指すが，Burke rehabilitation hospitalのグループが，プッシャー症候群のことをあえてlaterupulsionと表現してる）[40]とも表記される．これらは同一のものを扱っているといってよい．ここではプッシャー症候群という用語を用いる．

2．プッシャー症候群の評価

プッシャー症候群の評価はさまざまな評価スケールがあるが，現在，最も汎用されているスケールはSCP（Clinical Rating Scale for Contraversive Pushing）である[41]．SCPは感度と特異度が検証され，高い測定再現性と妥当性が報告[42,43]されている．このスケールはプッシャー症候群の3つの特徴である自然な姿勢での麻痺側への傾斜，非麻痺側上下肢の外転や伸展（押す現象），傾斜した姿勢を正中位へ戻そうとする修正への抵抗を下位項目に設定している．これら3項目を座位と立位それぞれで評価する[42,43]．各下位項目が最重症である場合に2となり，プッシャー症候群がない場合は0，合計すると最重症の場合には6，プッシャー症候群がなければ0となるスケールである．3徴候がすべて陽性の場合に，プッシャー症候群陽性と判断する．すなわち，座位か立位のどちらかの条件で，姿勢の傾斜・押す現象・修正介助への抵抗の3つの項目がすべて0ではないことがプッシャー症候群の判定条件となる[42,43]．3つの項目が陽性である場合，少なくとも合計得点は1.75になる．プッシャー症候群の回復の特徴としては，立位より座位のほうが早期に改善するため，軽傷例では立位のみ残存する傾向がある[28,34,36,39]．SCPよりも改善の程度を鋭敏に測定できる評価法としてBLS（Burke Lateropulsion Scale）がある[40]．このスコアは現象がなければ 0，最重症なら 17 となる評価であり，臥位での押す現象，座位での押す現象，立位での押す現象，移乗時の押す現象，歩行時の押す現象にて評価する．押す現象がどの程度の角度で出現し始めるか，または介助量や押す現象の程度をみる採点方法となっている．

3．プッシャー症候群の背景

プッシャー症候群の出現に関わる背景（メカニズム）は，残念ながらいまだに十分解明されているとは言い難い．しかし，昨今，背景についての興味深い報告[31,32,41]がある．それぞれ 5 例のプッシャー症候群例（以下，プッシャー症候群群）とプッシャー症候群のない右半球損傷例（以下，コントロール群）の姿勢的な垂直判断（SPV：Subject Postural Vertical）と視覚的な垂直判断（SVV：Subject Visual Vertical）を調査した結果，SVV にはいずれの群も健常者群と比べて有意な差異がなかったが，SPV ではプッシャー症候群群のみ明らかに傾斜していることを報告した．興味深いことに，この SPV のテストにおいて，座位装置上で開眼となり周辺環境をみることができる条件では，その垂直判断はほぼ正常値に近いことを報告した．SPV が SVV よりも著しく偏倚していること，そして周辺環境を視覚的に捉え身体軸を修正するうえで利用した場合には，身体軸がほぼ正中位にあったという事実[41]は理学療法アプローチを考えるうえで有益な示唆となる．

4．プッシャー症候群に対する運動療法の実際

1）プッシャー症候群に対する運動療法にはどのようものがあるか

現在のところ，この手法をとればプッシャー症候群が改善するという確立した方法があるわけではないが，視覚情報を利用したアプローチが効果的であり，推奨されることが多い[31〜32,34]．この方法は前述したように SPV が大きくゆがんでいるのに対して，SVV が比較的保たれているという点を利用したもので，視覚的な情報を積極的に利用して自己身体軸の垂直軸からの逸脱を修正させようとする試みである．

プッシャー症候群は多くの場合，消失することが知られている．われわれが調査したプッシャー症候群の経過追跡研究[28,34,36,39]では，重度の認知症や意識障害の残存などにより能動的なトレーニングが困難で，受動的な理学療法が主となるような症例では改善がみられないものの，それらを除外するとほぼ全例で改善がみられた．プッシャー症候群がやがて消失すること[31,32,34,36,39,44]を前提とすると，できるかぎり二次的障害を予防して，プッシャー症候群が消失した後のトレーニングをいかにスムーズにしていくかが重要であろう．プッシャー症候群のある状態でいかに座位や立位，歩行といった活動を可能にできるかという視点が重要である．プッシャー症候群が出現している状態で姿勢保持を可能とさせる介入方法，すなわち押す現象を抑制する介入方法を以下に紹介する．

2）治療概念[31,32,34,45]

a）直立姿勢の知覚的な乱れを理解させる

患者自身が直立であると自覚して起立している姿勢が，実際には直立ではないことを認識してもらう必要がある．口頭で説明したり，鏡をみせたりして認識させる．

b）身体と周辺環境との関係を視覚的に探究する．そして，自身が直立かどうかを確実に認識させる

視覚的に垂直を判断する能力は，身体を垂直位と判断する能力よりも保たれているので，視覚を利用して垂直な構造物と自身の身体軸との乖離を認識させる．具体的にはセラ

ピストが自身の前腕を垂直位であるものとして提示し，その垂直位に患者自身の身体軸を合わせてもらう．あるいは，姿勢矯正鏡をみて正中位にさせる．あるいは垂直な姿勢矯正鏡の枠と鏡に映る自身の身体とが平行であるかどうかを確認させる．

c）垂直位に到達するために必要な動きを学習する

麻痺側へ傾斜した姿勢を他動的に正中位へ修正した場合，その修正に強く抵抗するのに，自発的に非麻痺側へリーチするような課題を用いると驚くほどスムーズに非麻痺側へ傾斜できることがある．このことを利用して，身体軸が正中位を超えていくような課題を設定する．座位でも立位でも輪投げなどを利用したリーチ課題は，成功か失敗か非常に簡潔であり理解しやすい課題として有効である（**図3**）．

d）他の活動を行っている間も垂直位を保てるようにする

静的な保持が可能となれば，すぐさま動作中でも正中位を維持できるよう，より動的な課題に移行する．ただし，必ずしも静的に正中位が保持された後である必要はなく，静的に正中位が保てない場合でも後述する工夫により課題難易度を調整することで押す現象を軽減させ，動的な課題が可能となることもある．

5．プッシャー症候群の特徴である"押すこと"自体を抑制する工夫[31,32,34,45]

1）座位で出現するプッシャー症候群への対応

プッシャー症候群が非常に重篤な場合，座位では下肢を床面に接地させることで，むしろ不安定になり座位保持が困難となる場合がある．そのよう場合には，あらかじめ座面を高くして足がつかない状態を設定すると介助量は軽減する．あるいは，あらかじめ非麻痺側へ身体が傾くようにウエッジ（三角形の硬

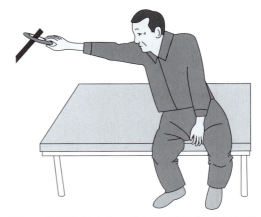

図3　非麻痺側方向へのリーチ課題（輪投げ）
（文献34）より改変引用）

非麻痺側上下肢でプラットフォームや床面を押してしまい座位保持不可能例も，非麻痺側へのリーチ課題を反復練習した直後は，座位保持が可能となる場合がある

いクッションなど）などを利用し，座面を傾斜させた状態で座位保持，あるいは非麻痺側へのリーチ課題など，動的なトレーニングをすると姿勢が崩れにくく，介助量が軽減することがある．

2）車いす上でのプッシャー症候群に対する対応

プッシャー症候群を呈する症例は，車いす座位保持中でも麻痺側に身体軸が傾き，それを介助して正中に修正してもすぐに非麻痺側の上肢を使って押してしまい，元の傾斜した姿勢に戻ってしまう．そのような場合には，麻痺側の座面に硬めのウエッジを入れると有効である．麻痺側の背面（背もたれと身体の隙間）にも傾斜を抑制するような硬めのクッションを挿入できればなおよい．もしなければ座面だけでもよく，麻痺側に挿入したウエッジを押し付けるように身体を傾けようとするが，麻痺側座面が高いので物理的に傾きようがない．この状態が数分続くと患者は押すことをやめて，今までの姿勢異常が嘘のように改善されることがある[45]．さらに，上肢も押すことに使用するため，押さないように

前方にテーブルを用意し，そこに前腕をのせるなどの対応をすることで介助量が減少することがある．

3）移乗動作に伴うプッシャー症候群への対応

通常であれば，非麻痺側の足部に重心が移動するように介助することで，非麻痺側の脚を支持脚として利用して効率的に移乗できる．しかし，プッシャー症候群ではその状態では押す現象を助長するため，むしろ介助量が多くなってしまう．移乗では，上肢を押すことに使用させないよう工夫することが大切で，アームレストに手を伸ばすのではなく介助者のほうに手を回してもらうなどして押すことができない状態をつくる．

4）立位や歩行時のプッシャー症候群への対応

座位では押す現象が観察されないが，立ち上がると押す，あるいは歩き出すと押すという症例は多い．プッシャー症候群では意識障害を伴う例も多く，意識障害の改善を促すという側面でも積極的に立位や歩行を進めたい．意識障害の遷延は，プッシャー症候群の改善を阻害する要因であり，意識障害の改善に伴いプッシャー症候群の改善も期待できよう．

対応としては，移乗時と同様で押さない状況を構築することと，共通の概念である傾斜を自覚するよう視覚的フィードバックや聴覚的フィードバックを用いること，そして，自動的に非麻痺側へ重心が移動するような課題を設定するよう配慮する．

長下肢装具を利用して十分に麻痺側下肢の支持性を補いつつ，壁面を利用するなどして立位保持に必要な運動の制御範囲を制限するとよい（図4）．

平行棒などを利用してもよいが，平行棒を押すことに使用してしまい上手に利用できないことがある．その場合には，平行棒の使用は立位や歩行を阻害する．できるだけ押さない状況を各症例の重症度に合わせて選択したほうがよく，あえて無杖歩行を選択する場合もある．

6．プッシャー症候群に対する理学療法のエビデンスの検証

Broetzら[46]は比較対照試験ではないが，7例のプッシャー症候群を伴う脳卒中患者に対して視覚フィードバックを用いた介入をしたところ，全例において4週間後におけるSCPの改善がみられたと報告している．この報告は比較対照試験ではなく，単に視覚的フィードバックを用いた介入を実施すればSCPは改善していくという経過を示したにすぎず，視覚的フィードバックの効果そのものを検証した報告ではない．

Paciら[47]は症例報告にて，視覚的フィードバックや聴覚的フィードバックを用いた理学療法は，触覚的フィードバックを用いた治療よりも即時的に姿勢を改善させることができたと述べている．視覚的フィードバックは，視覚的に捉える対象物に注意を向け，姿勢を修正することに患者自身が参画した場合には，ただちに劇的な姿勢改善の効果を示す[45]ことを臨床でもよく経験する．

Santos-Pontelliら[48]は，十分な医療が提供できない発展途上国における状況について，十分なリハビリテーションおよびケアが提供できない場合には，長期間（1年以上）経過してもプッシャー症候群が改善していない症例を報告している．プッシャー症候群に対する治療の非介入群を設定することは現実的でないため，理学療法介入がプッシャー症候群の改善を促していることを証明できていないが，この報告はプッシャー症候群の改善に理学療法介入が必要である可能性を示しているのかもしれない．

Krewerら[49]は，視覚的フィードバックによ

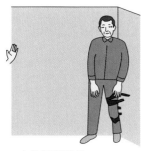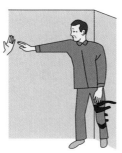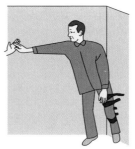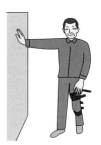

a. 立位課題開始　　　b. 目標物へのリーチ　　　c. 目標物をより遠方へ移動　　d. 立位課題施行後
　　　　　　　　　　　　課題開始

図4　壁面を利用した立位課題（文献34）より改変引用）

　aは介助にて立位となった直後の様子．長下肢装具を利用して麻痺側下肢の支持性を補うことで傾斜の軽減を図っている．麻痺側と背面に壁が位置した状態から立位保持トレーニングを開始する．この状態だと非麻痺側下肢で押すように突っ張った場合でも壁面があるため，設定した状態よりも傾斜することがない．この状態でしばらく保持するすると，押す現象が軽減してくる．その後，麻痺側の壁に接した状態から離れることに挑戦する．他動的に介助しても抵抗してしまうため，非麻痺側上肢を使用して，非麻痺側方向へリーチする課題を通じてトレーニングする．bとcはリーチ課題後に，非麻痺側方向へ随意的に身体軸を傾斜・移動させている様子が観察される．このようなアプローチの後，立位保持不可能であった症例が，dのように非麻痺側上肢を壁に接触させ，自力での立位保持が可能となることがある

る座位・立位保持トレーニングと前庭神経への直流電気刺激，歩行ロボットを使用した強制的な歩行トレーニングの3つの介入を行った直後のBLSの変化を検証した．この研究では，ロボットを使用した歩行トレーニングが視覚的フィードバックによる座位・立位保持トレーニングよりも，わずかではあるが介入後のBLSのスコアをより改善させた．しかし，前庭神経への直流電気刺激では有意差はなかった．しかし，この検証は即時効果のみであり，長期的な効果は明らかではない．プッシャー症候群はセッション直後には減少するが，翌日，理学療法を開始する際には前日の介入開始時と同様のプッシャー症候群が観察されることが少なくない．すなわち，介入後の変化は時間が経てば戻るのである．そのため，日内における変動がある．真の介入効果を明らかにするためにはプッシャー症候群が消失するまでの期間を短縮させるのか，比較検証する試験が必要であろう．なお，この視覚的フィードバック介入では歩行を治療ターゲットとしていない点，また前庭刺激ではそれのみの介入である点も研究の結果を吟味するうえでは，考慮すべき点であろう．

　Nakamuraら[50]は2症例のケースレポートにて，視覚フィードバックを用いた理学療法に前庭刺激を組み合わせた介入の有効性を報告している．介入はABAB法にて行われた．A1およびA2期には視覚的フィードバックを取り入れた通常の理学療法を週に5回，60分間施行し，B1およびB2期にはA期と同様の内容の理学療法実施前に20分間の前庭直流電気刺激を行った．各介入（A1，B1，A2，B2）はそれぞれ1週間ずつ行われた．本研究は視覚フィードバックを利用した理学療法を単体で行うよりも，視覚フィードバックを用いた理学療法介入に加えて前庭直流電気刺激を組み合わせた場合に，視覚フィードバックのみの介入よりも効果が得られるかを検証したものである．アウトカムは，SCPとBLSの2つのスケールで調査された．SCPではB2期にのみ改善した（**表4**）．BLSはA・Bの両期に改善がみられたものの改善の程度はB期のほうが大きかった（**表5**）．

表4 Clinical rating scale for Contraversive Pushing（SCP）の合計値の推移（文献50より改変引用）

	ベースライン	A1	B1	A2	B2
症例1	2	2	2	2	1.5
症例2	4.5	4.5	4.5	4.5	3.5

表5 Burke Lateropulsion Scale（BLS）の各項目および合計値の推移（文献50より改変引用）

症例1					
	ベースライン	A1	B1	A2	B2
背臥位	0	0	0	0	0
座位	1	1	0	0	0
立位	3	2	2	2	1
移乗	2	2	1	1	0
歩行	2	2	1	1	1
合計	8	7	4	4	2

症例2					
	ベースライン	A1	B1	A2	B2
背臥位	0	0	0	0	0
座位	2	1	1	1	0
立位	4	4	3	3	3
移乗	2	2	2	2	2
歩行	2	2	2	2	2
合計	10	9	8	8	7

今後の課題

急性期にどのようなリハビリテーションをすればよいのかについては報告があるが，理学療法として何をすべきなのか，それがどれほど効果があるのか，これを明らかにしているものはきわめて少ない．プッシャー症候群においても同様で，いずれの治療の有効性もまだ十分に検証されているとは言い難い．エビデンスが十分ではないにもかかわらず，早期の理学療法はグレードAで強く推奨されている．リハビリテーション領域の研究において，ある介入をした実施群としない非実施群を設定した比較対照試験をすることは倫理的側面から不可能であろう．また介入を厳密に決めてこれだけを行うというようなことは現実的には難しい．そのような側面から，従来どおりの理学療法になんらかの介入を追加した場合のエビデンスの構築をしていくのが現実的であろう．多様性に富む脳卒中患者に提供される理学療法のうち，何が患者に福音をもたらすのか，大規模な対象を設定し，施設を超えて調査すべき時期にきているのかもしれない．

Conclusion

当該領域における理学療法技術の問題は何か，この問いに回答するための資料はまだ不足している．急性期理学療法技術とは，理学療法の専門家としての知識・技術をもって，早期に離床を促し，機能回復を促進し，自立度を向上させる技術といえそうだが，その内容には一貫性がないのが現実だろう．完全に一貫性をもった治療がなされることはないだろうが，具体的な理学療法のあり方は提示されるべきである．ある程度，一貫性をもった理学療法技術が提供できるようにするため，急性期理学療法とは何をすべきか，複数の施設で共通して実現可能な内容や項目を設定し，大規模介入研究を行い，どの技術がどれほど有効なのか検証する必要があるだろう．

文　献

1) 木村彰男，他：Ⅶ．リハビリテーション．篠原幸人，他（編）：脳卒中治療ガイドライン2009．協和企画，2009，pp271-340
2) 吉尾雅春：脳卒中．日本理学療法士協会（編）：理学療法診療ガイドライン第1版（2011）．(http://www.japanpt.or.jp/00_jptahp/wp-content/uploads/2014/06/apoplexy.pdf) 2015年3月17日閲覧
3) Kwakkel G, et al：Intensity of leg and arm training after primary middle-cerebral-artery stroke：a randomised trial. *Lancet* 354：191-196, 1999
4) Sivenius J, et al：The significance of intensity of rehabilitation of stroke-a controlled trial. *Stroke* 16：928-931, 1985
5) Kwakkel G1, et al：Effects of intensity of rehabilitation after stroke. A research synthesis. *Stroke* 28：1550-1556, 1997
6) Kwakkel G, et al：Effects of augmented exercise therapy time after stroke：a meta-analysis. *Stroke* 35：2529-2539, 2004
7) Richards CL, et al：Task-specific physical therapy for optimization of gait recovery in acute stroke patients. *Arch Phys Med Rehabil* 74：612-620, 1993
8) French B, et al：Repetitive task training for improving functional ability after stroke. *Cochrane Database Syst Rev* 17：CD006073, 2007
9) Peurala SH, et al：Evidence for the effectiveness of walking training on walking and self-care after stroke：a systematic review and meta-analysis of randomized controlled trials. *J Rehabil Med* 46：387-399, 2014
10) Veerbeek JM, et al：Effects of augmented exercise therapy on outcome of gait and gait-related activities in the first 6 months after stroke：a meta-analysis. *Stroke* 42：3311-3315, 2011
11) Sorbello D, et al：Very early mobilisation and complicationin the first 3 months after stroke：Futher results from Phase Ⅱ of a veryrehabilitation trial（AVERT）. *Cerebrovasc Dis* 28：378-383, 2009
12) Bernhardt J, et al：A very early rehabilitation trial for stroke（AVERT）：phase Ⅱ safety and feasibility. *Stroke* 39：390-396, 2008
13) 出江紳一：大学病院の経験から（1）早期座位の効果に関する無作為対象試験─(脳卒中急性期リハビリテーション：総合病院での急性期リハビリテーション確立). リハ医学 38：535-538, 2001
14) 前田信治，他：発症当日からの脳内出血・脳梗塞リハビリテーション. リハ医学 30：191-200, 1993
15) 原　寛美：ブレイン・アタック─a state of the art─急性期リハビリテーション. 救急・集中治療 15：1339-1347, 2003
16) Langhorne P1, et al：Motor recovery after stroke：a systematic review. *Lancet Neurol* 8：741-754, 2009
17) Kalra L, et al：Alternative strategies for stroke care：a prospective randomized controlled trial. *Lancet* 356：894-899, 2000
18) 天野隆弘：脳循環の調節─脳循環の Autoregulation. 血管と内皮 8：379-385, 1998
19) 石田　暉，他：リハビリテーション患者の治療効果と診療報酬の実態調査. リハ医学 41：133-136, 2004
20) Cooke EV, et al：The effects of increased dose of exercise-based therapies to enhance motor recovery after stroke：a systematic review and meta-analysis. *BMC Med* 8：60, 2010
21) Kaur G1, et al：Physiotherapists systematically overestimate the amount of time stroke survivors spend engaged in active therapy rehabilitation：an observational study. *J Physiother* 59：45-51, 2013
22) 半田健壽：中枢神経疾患の運動療法─中村法．細田多穂，他（編）：理学療法ハンドブック．協同医書出版社，1193．pp435-479
23) 原　寛美：急性期から開始する脳卒中リハビリテーションの理論とリスク管理．原　寛美，他（編）：脳卒中理学療法の理論と技術．メジカルビュー，2013，pp164-190
24) Indredavik B1, et al：Treatment in a combined acute and rehabilitation stroke unit：which aspects are most important? *Stroke* 30：917-923, 1999
25) Muhl L, et al：Mobilization after thrombolysis（rtPA）within 24 hours of acute stroke：what factors influence inclusion of patients in A Very Early Rehabilitation Trial（AVERT）? *BMC Neurol* 27：163, 2014
26) Hasegawa Y, et al：Acute Stroke Rehabilitation Study Group. The effect of weekends and holidays on stroke outcome in acute stroke units. *Cerebrovasc Dis* 20：325-331, 2005
27) 松本大輔，他：脳卒中患者における早期リハビリテーション実施状況とリハビリテーション提供体制との関連性：入院曜日を考慮した分析での検討．理学療法学 41：21-27, 2014
28) Abe H, et al：Prevalence and length of recovery of pusher syndrome based on cerebral hemispheric lesion side in patients with acute stroke. *Stroke* 43：1654-1656, 2012
29) Davis PM（著），冨田昌夫（訳）：ステップス・トゥ・フォロー．シュプリンガー・フェアラーク東京，1987，pp285-304
30) Pedersen PM, et al：Ipsilateral pushing in stroke：incidence, relation to neuropsychological symptoms, and impact on rehabilitation. The Copenhagen Stroke Study. *Arch Phys Med Rehabil* 77：25-28, 1996
31) Karnath HO：Pusher syndrome-a frequent but little-known disturbance of body orientation perception. *J Neurol* 254：415-424, 2007

32) Karnath HO, et al：Understanding and treating "pusher syndrome". *Phys Ther* **83**：1119-1125, 2003
33) Santos-Pontelli TE, et al：Contraversive pushing in non-stroke patients. *J Neurol* **251**：1324-1328, 2004
34) 阿部浩明：Contraversive pushing の評価と治療. 理学療法研究 **28**：10-20, 2010
35) 網本 和, 他：左半側無視例における『Pusher 現象』の重症度分析. 理学療法学 **21**：29-33, 1994
36) 阿部浩明：contraversive pushing と脳画像情報. PT ジャーナル **44**：749-756, 2010
37) Karnath HO, et al：Posterior thalamic hemorrhage induces "pusher syndrome". *Neurology* **64**：1014-1019, 2005
38) Johannsen L, et al："Pusher syndrome" following cortical lesions that spare the thalamus. *J Neurol* **253**：455-463, 2006
39) 阿部浩明, 他：Contraversive pushing を呈した脳卒中例の責任病巣と経過. 理学療法学 **36**：86-87, 2009
40) Babyar SR, et al：Outcomes with stroke and lateropulsion：a case-matehed controlled study. Neurorehabil *Neural Repair* **22**：415-423, 2008
41) Karnath HO, et al：The origin of contraversive pushing：evidence for a second graviceptive system in humans. *Neurology* **55**：1298-304, 2000
42) Baccini M, et al：The scale for contraversive pushing：A reliability and validity study. *Neurorehabil Neural Repair* **20**：468-472, 2006
43) Baccini M, et al：Scale for contraversive pushing：cutoff scores for diagnosing "pusher behavior" and construct validity. *Phys Ther* **88**：947-955, 2008
44) Karnath HO, et al：Prognosis of contraversive pushing. *J Neurol* **249**：1250-1253, 2002
45) Broetz D, et al：New aspects for the physiotherapy of pushing behaviour. *NeuroRehabilitation* **20**：133-138, 2005
46) Broetz D, et al：Time course of 'pusher syndrome' under visual feedback treatment. *Physiother Res Int* **9**：138-143, 2004
47) Paci M, et al：Physiotherapy for pusher behaviour in a patient with post-stroke hemiplegia. *J Rehabil Med* **36**：183-185, 2004
48) Santos-Pontelli TE, et al：Persistent pusher behavior after a stroke. *Clinics*（*Sao Paulo*） **66**：2169-2171, 2011
49) Krewer C, et al：Immediate effectiveness of single-session therapeutic interventions in pusher behaviour. *Gait Posture* **37**：246-250, 2013
50) Nakamura J, et al：Effects of galvanic vestibular stimulation combined with physical therapy on pusher behavior in stroke patients：A case series. *NeuroRehabilitation* **35**：31-37, 2014

3 脳卒中患者に対する姿勢制御再建と理学療法技術の検証

脇田正徳[*1]

> **Key Questions**
> 1. 当該領域における理学療法技術の問題点は何か
> 2. 科学的な検証と反証，それに対する再検証はあるか
> 3. 今後の臨床と研究の方向性は何か

はじめに

脳卒中片麻痺患者の多くで認められる姿勢制御障害は，転倒や移動能力の低下による生活空間の狭小化，自己効力感の低下などに直結し，日常生活動作（ADL：Activities of Daily Living）および生活の質（QOL：Quality of Life）が大きく制限される．それゆえ，姿勢制御障害の原因を明らかにし，病態に合わせた適切な治療方法を提供することが理学療法士に求められる．本稿では，脳卒中患者の姿勢制御の特徴を整理し，これまでの理学療法評価と治療内容の検証を行い，臨床および研究分野における今後の方向性について考察する．

姿勢制御を構成する要素

姿勢制御の改善を図るためにアプローチするには，病態についての理解が何よりも重要である．姿勢制御には多くの要素が関与して

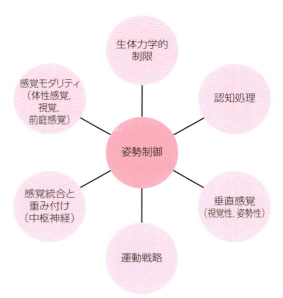

図1 姿勢制御に必要な基本的な要素（文献1）より引用）

おり，それらがシステムとして環境に合わせて機能し，はじめて成立する．このシステムについては de Oliveira ら[1]の概念を利用すると理解しやすい（**図1**）．彼らは，感覚モダリティ（体性感覚，視覚，前庭感覚），感覚統合と重み付け，生体力学的制限，運動戦略，認知処理，垂直感覚（視覚性，姿勢性）の6つ

[*1] Masanori Wakida／関西医科大学附属枚方病院リハビリテーション科

の基本的要素が姿勢制御に重要であると述べている．以下に，その要点について述べる．

1．感覚モダリティ，統合，重み付け

中枢神経系は体性感覚，視覚，前庭感覚からの入力情報を統合して運動を制御している．健常者の立位制御では，安定した床面からの感覚情報，すなわち足底感覚（体性感覚）情報が重要であり，各入力情報への依存度は体性感覚が70％，前庭感覚が20％，視覚が10％といわれている[2]．しかし，これらの依存度は課題や環境によって可変することがわかっており，例えば動揺する床面上での立位制御の場合は，視覚や前庭感覚情報への依存度を高めて適応することが報告されている[2]．このように課題や環境に合わせて適切な感覚情報を選択する能力を，感覚の重み付けという．脳卒中患者では感覚機能の低下とバランス機能の障害が関連していることが報告されているが[3]，このようなケースでは利用できるほかの感覚情報に依存度を高め，適応した制御をしていると考えられる．脳卒中患者では一般的に視覚への依存度が高くなっているといわれているが[4]，その場合でもほかの感覚情報をまったく無視しているわけではないことが，近年報告されている[5]．

2．生体力学的制限

生体力学的な姿勢安定性とは，支持基底面内で重心を制御できる能力のことを指す[6]．この力学的安定性には，求心性に働く感覚入力系に加え，筋力や筋緊張などによる運動出力系が関与している．立位の支持基底面に最も影響を与える要因は，前額面および矢状面における荷重の非対称性である．脳卒中患者では非麻痺側下肢に依存した荷重制御パターンがみられることは広く知られているが，de Haartら[7]は，バランス機能の改善には視覚情報への依存減少と前額面上での荷重非対称性の減少が関連していたと報告している．また，リハビリテーション介入によりバランス機能の改善を認めても，荷重非対称性はその後も残存していたと述べている．すなわち，麻痺側下肢の支持性向上により安定した支持基底面を獲得することは，姿勢制御再建において重要な視点である．一方，重心を移動する能力については，脳卒中患者では体幹機能が担う役割が大きい．体幹筋力や臨床的な体幹機能の評価スケールは，座位の安定性や立位バランス機能と関連することが報告されており[8,9]，特に急性期における体幹機能は，その後のADLを予測する重要な因子になるといわれている[10]．

3．運動戦略

立位を制御する主要な運動戦略は，足関節戦略，股関節戦略，ステッピング戦略である[6]（図2）．足関節戦略は，足関節の回転運動により重心を制御する方法で，足部の体性感覚に依存しやすく，体幹を直立して小さな外乱を制御するのに有効である[11,12]．股関節戦略は，股関節の回転運動により重心を制御する方法で，前庭感覚に依存しやすく，重心を大きく制御するのに有効である[11,12]．これら2つの戦略でもバランスが制御できない場合には，ステッピング戦略により，新たな支持基底面をつくることが必要となる[11,12]．脳卒中患者では，同年代の健常者よりもステッピング戦略を頻回に使用していることが報告されている[13]．また，健側の上肢で支持物を把握して姿勢を制御することも，片麻痺患者における代償的な運動戦略といえる．姿勢制御において別の重要な運動戦略は，予測的姿勢制御（APA：Anticipatory Postural Adjustment）である．これは，運動に伴う姿勢の不安定性を中枢神経系が予測し，その不安定性を最小限にとどめるように適切な筋活動パターンをプログラムする能力を反映している．APAに

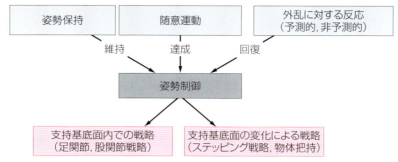

図2 姿勢制御に必要な機能と戦略（文献6）より改変引用）

関連する領域として，前運動野，特に補足運動野の役割が注目されている．APAは筋活動の潜時や振幅により評価されるが，脳卒中患者ではAPAの消失や潜時の遅れ，振幅の低下が認められることが報告されている[14]．

4．認知処理

姿勢制御は，感覚フィードバック，予測，注意，経験，意図など多くの認知処理を経て達成される運動である．特に，注意機能の評価は姿勢制御にアプローチするうえで重要である．脳卒中患者に座位，開脚立位，閉脚立位の条件で言語的認知課題を行うと，姿勢条件の難易度に比例して課題反応時間が増加することが報告されている[15]．すわなち，脳卒中患者では姿勢を制御するために注意機能がより求められている．換言すれば，注意機能の低下は，姿勢の不安定性や転倒リスクの増加になり得る．

5．垂直感覚

垂直感覚は，視覚性（SVV：Subjective Visual Vertical）と姿勢性（SPV：Subjective Postural Vertical）に分類され，両者は独立したものと解釈されている．SVVは視覚と前庭から前庭皮質へ入力する感覚情報に依存しており，SPVは体幹内の感覚器官から視床後外側部に入力する体性感覚情報に依存しているといわれている[16]．健常者は視覚フィードバックがなくてもSPVの偏倚はほとんど認められないが，プッシャー症候群の患者ではSPVが障害されているとの報告がある[17]．プッシャー症候群については，前節で詳しく解説されているので参照していただきたい．SVVについては，Yelnikら[18]は，脳卒中患者の57%ではSVVが障害されており，視空間無視と強く関連していたと報告している．また，発症後3カ月以内の脳卒中患者（プッシャー症候群は含まれていない）では，40%にSVVの正確性低下や変動性増加が認められ，この障害の程度はバランススケールやADL評価指標と関連したとの報告がある[19]．

姿勢制御能力の評価方法

このように姿勢を制御する背景には多様な要素が関与しているため，個々の要素を評価して問題点を明確にすることが，姿勢制御における病態の理解と治療方法の決定において重要となる．本節では立位バランス機能に着目し，理学療法評価の利点および問題点について考えてみたい．

立位制御の評価方法は多岐にわたるが，大まかに分類すると機能的なパフォーマンスをみるバランス評価と，筋電図や床反力計を使用して姿勢動揺の制御パターンを定量的に評価する方法に分かれる．

1. 機能的バランス評価

1) one-leg stance test（片脚立位）

最も古くから用いられる簡便な指標であり，検者間信頼性もよい．ただし，閉眼下での片脚立位は課題難易度が高く，問題点は課題が一つに限られることである．また，転倒との関連性は低いとされている[20]．

2) Functional Reach Test（FRT）

立位での安定性限界を評価するバッテリーで，検者間信頼性や再テスト信頼性も高いため転倒リスクの予測に使用される．簡便に利用できるが，評価項目が一つであり，側方リーチや後方リーチも併せて評価する場合がある．問題点は，足圧中心と体重心の安定性限界は必ずしも関連するわけではなく，肩甲帯などの代償動作の影響を受けやすいことがある[20]．

3) Timed Up and Go Test（TUG）

検者間信頼性や再テスト信頼性が高く，FRTと同様に転倒リスクの指標として用いられることが多い．また，評価課題が一つであるため，認知課題を負荷して行う方法もある[20]．

4) Berg Balance Scale（BBS）

14の評価項目からなり，簡便に使用可能で検者間信頼性も高く，臨床で一般的に用いられている．特異度は高いが，天井効果となりやすく感度が低いのが問題である[20]．

わが国で一般的な前述の機能的バランス評価は，バランス障害の有無，転倒リスクの予測，治療効果の判定に有効である．ただし，共通していえることは，どの評価もバランス障害の問題点については明確にできないことである．この問題に対して，近年バランス障害をシステマティックに評価するためのツールとして Balance Evaluation Systems Test（BESTest）[21]が推奨されている．BESTestの評価項目は，生体力学的制限，安定性限界と垂直性，予測的姿勢制御，姿勢反応，感覚適応，歩行安定性の6要素からなり，バランス障害に対する特異的なアプローチに結び付けることを目的に開発されている．高い信頼性があり，ほかのバランス評価スケールとの関連性もよいが，検査に30分程度の時間を要するのが問題点としてあげられる[20]．そのため，BESTestに含まれる項目のうち，感度の低いものを削除して簡略化したものとして mini-BESTest[22]や brief-BESTest[23]が開発されている．

姿勢制御の評価においては，個々の評価ツールの利点と問題点を十分に把握したうえで，適切なツールを選択することが重要となる．ただし，もう一つの問題は，このような機能的バランス評価では，その指標が生理学的回復か代償戦略なのかを判定できないことである．この問題について解決するためには，筋電図や床反力計を使用した姿勢制御の定量的評価が有効である．

2. 定量的評価

1) 筋電図

筋電図は，姿勢制御における麻痺側下肢の制御能力を定量的に評価するために有効な手法である．Marigoldら[24]は，自然立位と麻痺側下肢への荷重量を増減させた姿勢で床面に前後方向の外乱負荷を与えた際の下肢筋活動を評価し，健常者では荷重量の増加とともに腓腹筋の潜時が短くなるが，脳卒中患者では荷重量にかかわらず潜時に変化を認めなかったと報告している．つまり，麻痺側下肢では外乱負荷に対する制御応答能力が低下していることを示している．Garlandら[25]は，立位で非麻痺側上肢での挙上課題を行う際の下肢後面筋の筋活動を測定し，1カ月のリハビリテーション介入による前後比較を行っている．介入後のBBSおよび上肢挙上速度は全体で有意に改善したが，下肢後面筋の潜時の

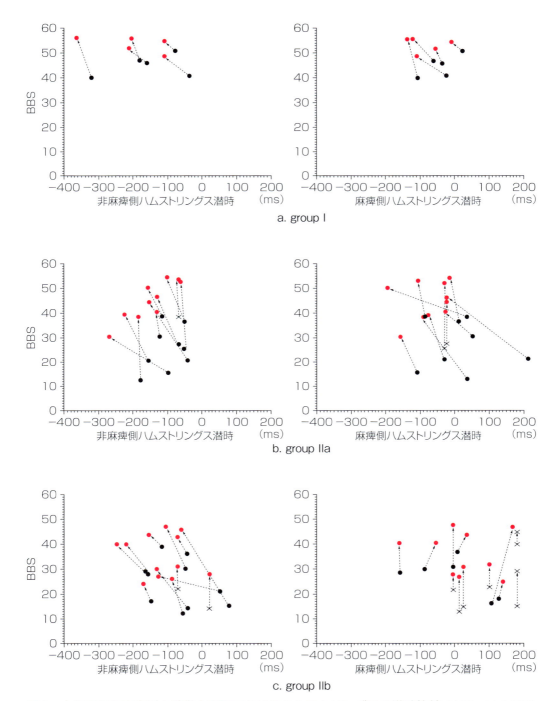

図3 立位での非麻痺側上肢挙上課題におけるハムストリングスの潜時比較 (文献25)より引用)
● : リハビリテーション介入前, ● : リハビリテーション介入後, BBS : Berg Balance Scale

変化には個別性があったと報告している(**図3**).すなわち,BBSが低値の群においては,group Ⅱaでは麻痺側ハムストリングスの潜時が有意に早くなったのに対し,group Ⅱbでは麻痺側ハムストリングスの潜時には変化がなく,非麻痺側ハムストリングスの潜時が有意に早くなっていた.これは,group Ⅱaは麻痺側下肢の機能回復を認めたが,group Ⅱb

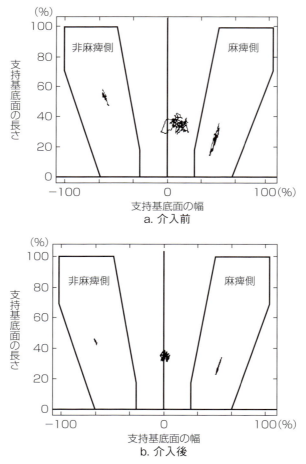

図4 回復過程における前後および左右方向での荷重非対称性の変化（1例）（文献27)より引用）

では非麻痺側下肢の代償によりバランス能力を高めていることを示している．

2）床反力計

床反力計を使用した姿勢制御評価では，足圧中心（COP：Center of Pressure）の振幅や速度および荷重非対称性に着目した検討が行われている．特に脳卒中患者では，片麻痺という病態の特性から，荷重の非対称性について調査している研究が多い．Marigoldら[26]は，荷重非対称性の増加は，前額面における姿勢動揺の増加と中等度の関連があったとしている．de Haartら[7]は荷重非対称性の回復過程を縦断的に調査し，リハビリテーション介入の最初の数週で荷重非対称性は有意に改善するが，その後も非対称性は残存していたと報告している．さらに，この非対称性は二重課題負荷（dual task課題）で増加することから，片麻痺者では麻痺側下肢への荷重が自動的に行われているのではないと述べている．また，重症例では麻痺側下肢は前方荷重になりやすく，左右の荷重非対称性が改善していても，前後方向の非対称性は残存している可能性があると報告している[7,27]（**図4**）．つまり，荷重非対称性は左右方向だけでなく，前後方向においても評価する必要がある．しかし一方で，Laufer ら[28]による立位バランスの回復過程を縦断的に調査した報告では，荷重非対称性と身体動揺性の改善の程度が小さく有意でな

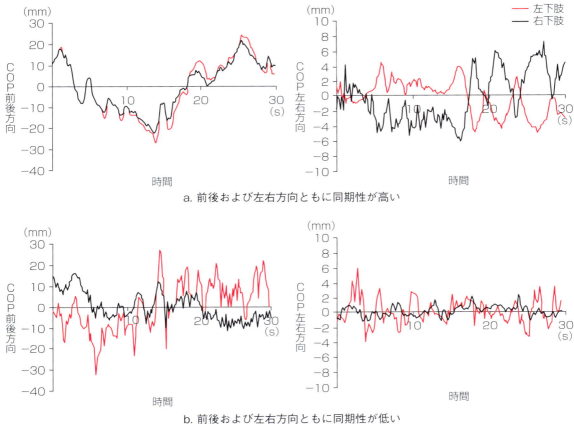

図5 両下肢における足圧中心（COP）軌跡の同期性（文献32）から引用）

かったにもかかわらず，歩行やADLの自立度は有意に改善していたと述べている．またGenthonら[29]は，健常者が片麻痺者と同じように荷重非対称な姿勢をとっても，姿勢動揺性は片麻痺者よりも安定していたと報告している．この結果から，荷重非対称性は姿勢不安定性の主たる要因ではなく，非麻痺側下肢での代償的な適応の結果であり，バランス改善のために荷重を対称性にすることがリハビリテーションの第1目標になるわけではないと述べている．このような背景のもと，荷重非対称性と姿勢不安定性との関連性を調査したレビュー[30]が2013年に報告されている．このレビューにおいても，荷重対称性の改善と臨床的なバランス評価および転倒との関連は低かったとし，荷重非対称性の増加は姿勢動揺の増加と関連するが，因果関係を示すわけではないと結論づけている．

荷重非対称性が必ずしも麻痺側下肢の機能を反映するとは限らないため，床反力計を使用して麻痺側下肢の回復および非麻痺側下肢の代償の程度を定量化する手法が考案されている．Van Asseldonkら[31]は，足関節トルクの解析により，麻痺側下肢と非麻痺側下肢における姿勢動揺の修正に対する貢献度を算出する手法を用いている．この解析手法では，片麻痺者では麻痺側下肢のバランス制御能力は低下しており，健常者とは異なり麻痺側下肢への荷重量を増加させてもバランス制御の貢献度に変化がないことが示されている．さらにMansfieldら[32]は，麻痺側下肢と非麻痺側下肢におけるCOP軌跡の相互相関係数で算

出される同期性が，麻痺側下肢での姿勢制御に対する貢献度を反映するとしている（**図5**）．片麻痺者におけるこの同期性の指標は，姿勢動揺および荷重非対称性の程度と関連していたと報告している[33]．

理学療法技術の検証

姿勢制御再建に向けた最適な理学療法アプローチについて，これまでどのような技術検証が行われてきたのかを練習内容（質）と量の観点から検討してみたい．

1．練習内容の検証

2005年にGeurtsら[27]は立位バランスの回復過程についてレビューし，回復過程には段階があるとしている．まず，脳卒中後の最初の3カ月は麻痺側下肢の機能改善によってバランス機能が改善し，その後は麻痺側下肢の機能に明らかな変化がなくてもバランス機能は改善し，その効果は3カ月以上持続すると述べている．つまり，麻痺側下肢だけでなく，頭部や体幹の安定性向上，非麻痺側下肢での代償，多種感覚の統合，学習，自信などもバランス機能を決定する要因であるとしている．しかし，このレビューではバランス改善のための最もよいアプローチ法は断定できないとしている．

2007年には，Cochraneによる姿勢制御再建における理学療法アプローチについてのレビューがPollockら[34]によって報告されている．神経生理学的アプローチ，運動学習に基づいたアプローチとともに単独での優位性は認められず，両者を混合したアプローチは，無治療群やプラセボ群よりも効果があったと結論づけている．

さらに2009年には，Langhorneら[35]から片麻痺者の運動機能回復についてのシステマティックレビューが報告されており，運動回復を促進する原則は，高強度で反復的な課題特異的トレーニングであり，立位バランスの改善には床反力のバイオフィードバック（biofeedback）と可動式床面（moving platform）による外乱負荷が有効であるとしている．

同じく2009年には，これまでは潜在的に，荷重対称性の回復は姿勢安定性の改善につながるという仮説に基づいて治療が展開されてきたことを踏まえ，治療効果の検証レビューがKollenら[36]から発表されている．このレビューでは，荷重対称性を主眼においたボバースアプローチの優位性は認められなかったとしている．

2014年には，脳卒中理学療法のエビデンスについて最新のシステマティックレビューがVeerbeekら[37]から発表されている．このレビューでは，床反力計で評価される姿勢動揺性の改善には，床反力のバイオフィードバックを与えた立位練習が有効であるとし，さらに臨床的な評価スケールを含めた立位バランス機能の改善には，不安定板を使用したトレーニング，敏捷性トレーニングやさまざまな姿勢を保持するバランストレーニング，立ち上がり動作の反復などが有効としている．また，電気刺激アシストによる歩行トレーニングや筋力増強と心肺機能改善に着目したフィットネストレーニングによってもバランスの改善を認めたと報告している．すわなち，ランダム化比較試験（RCT：Randomized Controlled Trial）による縦断的研究が蓄積されつつあり，課題志向的および課題特異的トレーニングを高強度で実施することの有効性は，脳卒中後のどの時期であっても強いエビデンスがあるとしている．加えて，麻痺側下肢への最大荷重量，立位での姿勢動揺，バランス機能，リーチング時の対称性などをアウトカムとして比較した場合，神経生理学的アプローチがほかの治療法に比べて効果的であるとはいえないと述べている．

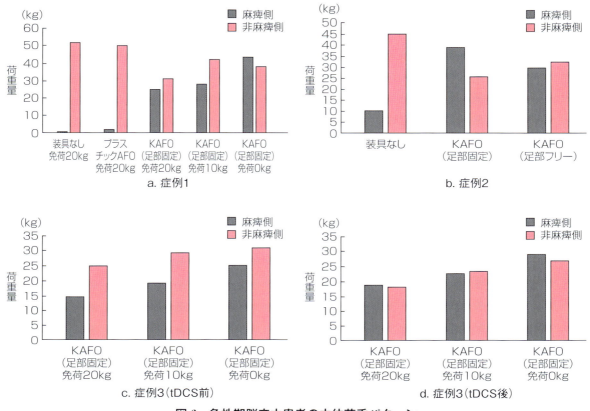

図6 急性期脳卒中患者の立位荷重パターン
AFO：短下肢装具　KAFO：長下肢装具（膝関節固定）　tDCS：経頭蓋直流電気刺激

装具療法によるバランス練習の効果については，2013年にレビューがTysonら[38]から報告されている．このレビューでは，短下肢装具は荷重非対称性の改善には効果があるが，姿勢動揺性への効果については明らかではないとされている．ただし，このレビューは即時的効果を検証したものであり，長期的な効果については今後の研究が必要である．装具の適用時期については，Wangら[39]は急性期では短下肢装具による荷重非対称性の改善が認められたが，6カ月以上経過した慢性期患者では認められなかったとしている．

2．練習量の検証

バランストレーニングに効果のある練習量については，2010年にLubetzky-Vilnaiら[40]がシステマティックレビューを報告している．このレビューでは集中的なトレーニングの有効性が示されており，急性期では週に2, 3回の集中的トレーニングが有効で，週5回90分以上のトレーニングでは有害事象が生じる可能性があるとしている．亜急性期または慢性期では，個別による短期的（10日間）な集中的トレーニング，あるいは集団による長期的（8週間〜6カ月）な低強度トレーニングが有効であるとしている．興味深いことに，発症後10年以上の患者であってもバランストレーニングによる効果が認められたと報告している．

理学療法のこれからの方向性

近年のレビューから，脳卒中患者における姿勢制御再建では，特に急性期では麻痺側下

肢の機能回復に焦点をあてた集中的トレーニングが重要であり，亜急性期以降であっても課題特異的な集中的トレーニングが有効であることが示されている．これからの理学療法では，姿勢制御をシステムとして捉え，患者の病態に合わせた適切な治療方法がテーラーメイドとして展開できるようにすることが求められている．すなわち，姿勢制御の問題点を生体力学的および生理学的に明らかにし，個々の症例がどのように適応し，また代償しているのかを明確にしたうえで，課題特異的トレーニングが機能障害の回復および姿勢制御システムに与える影響について臨床的データを科学的根拠とともに明示することが，これからの理学療法の発展には必須であり，われわれの使命であると考える．

一方で，これまでの治療効果の検証は，すでに独力で立位が可能な患者を対象にして行われており，まだ立位が自立していない患者への効果的な治療方法については明らかになっていない．ここで，筆者の所属施設で評価している超急性期患者の立位練習時の測定データを提示したい．その方法は，重心動揺計の上で免荷装置を使用しながら立位練習を行い，装具の種類，固定の程度，免荷量の違いが麻痺側下肢の荷重量に及ぼす影響について評価した（**図6**）．症例1〔Brunnstrom Recovery Stage（BRS）：ステージⅡ〕では，装具なしとプラスチック短下肢装具では麻痺側下肢への荷重はほとんどできていないが，長下肢装具を使用すると麻痺側下肢への荷重量は増加した．さらにこの症例では，免荷量が減少するほど麻痺側下肢への荷重量は増加し対称性は改善した．症例2（BRS：ステージⅢ）も，装具なしでは麻痺側下肢への荷重はほとんどできていなかった．長下肢装具を装着すると，麻痺側下肢への荷重は増加したが非麻痺側下肢の荷重量よりも多かった．そこで，膝関節を固定したまま足部をフリーにして自由度を増やすと，左右の荷重量は対称的になった．症例3（BRS：ステージⅡ）では，長下肢装具を装着し免荷量を増減させても荷重非対称性を認めたが，経頭蓋直流電気刺激を実施すると，どの免荷量であっても麻痺側下肢への荷重量は増加し対称性を認めた．このように装具による固定と自由度の調節，免荷量の設定により荷重パターンが変化することから，どのような練習課題と環境を設定し，さらにフィードバックを付与すると立位機能の獲得を促進できるのか，今後検討していきたいと考えている．

Conclusion

脳卒中患者の姿勢制御再建における理学療法の問題点は，障害の原因を特定する体系的かつ定量的な評価が行われないまま，治療内容が優先されてきたことである．そのような背景のもと，現在では姿勢制御をシステムとして評価するツールが開発されている．また，筋電図や床反力計を用いて麻痺側下肢の機能回復を定量的に評価することも重要であり，臨床での応用が期待される．さらに近年の科学的検証により，姿勢制御における高強度での集中的な課題特異的アプローチの有効性も明らかになっている．一方，急性期で立位保持が困難な症例への有効な治療方法は明らかになっておらず，今後は治療方法のエビデンスを構築するとともに，生理学的回復を示す患者を予測する因子が何であるのかを明確にする必要がある．

文　献

1) de Oliveira CB, et al：Balance control in hemiparetic stroke patients：main tools for evaluation. *J Rehabil Res* **45**：1215-1226, 2008
2) Peterka RJ：Sensorimotor integration in human postural control. *J Neurophysiol* **88**：1097-1118, 2002
3) Tyson SF, et al：Balance disability after stroke. *Phys Ther* **86**：30-38, 2006
4) Bonan IV, et al：Reliance on visual information after stroke. Part Ⅰ：Balance on dynamic posturography. *Arch Phys Med Rehabil* **85**：268-273, 2004
5) Bonan IV, et al：Sensory reweighting in controls and stroke patients. *Clin Neurophysiol* **124**：713-722, 2013
6) Pollock AS, et al：What is balance? *Clin Rehabil* **14**：402-406, 2000
7) de Haart M, et al：Recovery of standing balance in postacute stroke patients：a rehabilitation cohort study. *Arch Phys Med Rehabil* **85**：886-895, 2004
8) Verheyden G, et al：Trunk performance after stroke and the relationship with balance, gait and functional ability. *Clin Rehabil* **20**：451-458, 2006
9) Karatas M, et al：Trunk muscle strength in relation to balance and functional disability in unihemispheric stroke patients. *Am J Phys Med Rehabil* **83**：81-87, 2004
10) Hsieh CL, et al：Trunk control as an early predictor of comprehensive activities of daily living function in stroke patients. *Stroke* **33**：2626-2630, 2002
11) Horak FB：Clinical measurement of postural control in adults. *Phys Ther* **67**：1881-1885, 1987
12) Horak FB, et al：Postural perturbations：new insights for treatment of balance disorders. *Phys Ther* **77**：517-533, 1997
13) Maki BE, et al：The role of limb movements in maintaining upright stance：the "change-in-support" strategy. *Phys Ther* **77**：488-507, 1997
14) Chang WH, et al：Role of the premotor cortex in leg selection and anticipatory postural adjustments associated with a rapid stepping task in patients with stroke. *Gait Posture* **32**：487-493, 2010
15) Brown LA, et al：Attentional demands for static postural control after stroke. *Arch Phys Med Rehabil* **83**：1732-1735, 2002
16) Barra J, et al：Humans use internal models to construct and update a sense of verticality. *Brain* **133**：3552-3563, 2010
17) Karnath HO, et al：The origin of contraversive pushing：evidence for a second graviceptive system in humans. *Neurology* **55**：1298-1304, 2000
18) Yelnik AP, et al：Perception of verticality after recent cerebral hemispheric stroke. *Stroke* **33**：2247-2253, 2002
19) Bonan IV, et al：Subjective visual vertical perception relates to balance in acute stroke. *Arch Phys Med Rehabil* **87**：642-646, 2006
20) Mancini M, et al：The relevance of clinical balance assessment tools to differentiate balance deficits. *Eur J Phys Rehabil Med* **46**：239-248, 2010
21) Horak FB, et al：The Balance Evaluation Systems Test（BESTest）to differentiate balance deficits. *Phys Ther* **89**：484-498, 2009
22) Franchignoni F, et al：Using psychometric techniques to improve the Balance Evaluation Systems Test：the mini-BESTest. *J Rehabil Med* **42**：323-331, 2010
23) Padgett PK, et al：Is the BESTest at its best? A suggested brief version based on interrater reliability, validity, internal consistency, and theoretical construct. *Phys Ther* **92**：1197-1207, 2012
24) Marigold DS, et al：Modulation of ankle muscle postural reflexes in stroke：influence of weight-bearing load. *Clin Neurophysiol* **115**：2789-2797, 2004
25) Garland SJ, et al：Recovery of standing balance and functional mobility after stroke. *Arch Phys Med Rehabil* **84**：1753-1759, 2003
26) Marigold DS, et al：The relationship of asymmetric weight-bearing with postural sway and visual reliance in stroke. *Gait Posture* **23**：249-255, 2006
27) Geurts AC, et al：A review of standing balance recovery from stroke. *Gait Posture* **22**：267-281, 2005
28) Laufer Y, et al：Standing balance and functional recovery of patients with right and left hemiparesis in the early stages of rehabilitation. *Neurorehabil Neural Repair* **17**：207-213, 2003
29) Genthon N, et al：Contribution of each lower limb to upright standing in stroke patients. *Stroke* **39**：1793-1799, 2008
30) Kamphuis JF, et al：Is weight-bearing asymmetry associated with postural instability after stroke? A systematic review. *Stroke Res Treat* **2013**：692137, 2013
31) van Asseldonk EH, et al：Disentangling the contribution of the paretic and non-paretic ankle to balance control in stroke patients. *Exp Neurol* **201**：441-451, 2006
32) Mansfield A, et al：Clinical correlates of between-limb synchronization of standing balance control and falls during inpatient stroke rehabilitation. *Neurorehabil Neural Repair* **26**：627-635, 2012

33) Mansfield A, et al：Between-limb synchronization for control of standing balance in individuals with stroke. *Clin Biomech（Bristol, Avon）* **26**：312-317, 2011
34) Pollock A, et al：Physiotherapy treatment approaches for the recovery of postural control and lower limb function following stroke. *Cochrane Database Syst Rev* **24**：CD001920, 2007
35) Langhorne P, et al：Motor recovery after stroke：a systematic review. *Lancet Neurol* **8**：741-754, 2009
36) Kollen BJ, et al：The effectiveness of the Bobath concept in stroke rehabilitation：what is the evidence? *Stroke* **40**：e89-97, 2009
37) Veerbeek JM, et al：What is the evidence for physical therapy poststroke? A systematic review and meta-analysis. *PLoS One* **9**：e87987, 2014
38) Tyson SF, et al：Effects of an ankle-foot orthosis on balance and walking after stroke：a systematic review and pooled meta-analysis. *Arch Phys Med Rehabil* **94**：1377-1385, 2013
39) Wang RY, et al：Effects of an ankle-foot orthosis on balance performance in patients with hemiparesis of different durations. *Clin Rehabil* **19**：37-44, 2005
40) Lubetzky-Vilnai A, et al：The effect of balance training on balance performance in individuals poststroke：a systematic review. *J Neurol Phys Ther* **34**：127-137, 2010

4 脳卒中患者に対する歩行機能再建と理学療法技術の検証

大垣昌之[*1]

Key Questions

1. 当該領域における理学療法技術の問題点は何か
2. 科学的な検証と反証，それに対する再検証はあるか
3. 今後の臨床と研究の方向性は何か

はじめに

　理学療法士は，障がいのある人を対象に，主としてその基本的動作能力の改善を目指す．とりわけ，移動手段としての歩行は大きなテーマの一つでもある．脳卒中患者の治療として盛んに行われた神経生理学的アプローチ（NPA：Neuro Physiological Approach）は機能障害（impairment）への介入が強く，ADLに関する活動（activity）の問題を軽視しがちであった．NPAが盛んに行われ，実生活である病棟での基本動作を含めた歩行練習は，理学療法士の好き嫌いに左右されていたように感じる．2000年に回復期リハビリテーション病棟が法的に整備され，特に2002年に新設されたADL加算（**表1**）は，理学療法士自身が機能訓練室にこもり，機能訓練を行い続けることに対する厚生労働省からのメッセージと受けとめても過言ではないだろう．

　歩行を獲得するのは，実際の歩行場面での練習が最適であるが，障がいの重症化に伴って理学療法士の両手を含めた身体だけでは難しく，装具の有用性も再認識されるようになった．『脳卒中治療ガイドライン2009』[1)]では，早期からの装具を用いた歩行練習が勧められているが，装具の効果的な使用方法についての報告は少なく，適応やその使用方法を含めて述べたい．

　理学療法士として，歩行機能再建は大きなテーマの一つであり，過去の偏った考え方や技術に捉われることなく，関連するガイドラインを参考にしながら常に科学的な検証視野をもち，目の前の患者に提供しなければならないことはいうまでもない．

神経生理学的アプローチの是非

　1965年6月29日に「理学療法士及び作業療法士法」が制定された．すでに欧米ではNPAが盛んに行われており，そのため日本でも中枢神経障害のリハビリテーション＝NPAというイメージが強く，本来のリハビリテーションである全人間的復権とはずいぶんかけ離れていた．その多くは，中枢神経系への働きかけを意図して行われ，深部あるいは表在感覚入力の操作によって中枢神経系に影響を

[*1]Masanobu Ohgaki／愛仁会リハビリテーション病院

表 1　ADL 加算

「当該加算は，訓練室以外の病棟等（屋外を含む）において，早期歩行自立及び実用的な日常生活における諸活動の自立を目指して，実用歩行訓練・日常生活活動訓練が行われた場合に限り算定できるものであり，訓練により向上させた能力については常に看護師等により日常生活活動に生かされるよう働きかけが行われていることが必要である．ただし，平行棒内歩行，基本動作訓練としての歩行練習，座位保持練習等は当該加算の対象としない」
⇒ 2008 年度の改訂にて「入院中の患者に対し，訓練室以外の病棟等において行われたものについてのみ算定できる ADL 加算については，簡素化の観点より廃止」となった

及ぼし，正常な要素を促通し，異常な反射機構を抑制しようとするものであった．刺激を与える際には得られる反応についても，局所的ではなく全体に注目し，姿勢反射や運動発達などをとおして脳の発達がどのレベルにあるのか検討しながら，機能改善を目指した[2]．

しかし，その効果については 1970 年代以降，国内外において疑問視され，いわゆる"批判"論文も数多くみられた[3)-5)]．

Stern[6]，Dickstein[7]，Lord[8]らの研究では，一般的な運動療法とボバース，固有受容性神経筋促通法（PNF：Proprioceptive Neuromuscular Facilitation）などの NPA において治療成績に差がないことや，ボバース，PNF などの NPA での治療のほうが，入院期間が長くなることを述べている．国内においても，三好[3]の「片麻痺に対する"いわゆるファシリテーション・テクニック"批判」にて，NPA の問題点が多々述べられている．

特に，ボバースに関しては，積極的な歩行練習の制限や装具活用の制限，麻痺側・非麻痺側筋力の軽視[9]などがいわれ，歩行練習の量においては絶対的に不足しており，多くの脳卒中患者は，機能訓練室主体の理学療法を受け，実生活の中では活動性の低い生活を余儀なくされていたのは事実である．その背景には，NPA 主体であった理学療法士の責任もあり，反省すべき点でもある．

しかし，現在においても NPA に興味をもち，NPA を理学療法に転換し，患者をみている理学療法士も少なくない．われわれ理学療法士は，物理医学（physical medicine）の側面のみでなく，リハビリテーションの側面も考え，患者の社会参加支援を行わなければならないことを忘れてはならない．

わが国で，最初に確立された『脳卒中治療ガイドライン 2004』[10)]においては，運動障害に対するリハビリテーションとしてボバースなどの NPA は「行ってもよいが，有効であるという科学的根拠はない（グレード C1）」とされている．さらに，脳卒中患者における理学療法の代名詞とさえいわれ続けた NPA は，欧米ではその姿を消そうとしている．その理由はそれぞれの体系が主張するほどの効果がないことがあげられ，わが国の脳卒中患者における理学療法のあり方を大きく変えなければならないといえる[11)]．

『理学療法診療ガイドライン第 1 版』[12)]においても，ボバースの効果に関しては否定的な論文が多いことや，その効果についてデータとして示すことできなかった．また，過去を反省し，臨床データを蓄積していくことが重要であり，脳卒中後の生活にも注目していかなければならないことが述べられている．

われわれ理学療法士にとって重要なことは，impairment の改善が activity につながり，退院後にもその能力を十分に発揮させ，豊かな生活が送れているかが重要である．歩行機能に関しても，「訓練室で歩行ができる＝退院後も歩行ができる」ではないことを念頭に入れ，入院中から一貫した理学療法を提供しなければならない．

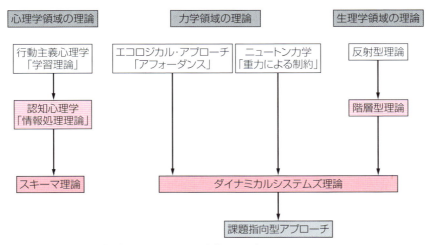

図1　理学療法における運動学習理論（文献25）より改変引用）

　運動学習理論（**図1**）から考えると，NPAの基本的理論は反射型理論および階層型理論が中心であり，運動反応の変化を捉える運動学習への展開は限定的であった．1980年代には，運動課題が遂行される環境と，個体との相互作用が強調される形で見直され，運動は，環境，課題の要因に加えて，神経系，筋骨格系，認知系などの複数のシステムによって構成される個体が，流動的かつ協調的に作用した結果として起こる現象として捉えられ，ダイナミカルシステムズ理論として確立された[13]．ダイナミカルシステムズ理論は，人間の体は脳から指令を受けて動くのではなく，実際の課題が与えられると，その課題を解決するのに必要なシステムが自動的に動員されて適切な運動が引き起こされるとされている．つまり，適切な運動は主として，「課題」「環境」「遂行者」の三者の動的な相互作用の結果として生じる．理学療法に置き換えると，実際的な環境の中で意味のある具体的な課題を示しながら，理学療法を進めていくことであり，歩行練習においても同じである．

　このことからも，課題は目標としている課題に類似していることが望まれる．また，運動は類似性が高いほど転移性が高く，相対的なタイミングが類似しているほうがより好ましい．つまり，ベッド上や座位での分節的な介入は，効果が低いということである．歩行機能を向上させるのは歩行練習であり，それに代わるものはない．しかし，臨床では歩行練習の絶対的な量が不足しており，歩行練習量を増やす工夫が必要である．運動学習の成果は原則的に練習量に比例することからも，運動学習を進めるためには量を確保する必要性がある．

歩行機能再獲得における下肢装具の役割

1. ガイドラインより

　『脳卒中治療ガイドライン2009』[1]では「廃用症候群を予防し，早期のADL向上と社会復帰を図るために，十分なリスク管理の下にできるだけ発症後早期から積極的なリハビリテーションを行うことが強く勧められる（グレードA）」[1]．その内容には，装具を用いた早期歩行練習も含まれている．このガイドラインが出たころより，早期からの積極的なリハビリテーションの必要性が再認識されるようになり，集中治療室（ICU：Intensive Care Unit）や三次救命センターでも早期から長下肢装具（KAFO：Knee-Ankle-Foot Orthosis）で

の歩行練習を実施している施設もみられる．

また，『脳卒中治療ガイドライン2009』では，「起立-着席練習や歩行練習などの下肢訓練の量を多くすることは，歩行能力の改善のために強く勧められる（グレードA）」[1]とされている．このことからも，歩行練習の量は歩行獲得の重要な因子といえ，装具装着により歩行が安定する患者には装具を使用した歩行練習が重要であり，装具は臨床上において重要な治療法であるといえる．

『理学療法診療ガイドライン第1版』においても，装具療法はグレードAとされ，短下肢装具（AFO：Ankle-Foot Orthosis），KAFOを問わず，その有用性を述べている．しかし，『脳卒中治療ガイドライン2009』および『理学療法診療ガイドライン第1版』において，歩行における装具の有用性は示されているが，その使用方法に関しては述べられていない．装具はあくまでも治療としての道具であり，その使用方法に誤りがあれば効果が期待できない．

重度の脳卒中片麻痺患者に対して早期からの歩行練習を行うためには理学療法士の両手だけでは不十分であり，運動強度の向上および運動量の確保のためにはKAFOを使用した歩行練習は必然ともいえる．

脳卒中片麻痺患者の歩行練習にKAFOを取り入れる利点を**表2**にあげる．

2．長下肢装具の特性

KAFOは，「重い」「装着が煩わしい」「正常な歩行パターンが獲得できない」「身体機能の回復を阻害する」などの理由により，多くの理学療法士からは敬遠されていた．しかし，近年，装具の進歩によりその重要性は再認識されつつある．特に足継手において油圧式底屈制動（GS：Gait Solution）付きKAFOを使用した歩行練習の実施が健常歩行相に近似する下肢筋活動を誘発すること，随意収縮より高い

表2　脳卒中患者における下肢装具を歩行練習に取り入れる利点

①課題の難易度を調節できる
②運動学習として転移性がある
③歩行練習量の増大に貢献できる
④再現性がある
⑤歩行時の下肢筋活動の向上
⑥重度の麻痺患者では随意筋力より高い筋活動が発揮できる

筋活動が発揮できることが報告されている[14]．

GS付き足継手は，歩行能力に重要なヒールロッカーの補助を行い下腿の前傾に寄与し，脳卒中片麻痺患者が困難な麻痺側下肢の荷重応答を可能にしている[15)16)]．ダブルクレンザックとGS付き足継手を組み合わせると，足関節機能の状態に合わせてさまざまな条件に対応できるのも特徴である．AFOにおいても，GS付き足継手を使用し歩行練習を行うことが歩行能力の改善につながるとの報告もある[17]．あくまでもGS付き足継手は足継手の一つのパーツであって，そこには理学療法士による歩行練習が必要であることはいうまでもない．

急性期・回復期の装具作製において重要なのは，経過とともに変化する身体機能に合わせて，装具のパーツも変更できる可変性があることである．KAFOであれば，膝継手，足継手に関しては最低限検討しなければならない．重症な患者であれば，遊脚期の誘導として大腿カフ部への介助用ループの検討も必要になる（**図2**）．

3．足継手の重要性

足継手の求められる機能として，足関節固定，底屈制限・背屈制限，底屈制限・背屈遊動，底屈制動・背屈遊動があげられ，患者の状態によって変えていかなければならない．

AFOにおいてもそれぞれの特性を考えながら使用しなければならない．特にプラスティックAFOに関しては，素材の特性による

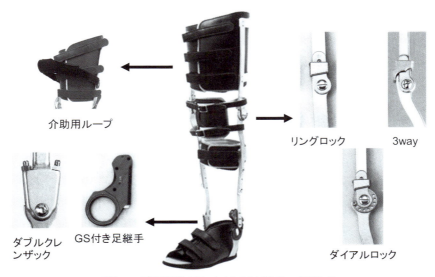

図2　長下肢装具における膝継手・足継手

制限および制動の理解が必要である（**図3**）．

　筆者らの研究では，足継手に関しては，固定するか否かによって，活動する筋活動も大きく変わり，GS付き足継手があるKAFOを使用するほうが，足継手固定のKAFOより前脛骨筋の筋活動は有意に高くなった．歩行においては，立脚期をとおしてみられる回転軸のシステム，つまりロッカー機能の重要性がいわれており[18]，歩行再建には重要なポイントである．

4．入院期間短縮への効果

　2006年に，疾患別に算定日数制限が設けられ，急性期医療機関および回復期医療機関において年々在院日数の短縮が求められている．KAFOを早期より作製・使用することが入院期間短縮につながるとの報告もある[19]．今後，KAFOでの歩行練習が在院日数の削減，医療費などの軽減に効果があるかについても検証していく必要があるだろう．

5．歩行練習の実際

　装具の特性を考慮した装具選定を十分に行い，歩行練習を進めるが，ただ単に装具を装

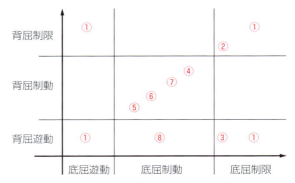

図3　短下肢装具の制限・制動
【金属支柱付き短下肢装具】
①：両側支柱
【プラスチック製短下肢装具】
②：SHB（ポリプロピレン），③：SHB（足継手），④：SHB（オルソレン），⑤：オルトップ，⑥：オルトップLH，⑦：オルトップLH+，⑧：GS

着して歩行するのではなく，理学療法士の誘導で歩行時の筋活動は大きく変わる．そのことを十分考慮して，早期から装具を積極的に理学療法に取り入れていかなければならない．早期からのKAFOを含めた装具の効果は前述したため，ここではその使い方の実際について述べる．

1）随意収縮より高い一定した筋活動

　脳卒中後の運動機能改善には，筋力の改善

が欠かせない．しかし，発症早期には随意的な筋収縮が困難な患者が多く存在し，そのような患者には従来の筋力増強運動は難しい．歩行は高度に自動化された運動であり，その運動出力の発現には，脊髄に内在する中枢パターン発生器（CPG：Central Pattern Generator）が大きく関与している．CPG と呼ばれる脊髄介在ニューロン群は，高位中枢と運動ニューロンとの中間に位置し，歩行の基本的リズムを生成するとともに歩行に参加する筋群の運動パターンを決定する役割をもつ（図 4）．歩行は高位中枢において計画され，CPG を含む下位運動中枢が基本的パターンを発現する．CPG の活性には，荷重負荷と股関節伸展が大きく影響している[20]．脳卒中片麻痺患者において大脳皮質運動野による随意収縮ができなくても，歩行時は CPG により筋活動を活性化できる．つまり，KAFO での歩行練習によって，よりいっそう CPG を活性化でき筋活動を得られる可能性がある（図 5）．

図 6 は脳卒中後の片麻痺患者における腓腹筋の最大等尺性随意収縮を示している．随意収縮による筋活動はみられないが，裸足での介助歩行時には，筋活動が確認できる．しかし本来，立脚期にみられる腓腹筋の活動は，立脚期および遊脚期にもみられ，歩行周期においても一定性がみられないが，KAFO を使用することで，立脚期を中心とした規則的な筋活動が得られた．すなわち，KAFO の使用により，歩行に必要な筋活動がタイミングよく得られたことを示している．随意的な運動で歩行を行うとすると，健常者とは異なる不規則な筋活動を誘発する場合が多々ある．そのような症例には，KAFO での歩行練習は有用である．

脳卒中で歩行障害をもつ患者にとって，KAFO を使用した歩行練習は，代償運動の制限および運動を適正化し，CPG を中心した運動出力系の活動を促し，協調的な歩行の再獲

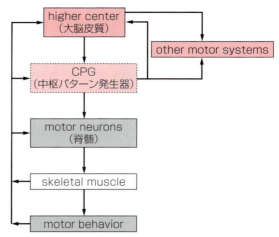

図 4　中枢パターン発生器の位置関係（文献 26）より改変引用）

得には効果的な方法といえる．

2）歩行速度による筋活動の変化

歩行能力を向上させるためには，歩行速度を向上させることも重要であるとの報告[21)22)]もあり，ただ単に「歩かせている」ではなく，速度も考慮した歩行練習も重要である．歩行速度を向上させることで一次感覚運動野の活動が低下し，歩行速度向上に伴い歩行制御における CPG の役割が相対的に増加する．歩行がより自動的な運動となるためには，歩行速度を向上させた歩行練習も必要になってくる．また，歩行速度のみでなく連続歩行距離も重要であり，平行棒内や 10 m の歩行を数回行うなどの歩行練習では，歩行能力の向上は難しい．連続歩行距離を増やすためには病棟を含めた実生活の場面での歩行練習の機会を多くすることが重要である．

歩行練習はただ歩かせるのではなく，連続した歩行を意識しながら，歩行速度，歩行距離も考えた歩行練習が望ましい．

図 7 の脳卒中片麻痺患者のゆっくりした歩行では初期接地から立脚中期にかけて膝折れが起こり，いわゆる倒立振り子を形成できていない．立脚終期においても股関節の伸展がみられず，筋活動をみても，腓腹筋の活動は

4 脳卒中患者に対する歩行機能再建と理学療法技術の検証 49

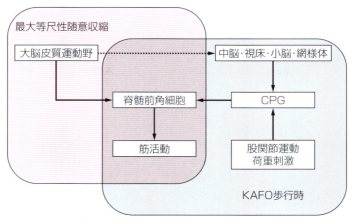

図5 筋活動の背景となる神経機構
CPG：中枢パターン発生器，KAFO：長下肢装具

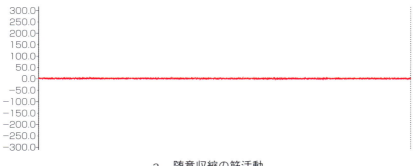

a．随意収縮の筋活動

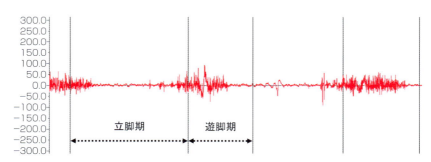

b．歩行時の筋活動（裸足時）

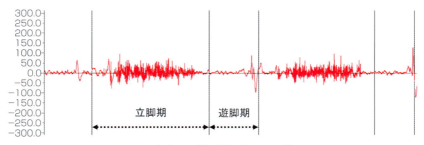

c．歩行時の筋活動（KAFO時）
図6 最大等尺性随意収縮（腓腹筋）

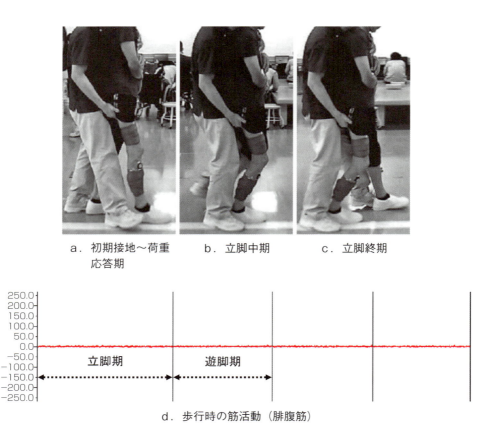

図7　初期接地から立脚中期

膝折れが起こり、いわゆる倒立振り子を形成できていない。立脚終期においても股関節の伸展がみられない

みられない．このような歩行練習では、いくら行っても適切な筋活動を学習できないし、麻痺側下肢の筋力も向上しない．しかし、KAFOを使用し、理学療法士の誘導も含めて倒立振り子を形成させることで、適切な筋活動を得られる．また、歩行速度を高めると、いっそう高い筋活動が確認できる（**図8, 9**）．

　脳卒中片麻痺による歩容の変化は歩行速度の低下を及ぼしやすい．理学療法士の介入や装具の導入により、歩容の改善および歩行速度が向上し、歩行能力が改善される症例も少なくない．歩行速度の向上は、歩行能力への影響のみだけでなく参加制約に直結するため、歩行速度を考慮した歩行練習が望ましい．

3）歩行形態による筋活動の変化

　前述したとおり、歩行時の筋活動には理学療法士の誘導も重要であり、揃え型歩行と前型歩行では筋活動において大きな違いがある．**図10**の脳卒中片麻痺患者の揃え型歩行では、立脚期において腓腹筋の活動は少ないが、前型歩行に誘導すると腓腹筋の活動が顕著にみられる．つまり麻痺側股関節を立脚終期で伸展位に誘導することは、推進力として必要な腓腹筋の活動性を向上させる．よって、理学療法士が行う歩行練習は、揃え型歩行でなく前型歩行で（荷重を十分に行い）行い、立脚終期には麻痺側股関節を十分に伸展させたリズミカルな歩行練習が望ましい．運動学習の観点からも揃え型歩行ではなく、前型歩行の2動作歩行練習を実施することが重要である．

　理学療法士による歩行練習は、歩行形態の

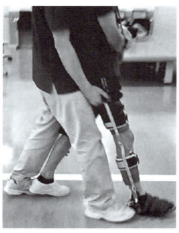
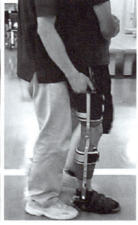
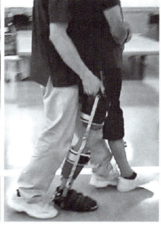

a．初期接地〜荷重応答期　　b．立脚中期　　c．立脚終期

図8　KAFOを使用した歩行練習

図7の患者にKAFOを使用し，理学療法士の誘導も含めて倒立振り子を形成させることで，適切な筋活動を得られる．また，歩行速度を高めると，いっそう高い筋活動が確認できる

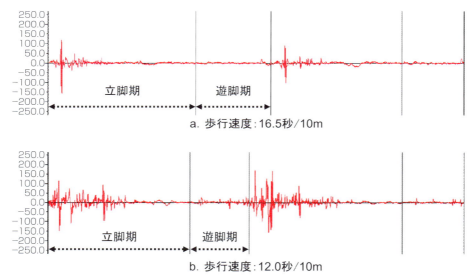

図9　歩行速度の違いによる変化（腓腹筋）

みでなく体幹の中間位保持や，麻痺側立脚期においては，初期の踵接地，中期の下腿前傾，後期の股関節伸展，麻痺側遊脚期においては非麻痺側下肢への荷重をうまく誘導することが重要である．また，麻痺側遊脚期の誘導として大腿カフ部への介助用ループも実用的である（**図11**）．

4）院内備品と本人用装具

院内にはKAFOを含めて，各種装具をそろえておくことが望ましいが，院内備品の過活用には十分注意しなければならない．本人用に作製したKAFOと院内備品のKAFOでは，歩行時の筋活動は本人用のKAFOのほうが高く得られる傾向がある．つまり，本人の体格に適した装具のほうが，有効な筋活動を発揮することができる[23]．

衛生管理の観点からも，院内備品の装具各箇所からは常在菌が散見する．プラスティッ

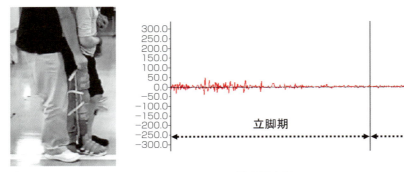
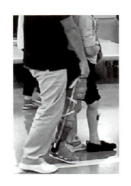
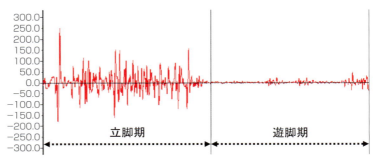

a．揃え型歩行

b．前型歩行

図10　揃え型歩行と前型歩行の違い（腓腹筋）

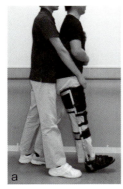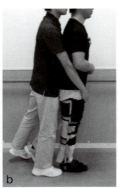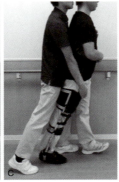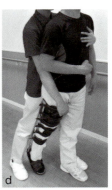

図11　歩行練習の実際

　a．麻痺側初期接地・踵接地，b．麻痺側立脚中期・下腿前傾，c．麻痺側立脚終期・股関節伸展，d．麻痺側遊脚期．体幹の中間位保持．非麻痺側下肢への荷重，遊脚期誘導として介助用ループ
　KAFO歩行練習のポイント：①連続した歩行（歩行速度も考慮），②2動作前型歩行，③麻痺側初期接地の踵接地，中期の下腿前傾，終期の股関節伸展，④麻痺側遊脚期の非麻痺側下肢への荷重，⑤麻痺側遊脚期の誘導として介助用ループ，⑥本人用KAFO（筋活動にも衛生的にもよい）

ク部においては環境除菌ウエットクロス（低水準消毒液）での拭き掃除による一定の除菌効果はあるが，凹凸部や布部においての除菌は完全ではない（**図12**）．リハビリテーション医療における微生物の主な伝播経路は接触伝播であり，共有の医療器具・環境を介した

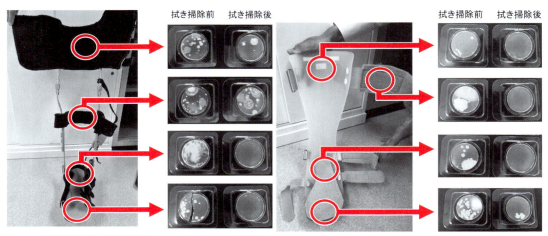

a．長下肢装具　環境除菌ウェットクロスでの拭き掃除前後

b．SHB　環境除菌ウェットクロスでの拭き掃除前後

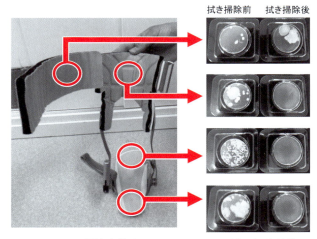

c．GSD　環境除菌ウェットクロスでの拭き掃除前後

図12　装具の衛生状況（培養検査）
靴べら式短下肢装具（SHB：Shoe Horn Brace），GSD（Gait Solution Design）

接触パターンがあげられ[24]，装具もその一つである．感染予防の観点からも，共有物品の使用は極力避けることも必要であり，本人用の装具を早期から作製することが望ましい．

以上のことから，院内備品はあくまでも評価用装具として使用し，積極的な使用時は，機能的な面においても，衛生的な面においても本人用として作製することが望ましい．

5）歩行ロボティクス

近年，歩行においてロボティクスの発達により，さまざまな歩行練習機器がみられる．

『脳卒中治療ガイドライン2009』においても免荷式動力型歩行補助装置はグレードBとして一定の効果を認められており[1]，免荷式トレッドミル歩行トレーニング（BWSTT：Body Weight Supported Treadmill Training），ロボットスーツHAL®，歩行アシスト，フットドロップシステムNESS L300™など，歩行練習機器の導入施設も数多くみられる．

どの歩行練習機器も，歩行練習のための十分な練習量を提供できるという基本概念は同じである．理学療法士のハンドリングのみで

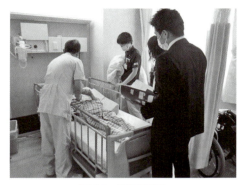

図13 装具回診

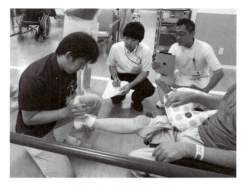

図14 装具検討会

は積極的な歩行練習には限界があり，それを補う機器は，今後も積極的な導入や開発が望まれる．

早期から装具使用の標準化

1．組織的仕組み

急性期医療機関でも，回復期医療機関でも日祝日の稼動が多くなり，1人の理学療法士で患者をみる時代から複数の理学療法士で1人の患者をみる時代に変わりつつある．そのような中，理学療法技術は個人の技術ではなく，どの理学療法士もチームとしての再現性がある技術を患者に提供しなければならない．

これまで，KAFOを含めた装具の有用性について述べたが，装具を積極的に使用する理学療法士は決して多くはなく，施設内においても，装具の使用は，理学療法士の相性でずいぶん左右されている現状がある．装具が患者にとって有益な道具である以上，理学療法士の相性で左右されることがあってはならない．また，装具が有益な道具であっても，早期からの作製や使用に関しては，理学療法士の個人的判断や力量では限界や個人差があるため，施設内で標準化した組織的仕組みが必要である．以下，当院における装具回診，装具検討会について述べる．

2．装具回診と装具検討会

入院早期より，装具作製の可否が判断できず，装具作製が退院間近で行われていたり，装具作製が遅延することはないだろうか．その理由として，①装具作製に関する知識不足，②治療用装具としての知識不足，③院内備品の過活用などがあげられる．

装具回診（**図13**）は，入院早期より装具必要の可否を判断し，装具検討会へ誘導することを目的に実施している．当院では入院後1週間を経過された脳卒中患者を対象に週1回行われる．回診者は医師（リハビリテーション医），理学療法士，義肢装具士である．回診では発症からの期間，麻痺を含めた下肢，体幹機能，理学療法の進捗状況などを確認し，装具作製の必要性を判断された症例を装具検討会（**図14**）へ誘導している．装具回診の実施により，入院から装具検討会および装具作製までの日数が短縮し，早期より自身の体に合った装具にて歩行練習を行うことが可能となる（**図15**）．装具回診の効果は**表3**を参考にされたい．

装具検討会は，主治医から装具作製の処方があった場合や理学療法士より装具適応と判断された場合，装具回診により装具適応と判断された場合の全症例で実施している（**図16**）．装具検討会では，装具適応の有無，作製の目的，装具の種類などを確認する．参加者

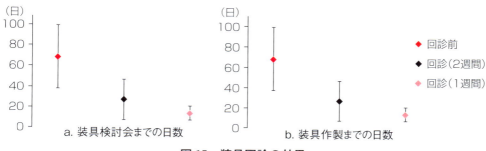

図15　装具回診の効果

表3　装具回診の効果

①入院早期より装具作製の有無を確認することができる
②入院早期より装具を積極的に理学療法に取り入れることができる
③個人的な判断のみで装具検討会や装具作製になることがない
④他者（他専門職）の意見を確認することにより装具を積極的に理学療法に取り入れることができる
⑤退院間際に慌てて装具を作製することがない

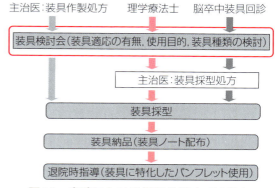

図16　当院における装具作製までの流れ

は，本人，医師（リハビリテーション医），理学療法士，装具担当理学療法士，義肢装具士，医療ソーシャルワーカー（必要に応じて）である．1症例30分程度で実施している．

3．生活期の装具

入院中に装具を積極的に作製・使用し，歩行を獲得して地域に戻られた患者すべてが，その後も歩行能力を維持しながら生活しているわけではない．急性期医療機関および回復期医療機関などの医療機関退院後も，装具を日常生活にて使用されている症例は多い．在宅生活における装具の使用は，経過とともに変化する下肢の状態に合わせて装具も検討されるべきであるが，退院後も一貫してフォローアップができている病院および地域は少ない．

当院系列であるケアプランセンターの利用者457名のうち装具を使用している利用者数は44名（9.6%）であった．在宅生活では，プラスチックAFOの利用者が55.3%と多

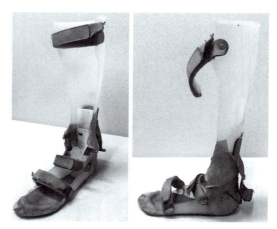

図17　破損した装具

くみられた．また，装具使用者のうち約1割が不適合性の問題を抱えていることもわかった（図17）．

実際に，全国の在宅生活者においてどれぐらいの装具使用者が存在するかは定かではないが，在宅生活者の装具修理や装具再作製がすみやかに行われていないことをよく耳にす

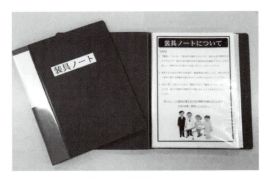

図18　装具ノート

る．退院後も一貫したフォローアップ体制が各地域で確立されることを望む．その一つの手段として，装具に関する情報が共有できる装具ノートも有効であろう（**図18**）．装具ノート内には，装具作製病院，作製業者，作製年月日，利用制度などの装具に関する情報が記録されている．

装具に関する情報は，経過とともに希薄となりやすいため，患者，家族が，装具に関する情報を整理し保管していることで，再作製時や修理時などの必要時に過去の情報を伝達することができ，円滑な対応につながる．地域内において，同じツールで装具に関する情報共有ができれば，地域内での在宅支援としても有効である．

入院中に，装具を効果的に使用するだけでなく，退院後も生活内にどのように装具を効果的に使用するのかを考えなければならない．このことは，理学療法士の個人的な努力では難しく，地域全体として考えなければならない．臨床効果とは，院内だけの効果ではなく，退院後も継続していることであり，その効果を確認することが今後いっそう求められるであろう．

おわりに

歩行機能再建において KAFO を中心とした下肢装具の有用性について述べた．下肢装具での歩行練習は近年見直されており，理学療法士の相性で判断されるのではなく，必要な症例には早期より装具を使用し，実際の歩行練習の機会を増やすことが必要である．また，高頻度の反復練習こそが歩行機能再建につながり，下肢装具を用いた歩行練習は重要である．高頻度の歩行練習を実現するためには，理学療法士の両手のみでは対応できず，KAFO などを有効に活用することも必要であろう．

装具以外にもロボティクスの発達により，脳卒中片麻痺患者の歩行練習のあり方は大きく変化している．理学療法士のハンドリングで「ゆっくり」「ていねいに」ではなく理学療法士の手ではできない誘導を種々の道具をうまく使って適応させるのも理学療法士の技術といえよう．

理学療法の効果は，急性期医療機関，回復期医療機関の退院時がゴールではなく，在宅を含めて地域に戻られた後も継続的に豊かに生活ができているかである．歩行に関しても同様であり，自分の手から離れた後もその効果がどうなのかを検証することを忘れてはならない．医療機関はますます機能分化し，生活期も含めた地域全体で情報共有を含めた支援体制のあり方が重要である．

Conclusion

　脳卒中患者における歩行機能再建は，理学療法士として大きなテーマの一つであり，NPAを含む過去の偏った考え方や技術に捉われることなく，関連するガイドラインを参考にしながら行わなければならない．歩行機能再建のためには，筋活動の保証，運動量の確保が重要であり，装具および各種ロボティクスも効果的である．しかし，その使用方法も考慮しなければ十分な効果は期待できない．急性期，回復期のみの効果検証だけでなく，在宅生活後も含めて歩行機能が継続できているのかを常に考えなければならなく，今後ますます問われるであろう．

文献

1) 篠原幸人，他：脳卒中治療ガイドライン 2009．協和企画，pp283-301
2) 吉尾雅春：脳卒中に対する理学療法の歴史的変遷．PTジャーナル　39：669-673，2005
3) 三好正堂：片麻痺に対する"いわゆるファシリテーション・テクニック"批判．総合リハ　4：185-192，1986
4) 三好正堂：理学療法の有効性．理学療法学　15：77-89，1988
5) 三好正堂：神経生理学的アプローチの再考．理学療法学　15：493-499，1988
6) Stern PH, et al：Eeffects of Facilitation exercise techniques in stroke rehabilitation. *Arch Phys Med Rehabil* **51**：526-531, 1970
7) Dickstein R, et al：Stroke rehabilitation. Three exercise therapy approaches. *Phys Ther* **66**：1233-1238, 1986
8) Lord J：Neuromuscular reeducation versus traditional programs for stroke rehabilitation. *Arch Phys Med Rehabil* **67**：88-91, 1986
9) 吉尾雅春：脳卒中患者の治療用装具はありえるか．日本義肢装具学会誌　28：76-79，2012
10) 篠原幸人，他（編）：脳卒中治療ガイドライン 2004．協和企画，p187
11) 日本理学療法士協会神経系理学療法研究部会：NU-STEPからⅡSTEPを経てⅢSTEPへ　世界の中枢神経系理学療法の発展．2007
12) 日本理学療法士協会：理学療法診療ガイドライン第1版．2011
13) 長谷公隆：運動学習理論の基礎とリハビリテーション．理学療法京都　43：33-38，2014
14) 原　寛美：脳卒中リハビリテーションにおける下肢装具の展開—臨床的知見から．*Jpn J Rehabil Med* **47**：350-355, 2010
15) 高木治雄：脳卒中片麻痺の積極的装具療法の進め方．PTジャーナル　45：201-208，2011
16) 大畑光司：Gait Solution付き短下肢装具による脳卒中片麻痺の運動療法とその効果．PTジャーナル　45：217-224，2011
17) 山本澄子：バイオメカニクスから見た片麻痺者の短下肢装具と運動療法．理学療法学　39：240-244，2012
18) Perry J, 他（著），武田　功，他（訳）：ペリー歩行分析—正常歩行と異常歩行．医歯薬出版，pp15-21，2012
19) 高木　聖，他：回復期リハビリテーション病棟における脳卒中片麻痺患者の下肢装具作製時期ならびに入院日数についての検討．日本義肢装具学会誌　28：98-103，2012
20) 吉田ももこ，他：中枢パターン発生器と対麻痺者の歩行回復可能性．生活工学研究　6：110-111，2004
21) Bruce HD, et al：International randomized clinical trial, Stroke inpatient rehabilitation with reinforcement of walking speed（SIRROWS），improves outcomes. *Neurorehabil Neural Repair* **24**：235-242, 2010
22) Sullivan KJ, et al：Step training with body weight support：effect of treadmill speed and practice paradigms on poststroke locomotor recovery. *Arch Phys Med Rehabil* **83**：683-691, 2002
23) 大垣昌之：院内備品装具 VS 本人用装具—歩行時筋活動の視点から．*Jpn J Rehabil Med* **51**：S379, 2014
24) 高橋正浩，他：リハビリテーション科・施設における感染対策．*Infect Control* **17**：573-579, 2008
25) 大橋ゆかり：運動学習理論と理学療法の接点．理学療法科学　21：93-97，2006
26) 河島則天：歩行運動における脊髄神経回路の役割．国リハ研紀　30：9-14，2009

5 脊髄損傷患者に対する理学療法技術の検証

長谷川隆史[*1]

Key Questions

1. 該当領域における理学療法技術の問題点は何か
2. 科学的な検証と反証，それに対する再検証はあるか
3. 今後の臨床と研究の方向性は何か

該当領域における理学療法技術の問題点は何か

わが国の疫学調査によると，かつて脊髄損傷は交通事故や転落事故による若年の完全損傷が主体であった[1,2]．このため，脊髄損傷の理学療法は完全損傷に主眼がおかれ，なかでも四肢麻痺の日常生活動作（ADL：Activities of Daily Living）自立可能な上限高位の見極め，そのための残存機能を最大限に活用した動作方法の獲得などについての検討がなされてきた．Mizukami ら[3]は完全頸髄損傷者109名を対象として，Zancolli 分類における機能レベルと移動や移乗能力との関連に着目し，機能レベルごとの到達ゴールを明らかにしている．しかし，近年では Mizukami らが調査した当時と比べて入院期間が短縮傾向にあり，また車いすなどの福祉機器が目覚ましく発展を遂げた．このため，かつては環境に適応する動作能力を理学療法により獲得しなければ在宅復帰が困難であったが，近年では現状の動作能力に見合った環境整備や福祉機器を導入することによって，以前よりも早期に在宅復帰が可能となってきた．

一方，近年の疫学調査において，高齢者の転倒などによる不全脊髄損傷が増加し，不全脊髄損傷が約8割を占めるまでに至った[4]．また，全体の約8割が頸髄損傷であり，年代別新規脊髄損傷患者数は70歳代をピークとした1相性パターンであった．諸外国と比較して，不全四肢麻痺の割合が高いのは，日本独自の特徴である[5]．この理由としては，日本人は欧米人と比較して解剖学的に脊柱管が狭く[6]，さらには後縦靱帯骨化症などによる脊柱管狭窄症を認める者が，転倒などの軽微な外力により受傷することが考えられる[7]．不全脊髄損傷者の中でも損傷部以下の運動機能が残存する ASIA 機能障害尺度（AIS：ASIA Impairment Scale）C または D では治療により歩行能力を獲得できる可能性が高く[8]，患者の期待も大きいため，早期より歩行に向けた積極的な介入が重要となる．

しかし，不全脊髄損傷の病態が多岐にわたるためか，歩行をはじめとする動作能力の予後や予後予測因子について大規模に調査され

[*1] Takashi Hasegawa／中部労災病院中央リハビリテーション部

た報告はきわめて少なく，また，脊髄損傷の診療に関するガイドラインも少ない．アメリカ脳神経外科学会が編集した『頸椎・頸髄損傷に対する急性期治療のガイドライン』[9]が存在するが，主に医師の治療のための急性期治療についてまとめられたものであり，理学療法に関しての記述はきわめて少ない．われわれ，理学療法士が参考にできるガイドラインは，日本理学療法士協会の『理学療法診療ガイドライン第1版（2011）』[10]のみであり，確立した情報がいまだ十分ではない．

　一般的な不全脊髄損傷の病態は，運動麻痺による筋力低下や感覚麻痺による身体認識の低下，痙縮による運動障害，疼痛やしびれなどがあるが，歩行獲得に向けての効果的な理学療法の治療介入を計画する際に参考となる予測因子について大規模に調査された研究はきわめて少ない．van Middendorpら[11]は，欧州19施設の外傷性脊髄損傷者1,442名を対象として，発症後15日以内のASIA評価基準に基づく神経学的機能（各髄節の筋力と感覚）と年齢のうち，受傷後1年後の屋内歩行自立に関連する因子を多重ロジスティック回帰分析よって検証した結果，年齢（65歳未満），大腿四頭筋（L3）と腓腹筋（S1）の筋力，L3とS1の触覚が予測因子であったと報告している．なお，当該研究における歩行の自立の定義は脊髄障害自立度評価法（SCIM：Spinal Cord Independence Measure）の屋内移動（項目12）において4点以上としており，独立変数として使用した各髄節の筋力と感覚スコアは左右のうちで高い側を使用した．後方視的な横断研究は散見されるが，症例数が少ない報告が多い．Scivolettoら[12]は，脊髄損傷者65名を対象としてTUG（Timed Up and Go test），6分間歩行テスト（6MWT：6 Minutes Walking Test），10m歩行テスト（TMWT：Ten Meters Walking Test），脊髄損傷歩行能力指標（WISCI：Walking Index for Spinal Cord Injury）に関連する身体機能因子を重回帰分析により明らかにしている．その結果，TUGには下肢の痙縮（CMAS：Composite Modified Ashworth Scale）と近位LEMS（Lower Extremity Motor Score），6MWTにはBBS（Berg Balance Scale），CMAS（Composite Modified Ashworth Scale），年齢，UEMS（Upper Extremity Motor Score），TMWTには近位LEMS，CMAS，WISCIにVAS（Visual Analog Scale：疼痛），BBSが有意に関連したと報告している．Watersら[13]は不全頸髄損傷者50名の発症後1年における上肢筋力（UEMS）と下肢筋力（LEMS）を歩行不可能群，屋内歩行群，地域内歩行自立（community ambulation）群の3つに分け，歩行不可能群，屋内歩行群，community ambulation群のUEMSはそれぞれ，16.1±9.6，22.3±9.6，30.3±10.8，LEMSはそれぞれ，9.7±8.2，25.6±5.1，36.9±7.8であったと報告している．

　理学療法のゴールを設定する際の歩行能力についての報告は，歩行レベルの定義が報告間で異なるが以下の報告がある．Brothertonら[14]は少なくとも10m歩行が可能な外傷性脊髄損傷者429名を対象として，歩行可能な距離によって使用する歩行補助具に差異があるのかを調査した．その結果，community ambulationが自立している者は，1本杖かロフストランド杖を使用しており，短距離の歩行が自立している者では，歩行器を使用していた．van Hedelら[15]は，欧州18施設の外傷性脊髄損傷者886名を対象として，SCIM Ⅱの移動項目のうち，屋内移動（＜10m）と屋外移動（≧100m）を統合し，①車いすを主体として移動，②屋内歩行には監視が必要（屋外は車いす使用），③屋内歩行は自立（屋外は車いす使用），④屋外歩行は自立しているが，歩行補助具が必要，⑤屋外歩行が独歩で自立の5段階に分類して，各段階の対象者のTMWTを快適速度で測定した．その結果，各

段階の対象者の歩行速度はそれぞれ，①0.02±0.01 m/s，②0.34±0.10 m/s，③0.57±0.17 m/s，④0.88±0.04 m/s，⑤1.46±0.04 m/s であった．Hasegawa ら[16]は 10 m 歩行が可能な AIS D の不全頸髄損傷者 40 名を対象として community ambulation の自立に関連する身体機能を検討した結果，ASIA 評価基準の UEMS と LEMS が有意に関連し，そのカットオフ値は UEMS が 36.5，LEMS が 41.5 であった．また，community ambulation の自立に必要とされる歩行能力は TMWT における快適速度 1.00 m/s，最大速度 1.32 m/s，6MWT 472.5 m，WISCI Ⅱ 17.5 であった．

以上のように，理学療法の治療介入を計画する際に参考となる重点的に介入すべき機能障害や目標とする歩行能力についての情報はいまだ不十分であり，また，関連するガイドラインもきわめて少ないため，今後もさらなる調査が必要である．また，日本独自の特徴である高齢不全四肢麻痺についての検討も，わが国の脊髄損傷データベース[17]からの報告が期待される．

科学的な検証と反証，それに対する再検証はあるのか

1．完全脊髄損傷に対する理学療法

完全脊髄損傷に対する理学療法の到達レベルは残存レベルごとに獲得可能な動作の概ね上限が確立している[3]．

しかし，近年では Mizukami らが調査した当時よりも高齢脊髄損傷者が増加傾向にある．また，医療制度改革により在院日数が短縮し，脊髄損傷者が適切な理学療法を受けられる機会が減少傾向にある．一方では，車いすなどの福祉機器が目覚ましく発展を遂げたため，かつては環境に適応する動作能力を理学療法により獲得しなければ在宅復帰が困難であったが，近年では現状の動作能力に見合った環境整備や福祉機器を導入することによって以前よりも早期に在宅復帰が可能となってきた．以上のことから，筆者は完全脊髄損傷者の到達ゴールが目減りしている印象をもっているが，現状では再検証は行われていない．

2．不全脊髄損傷に対する理学療法

これまでの理学療法では，機能障害に対してはストレッチングや電気療法，振動刺激など実施されてきた．歩行トレーニングとしては，年齢や対象者の麻痺の程度に応じて段階的に，平行棒内歩行，歩行器や杖などの歩行補助具を用いた歩行などが一般的には実施されてきた．近年では，体重免荷トレッドミル歩行トレーニング（BWSTT：Body Weight Supported Treadmill Training），Lokomat® や Hybrid Assistive Limb（HAL®）などのロボティクストレーニングが注目されている．

1）体重免荷トレッドミル歩行トレーニング

BWSTT は，トレッドミルと体重免荷装置を使用し，ハーネスで体を上方に牽引して体重を部分免荷しながらトレッドミル上を歩行するトレーニングである（図1）．1990 年初頭に脊髄損傷に対する歩行トレーニングとして考案され，その後，脳卒中，パーキンソン病，脳性麻痺などのさまざまな疾患に応用されてきている．

ネコなどの四足動物において，脊髄全切断後であってもトレッドミル上で胴体を支えてベルトを動かすと，自発的なステッピングが生じ，これを繰り返し行うとステッピングが改善していく．四足動物では脊髄より上位の中枢神経あるいは末梢感覚器からの周期的な信号の入力なしに，屈筋および伸筋の周期的放電を発生させる神経回路である中枢パターン発生器（CPG：Central Pattern Generator）の存在が指摘されており，歩行運動は上位中枢からの入力がなくても可能である．

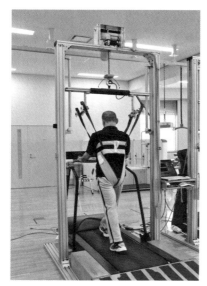

図1　体重免荷トレッドミル歩行トレーニング
　　　（BWSTT）

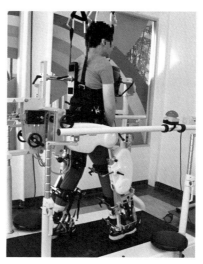

図2　Lokomat®

　この結果を理論的背景として，神経疾患による歩行障害を有する患者を部分免荷しながらトレッドミル上を歩行させるトレーニングに発展させたのがBWSTTである．交互の両脚ステッピングに伴って喚起される末梢感覚入力を，残存する中枢神経に与えることが脊髄および脊髄より上位の中枢神経の再組織化を促すと考えられている．また，脊髄神経回路の再組織化はシナプスおよび神経ネットワークの可塑性が担うと考えられている．
　BWSTTの利点は，CPGを利用できることのほか，従来なら歩行トレーニングが行えなかった患者（麻痺が重度，体重が重いなど）でもより早期から歩行動作の反復練習が可能であり，ハーネスを使用するため転倒の危険性が低く，個々の患者の能力に合わせて免荷量・歩行速度・介助量などを容易に調節もできる点である．また，ハーネスで体を上方に牽引するため，大腿四頭筋や下腿三頭筋などの抗重力的な筋活動を低下させ[18,19]，身体的な負担を減らしながら[20]トレーニングを行うことができる．そして，歩行様の運動ができることによるトレーニング意欲の向上も望める．

　BWSTTが臨床現場で積極的に実施されていない理由の一つとして，自力で下肢の振り出しが困難な対象者への複数の理学療法士の両下肢や体幹に対する介助が必要となるためである．この点を解決するために，Dietzらの「スイス対麻痺センター」がチューリッヒ工科大学と共同開発したのがHocoma社の歩行訓練ロボットLokomat®である（図2）．Lokomat®は長下肢装具の膝関節と股関節部分に動力機構を取り付けた装具とトレッドミル上への固定具，および装具の動きを制御するコンピュータから成り立っている．日本においては，国立障害者リハビリテーションセンターに1台配置されているのみである．

a．体重免荷トレッドミル歩行トレーニングの科学的検証

　Wernigら[21,22]の報告をはじめとして，不全脊髄損傷者に対する効果は従来考えられていた以上であるとの報告が相次いでなされた．しかし，2006年に北米で行われた多施設でのランダム化比較試験（RCT：Randomized Controlled Trial）[23]では，従来の平地歩行ト

表1 脊髄損傷に対する体重免荷トレッドミル歩行トレーニングの効果
（コクランシステマティックレビュー）

	著者/年	デザイン/介入方法	N	対象	介入期間	BWSTT 時間（介入時間）	BWSTT BWS	BWSTT 歩行速度	評価指標	結果
1	Field-Fote EC[34] 2011	RCT ①BWSTT+manual assist（TM）：19 ②BWSTT+FES（TS）：22 ③平地 BWS+FES（OG）：18 ④Lokomat（LR）：15	74	・AIS：C〜D（損傷高位 C-T10）・受傷後1年以上	12週（週5日）	60分	できる限り 30％以下	最大速度	①10 m 最大歩行速度 ②2分間最大歩行距離 ③LEMS	速度において，群間に有意な差はないが，距離においては OG が最も増加した
2	Alexeeva N[35] 2011	RCT ①BWSTT（TM）：9 ②平地 BWS（TRK）：14 ③control（PT）：12	35	・AIS：C〜D（損傷高位 C2-T10）・19〜63歳 ・受傷後1年以上	13週（週3日）	最大60分	30％	快適速度	①10 m 最大歩行速度 ②Tinetti test ③UEMS，LEMS ④SAWS，SF-36	すべてのグループともに歩行速度，筋力，QOL が有意に改善．バランスは TM 以外が有意に改善
3	Dobkin B[23] 2006	多施設間 RCT（6施設）①BWSTT：75 ②control：71	146	・AIS：B〜D（損傷高位 C3-L3）・16〜69歳 ・受傷後8週以内 ・FIM≦3	12週（週5日）	20〜30分（60分）	必要に応じて	0.72 m/s 以上	①FIM-L ②平地最大歩行速度 ③6MWT ④BBS ⑤WISCI	有意差なし
4	Postans NJ[36] 2004	クロスオーバー ①BWSTT+FES ②control	14	・AIS：C6名，D8名（損傷高位 C4-T9）・19〜71歳 ・受傷後 12.2±5.9週 ・立ち上がりが可能	4週（週5日）	最大25分（60分）	40％から徐々に減少	快適速度	6MWT 6 m 歩行速度	BWSTT+FES 期間の増加が大きかった

無作為比較試験（RCT），体重免荷トレッドミル歩行トレーニング（BWSTT），機能的電気刺激（FES），Treadmill-Based Training with Manual Assistance（TM），Overground Training with Stimulation（OG），Treadmill-Based Training with Robotic Assistance（LR），体重免荷（BWS），コントロール群（control），Body-Weight-Supported Ambulation on a Fixed Track（TRK），理学療法（PT），ASIA 機能障害尺度（AIS），下肢運動スコア（LEMS），上肢運動スコア（UEMS），6分間歩行テスト（6MWT），Berg Balance Test（BBS），Walking Index for Spinal Cord Injury（WISCI）

レーニングと BWSTT の間に有意な効果の差が認められなかった．現在のところ，この報告が脊髄損傷者を対象とした研究の中では最も症例数が多く，エビデンスが高いためか，『理学療法診療ガイドライン第1版（2011）』[10]における脊髄損傷に対する BWSTT の推奨グレードはグレード C（信頼性，妥当性は不明確だが一般的に使用されている），エビデンスレベル4に位置づけられている．
また，コクラン共同計画の脊髄損傷に対する BWSTT の効果に関するシステマティックレビューにおいても，ほかの治療法に比べて有意な差はないと報告されているが，RCT の数が少なく，また，サンプルサイズも小さいため，エビデンスを構築するためには不十分だとされている（表1）．エビデンスを構築するためには，サンプルサイズの大きな他施設間の RCT が行われることが期待されるとまとめられている[24]．また，Swinnen ら[25]の Lokomat® の効果に関するシステマティックレビューにおいても，ほかの治療法に比べて効果に有意な差はないと報告されているが，RCT の数が少なく，サンプルサイズも小さいため，エビデンスを構築するためには不十分だとされている（表2）．

一方，脳卒中に対する BWSTT の効果に関するコクラン共同計画のシステマティックレビューにおいては，歩行速度と歩行持久性に対しては他の治療法に比べて，BWSTT のほうが介入直後に有意に効果がみられたと報告されている[26]．また，介入開始時に自立歩行が可能であった人ではさらに BWSTT の効果

表2　脊髄損傷に対する体重負荷トレッドミル歩行トレーニングの効果（ロボット：Lokomat®）

	著者/年	デザイン/介入方法	N	対象	介入期間	BWSTT時間（介入時間）	BWSTT BWS	BWSTT 歩行速度	評価指標	結果
1	Field-Fote EC[34] 2011	RCT ①BWSTT+manual assist (TM)：19 ②BWSTT+FES (TS)：22 ③平地 BWS+FES (OG)：18 ④Lokomat (LR)：15	74	・AIS：C～D（損傷高位C～T10） ・受傷後1年以上	12週（週5日）	60分	できる限り30％以下	最大速度	①10m最大歩行速度 ②2分間最大歩行距離 ③LEMS	速度において，群間に有意な差はないが，距離においてはOGが最も増加した
2	Alcobendas-Maestro M[45] 2012	RCT ①BWSTT：40 ②control：40	80	・AIS：C～D（損傷高位C2～T12） ・16～70歳 ・受傷後6カ月未満	8週（週5日）	30分（60分）	60％から減少させ，下限25％	快適速度	①10m快適歩行速度 ②WISCIⅡ ③6MWT ④FIM-L	歩行速度は両群に有意差なし．WISCIⅡ，6MWT，FIM-LはLokomatのほうが有意に高かった
3	Schwartz I[46] 2011	2群比較 ①Lokomat：28 ②control：28 (historical controls)	56	・AIS：A6名，B7名，C13名，D2名 ・平均42±21歳 ・受傷後平均75日	平均25回（週2～3日）	Lokomat：30分	50％から徐々に減少	最大速度	①FAC ②WISCI ③SCIM	FACとWISCIは群間に有意な差はみられなかったが，SCIM利得はLokomatのほうが有意に高かった
4	Wirz M[42] 2005	single case A-B design	20	・AIS：C9名，D11名（損傷高位C3～L1） ・22～64歳 ・受傷後2～17年	8週（週3～5日）	最大45分	最小限（平均37％）	0.42～0.69 m/s	①WISCIⅡ ②10m快適歩行速度 ③6MWT ④TUG	4つの指標とも有意に改善

無作為比較試験（RCT），体重免荷トレッドミル歩行トレーニング（BWSTT），機能的電気刺激（FES），Treadmill-Based Training with Manual Assistance（TM），Treadmill-Based Training with Stimulation（TS），Overground Training with Stimulation（OG），Treadmill-Based Training with Robotic Assistance（LR），体重免荷（BWS），コントロール群（control），Body-Weight-Supported Ambulation on a Fixed Track（TRK），ASIA機能障害尺度（AIS），Lower Extremity Motor Score（LEMS），Upper Extremity Motor Score（UEMS），6分間歩行テスト（6MWT），Berg Balance Test（BBS），Walking Index for Spinal Cord Injury（WISCI），脊髄障害自立度評価法（SCIM）

が高かった．

　脊髄損傷者に対するBWSTTのエビデンスが確立していないのは，対象者の発症からの期間，介入開始時の歩行能力，BWSTTを行う際のトレーニング方法（体重免荷量や歩行速度），トレーニング時間などが研究間でばらついており，標準化されていないことも要因ではないかと筆者らは考えた（**表3**）．そこで，われわれは不全脊髄損傷者の最大歩行速度の制限因子は歩行率[27]であるという報告に着目し，屋内平地歩行が可能な不全脊髄損傷者を対象として体重免荷が歩行率と歩幅に及ぼす影響について検討した．その結果，体重免荷によって最大歩行速度が増加し，その時の歩行率も増加していた[28]．この結果をもとにして，歩行率が改善しやすい設定（体重免荷量は体重の20～30％，歩行速度は最大歩行速度の110～120％）のBWSTTの効果を検証するために，屋内平地歩行が可能なAIS Dの不全脊髄損傷者41名を対象として，介入期間が8週間（週5日）のRCTを行った．結果，介入前後でBWSTT群の最大歩行速度が有意に増加し（介入前 $1.27±0.33$ m/s，介入後 $1.55±0.45$ m/s），群による有意な交互作用を認めた（$F=4.544$, $p=0.040$）．その要因は歩行率の改善によるものであった[29]．

2）ロボティクストレーニング

　近年，リハビリテーション現場での活用を企図したロボット技術の開発が盛んに行われている．

　ロボットの利点は，同じ動作を長時間反復することができ，理学療法士のスキルとロボティクスを組み合わせることで効果的なトレーニングを行うことができる．欧米では先

表3 脊髄損傷に対する体重免荷トレッドミル歩行トレーニングの効果
（コクランシステマティックレビュー以外）

	著者/年	デザイン/介入方法	N	対象	介入期間	介入時間（BWSTT時間）	BWSTT BWS	BWSTT 歩行速度	評価指標	結果
1	Lucareli PR[37] 2011	RCT ①BWSTT：15 ②control：15	30	・AIS：C〜D（損傷高位C4〜L2）・18〜59歳・受傷後8〜11カ月	16週週2日	30分	40%から10セッションごとに10%減少	快適速度	①快適歩行速度 ②時間的空間的因子（3次元解析）③MAS	BWSTT群のみが歩行速度，距離，歩幅，歩行率，遊脚相，歩行周期が有意に増加し，立脚相が有意に減少．CONT群では，立脚相の最大股関節伸展，底屈角度が有意に改善
2	Nooijen CF[38] (Field-Fote EC) 2009	RCT ①BWSTT+manual assist (TM)：19 ②BWSTT+FES (TS)：22 ③平地BWS+FES (OG)：18 ④Lokomat (LR)：15	51	・AIS：C〜D（損傷高位C3〜L2）・19〜65歳・受傷後1年以上	12週週5日	60分	できる限り30%以下	最大速度	①歩行率 ②歩幅 ③ストライド長 ④Symmetry Index	群間に有意な差はないがLRでは歩幅とストライド幅が有意に改善．群間を問わず，トレーニング後には歩行様式が健常人の様式により近づいた
3	Field-Fote EC[39] 2005	RCT ①BWSTT+manual assist：7 ②BWSTT+FES：7 ③平地BWS+FES：7 ④Lokomat：6	27	・AIS：C〜D（損傷高位C3〜T10）・21〜64歳・受傷後1年以上	12週週5日	60分	できる限り30%以下	最大速度	①6m快適歩行速度 ②2分間快適歩行速度	群間に有意な差はないがFES使用群で改善が大きかった
4	Wernig A 1995	2群比較 ①BWSTT：45 ②control：40（historical controls）	85	・受傷後期間が短い・下肢の随意性あり・筋の短縮，皮膚の問題がない	3〜22週週5日	BWSTT：30〜60分	40%から徐々に減少	0.1〜2.0 km/h	Wering scale of ambulatory capacity	BWSTT群：33/36名が自立歩行可能．control群：12/24名が自立歩行可能
5	Wernig A 1995	2群比較 ①BWSTT：29 ②Control：24（historical controls）	54	・四肢，対麻痺（受傷後期間が長い）・下肢の随意性と関節の動きがあり，筋の短縮と皮膚の問題がない	3〜20週週5日	BWSTT：30〜60分	40%から徐々に減少	0.1〜2.0 km/h	Wering scale of ambulatory capacity	BWSTT群：14/18名が自立歩行可能．従来のリハ群：1/14名が自立歩行可能
6	Hicks AL[40] 2005	BWSTT+manual assisit	14	・AIS：B2名，D12名（損傷高位C4〜L1）・22〜57歳・受傷後1.2〜24年	12カ月週3日	最大45分	60%から徐々に減少	快適速度	①modified Wernig scale ②BWS量 ③歩行速度・距離 ④QOL	①6名が平地歩行能力向上 ②BWS量が54%へ減少 ③歩行速度は180%，距離は335%増加 ④QOL向上
7	Thomas SL[41] 2005	BWSTT+manual assisit	6	・AIS：C4名・D2名（損傷高位C5〜L1）・29〜78歳・受傷後0.6〜28年	10〜21週（週3〜5日）	60分	44.3±25.2%↓13.4±18.1%	1.5 km/h未満	①10m歩行速度 ②6MWT ③WISC-Ⅱ	有意に ①歩行速度増加 ②歩行距離増加 ③歩行レベル向上
8	Wirz M[42] 2005	Lokomat（ロボット）	20	・AIS：C9名，D11名（損傷高位C3〜L1）・16〜64歳・受傷後2年以上・16名が10m歩行可能	8週（週3〜5日）	最大45分	できるだけ少なく（平均37±17%）	快適速度（0.42-0.69 m/s）	①10m歩行速度 ②6MWT ③TUG ④WISC-Ⅱ	有意に ①歩行速度増加 ②歩行距離増加 ③TUG減少 ④歩行レベル変化なし
9	Field-Fote EC[43] 2002	BWSTT+FES	14	・AIS：C（損傷高位C4〜T7）・18〜50歳・受傷後平均70カ月	12週週3日	90分	必要に応じて	最大速度	①2分間最大歩行速度 ②トレッドミル歩行速度	対象者すべて ①平地歩行速度増加 ②トレッドミル歩行速度増加
10	Field-Fote EC[44] 2001	BWSTT+FES	19	・AIS：C（損傷高位C3〜T10）・平均31.7±9.4歳・受傷後1年以上	12週週3日	90分	30%以下	最大速度	①2分間最大歩行速度 ②LEMS	有意に ①歩行速度増加 ②LEMS増加
11	Wernig A[22] 1998	BWSTT+manual assisit	35	・四肢・対麻痺（受傷後期間が長い）・下肢の随意性，関節の動きがある・筋の短縮，皮膚の問題がない	8〜20週週5日	BWSTT：30〜60分	40%から徐々に減少	0.1〜2.0 km/h	Wering scale of ambulatory capacity	（トレッドミル後）20/25名が歩行補助具を使用することにより歩行可能．（Follow-up）全員が歩行能力を維持
12	Wernig A[22] 1998	BWSTT	41	・受傷後：3〜16週・下肢の随意性あり・筋の短縮，皮膚の問題がない	3〜22週週5日	BWSTT：30〜60分	40%から徐々に減少	0.1〜2.0 km/h	Wering scale of ambulatory capacity	29/37名が歩行可能（Follow-up），15名が能力向上，26名が維持

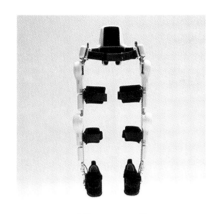

図3　HAL®

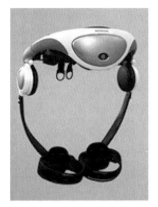

図4　歩行アシスト

述した Lokomat®が最も多く使用されているが，わが国のリハビリテーション現場において，代表的な歩行支援機器は筑波大学の山海らによって開発されたサイボーグ型ロボットスーツ「HAL®」と本田技研工業が開発した「歩行アシスト」がある．

a．Hybrid assistive limb

Hybrid Assistive Limb（HAL®）は，装着者の皮膚表面に貼られたセンサーをとおして人体の生体電位信号を読み取り，立ち上がる，座る，歩く，階段の昇降といった日常動作をサポートすることができる（図3）．欧州ではHAL医療用が，2013年6月に医療機器として認証（CE 0197）され，ドイツでは公的労災保険がすでに適用されている．HAL®は世界初のロボット治療機器として，機能改善治療に利用されている．Aach ら[30]は慢性期の脊髄損傷者8名（AIS A 4名，B 1名，C/D 3名）を対象に A-B シングルケースデザイン（pre-post）を用いて，週5回，90日間の HAL トレーニング効果を検証した結果，6MWT，TUG，TMWT，WISCI II の平地歩行能力が有意に向上した．

b．歩行アシスト

歩行アシストは骨盤部に装着した本体部にあるアクチュエータにより，大腿部のフレームを通じて股関節の屈曲・伸展運動をアシストする歩行補助装置である（図4）．アクチュエータに取り付けた股関節角度センサーから装着者の股関節運動を計測し，最大伸展と接地時の関節角度により歩幅を制御し，一歩あたりの所要時間の増減により歩行率も制御するよう開発されている．このため，歩行アシストは歩幅と歩行率の双方の制御によって目標とした歩行比に誘導することが可能である．

歩行アシストは股関節の運動のみを補助しているため，歩行が自立している人が対象となる．補助により得られる効果としては，①歩行時のエネルギー消費量の減少[31]，②歩行の時間的対称性の改善[32]，③歩行中の運動学的特徴の改善[32]の3つがあげられる．

c．ロボティクストレーニングの科学的検証

コクラン共同計画の脳卒中に対するロボティクス歩行トレーニングの効果に関するシステマティックレビュー[33]では，標準的な理学療法とロボティクストレーニングの併用は，標準的な理学療法のみと比べて歩行速度や歩行持久性には有意な差はみられず，歩行自立度には有意な改善がみられたと報告しているが，脊髄損傷を対象とした報告はきわめて少ないのが現状である．

表4 脊髄損傷に対する経皮的末梢神経電気刺激の効果

	著者/年/雑誌	デザイン	N	対象	治療時間	周波数	電極設置部位	評価指標	結果
1	Aydin G[52] 2005	RCT ①TENS：11 ②baclofen：10 control：20	41	・AIS A：10, B～D：11 ・四肢麻痺：5 ・対麻痺：16 ・受傷後 2～49 週	15分/日 (15日)	100 Hz	脛骨神経	H 反射，spasm frequency scale, Ashworth score, clonus score, functional disability score	TENSのみでH反射が有意に改善．両群ともにAshworth scoreは有意に改善
2	Ping Ho Chung B[50] 2010	RCT ①TENS：10 ②Placebo TENS：8	18	・AIS A：4, B～D：14 ・損傷高位 C4～Th12 ・24～77 歳 ・受傷後 4～364 週	60分	100 Hz	腓骨神経	Composite Spasticity Score 他動足背屈時の抵抗力 足クローヌス	TENSのみで，足クローヌス，Composite Spasticity Score，他動足背屈時の抵抗力が有意に低下
3	van der Salm A[51] 2006	プラセボ比較対象	10	・AIS A：9, C：1 ・損傷高位 C3～Th11 ・21～42 歳 ・受傷後 28～275 カ月	45分	30 Hz	①前脛骨筋 ②下腿三頭筋 ③S1 髄節領域	H 反射，MAS，ヒラメ筋をストレッチした際の筋電図反応	①において，筋電図反応の有意な低下 ②において，MASの有意な改善
4	Goulet C[53] 1996	横断研究	14	・AIS A～D ・損傷高位 C4～Th12 ・21～54 歳 ・受傷後 2～194 カ月	30分	99 Hz	脛骨神経	MAS，アキレス腱反射，クローヌス，H 反射の振幅と潜時，H/M 比	MAS，アキレス腱反射有意に低下
5	Han JS[48] 1994	比較対象 (2つの周波数)	32	・21～74 歳 ・痙縮がみられる	10分	100 Hz 2 Hz	上下肢の経穴	Ashworth Scale, クローヌス	100 Hzにおいて，Ashworth Scaleが有意に低下
6	Gregoric M[54] 1998	プラセボ比較対象	20	・AIS A～C ・損傷高位 C4～Th12 ・17～59 歳 ・受傷後 4 カ月以上	30分	100 Hz	腓骨神経	屈曲反射	TENS直後に反射が有意に減少し，30分後にはさらに減少していた
7	Bajd T[55] 1985	横断研究	6	・完全 4，不全 2 ・損傷高位 C5～Th9 ・11～52 歳 ・受傷後 5～48 カ月	20分	100 Hz	L3，L4 髄節領域	Pendulum Test	6名のうち3名で有意な改善

無作為比較試験（RCT），経皮的末梢神経電気刺激（TENS），AISA 評価基準（AIS），Lower Extremity Motor Score（LEMS），Upper Extremity Motor Score（UEMS），6 分間歩行テスト（6MWT），Berg Balance Test（BBS），Walking Index for Spinal Cord Injury（WISCI），脊椎障害自立度評価法（SCIM）,：Modified Ashworth Scale（MAS）

3．痙縮に対する電気療法の科学的検証

『脳卒中治療ガイドライン2009』[47]の痙縮に対するリハビリテーションにおいて，高頻度の経皮的電気刺激（TENS：Transcutaneous Electrical Nerve Stimulation）は施行することが勧められる推奨グレードBとされている．脳卒中ほど多くはないが，脊髄損傷者を対象とした報告も多い（表4）．

痙縮抑制のために周波数は重要なパラメータの一つである．Han ら[48]は，脊髄損傷患者32名を対象として，2 Hzと100 Hzの周波数のTENSを実施し，比較検討を行った．その結果，100 Hzにおいて有意にAshworth scaleとクローヌススコアが減少し，刺激後10分間は効果が持続していたと報告している．周波数は，100 Hzを用いた際に良好な痙縮抑制の効果があったという報告が多い．それに対して，1.7～2 Hzの周波数を用いた際には痙縮抑制に効果的ではないという報告が多い[49]．Ping Ho Chung ら[50]は脊髄損傷者18名を周波数 100 Hz，60分を1セッション行うTENS群とプラセボTENS群にランダム割付を行い，短期効果の比較検討を行った．その結果，TENS群のみで，足クローヌス，composite spasticity score，他動足背屈時の抵抗力が有意に低下したと報告している．Bajd ら[54]は不全脊髄損傷者のL3/L4 髄節領域に周波数 100 Hz のTENSを20分間実施し，6名中3名において有意に痙縮が減少したと報告している．

刺激強度に関しては多くの研究で感覚閾値以上，運動閾値以下の強度を用いて良好な結果を得ているが，結論には至っていない．

電極の設置方法には痙縮筋の領域，デルマ

トーム，拮抗筋，経穴，神経への直接の刺激などがあり，多くの研究では病変部位に設置していることが多いが，どのような設置方法が効果的かは明らかでない．van der Salmら[51]は脊髄損傷者の下腿三頭筋の痙縮抑制のために痙縮筋，拮抗筋，デルマトーム（S1領域）の3種類の電気刺激の効果を比較検討した結果，いずれの刺激によっても筋緊張評価スケール（MAS：Modified Ashworth Scale）の軽減はみられたが，下腿三頭筋を刺激した際に有意にMASの減少を認めた．

これまでの報告ではTENSの痙縮抑制効果は即時的であるとするものが多いが，Aydinら[52]は脊髄損傷者21名をバクロフェン群と両側の脛骨神経に周波数100 Hz，刺激強度は筋収縮を起こさせない程度で15分を15セッション行うTENS群とにランダム割付を行い，長期効果の比較検討を行った．その結果，介入後において，Ashworth scoreは両群ともに有意に改善したが，H反射はTENS群のみで有意に改善したと報告されている．このことから反復的なTENSを行うと痙縮抑制効果が持続する可能性が示唆された．

今後の臨床と研究の方向性は何か

医療の進歩により脊髄損傷患者の予後は改善したが，脊髄損傷により生じた麻痺に対しては，いまだに確立された治療がない．リハビリテーションや装具の使用により，残存機能を最大限に活用することでADLの改善を図っているのが現状である．この状況を打開するために，世界中で脊髄再生の研究が盛んに実施され，1970年代後半に中枢神経損傷に対する胎生神経組織の移植の有効性が示され，中枢神経系でも適切な環境が整えば再生することが示唆された[56]．以降，嗅粘膜やES細胞，iPS細胞をはじめとした脊髄再生に関する基礎研究は大きく進み，すでに国内において細胞移植や薬剤投与による臨床治験が複数実施される段階となった．これらのことから，今後は今以上に不全脊髄損傷者が増加し，歩行再建に対する患者のニーズがますます高くなることが大いに予想できる．また，わが国は諸外国と異なり，高齢の不全四肢麻痺者が近年では増加傾向にあるため，わが国独自のデータベースを用いた予後予測や縦断研究なども期待される．

一方，脊髄再生による機能回復には残存機能の活用だけでなく，残存神経回路と新たな神経回路による再プログラム化であると捉えることができ，このプロセスに理学療法は必須である．こうした神経回路の再プログラム化は脊髄再生に特有なことではなく，現行の理学療法における機能回復と同様と考えてよい．すなわち，脊髄再生医療は現行の理学療法とかけ離れたものではなく，互いに補完するものと考えられる．脊髄再生医療がもたらすものは，新たな回路形成が効率よく起きる環境を整備するものともいえる．したがって，不全脊髄損傷者にみられる運動麻痺による筋力低下や感覚麻痺による身体認識の低下，痙縮による運動障害，疼痛や痺れなどに対しての介入方法や歩行再建に向けたロボティクスを含めた歩行トレーニング方法の確立を目標とした臨床研究がよりいっそう重要になると考える．

Conclusion

　今後は脊髄再生医療の進歩により，不全脊髄損傷者が増加し，歩行再建に対しての要望がよりいっそう高くなることが予想される．しかし，脊髄損傷の診療に関するガイドラインは少なく，理学療法に関しての記述はきわめて少ないのが現状である．システマティックレビューにおいても対象となるエビデンスの高い論文が少ないため，多施設間の大規模な RCT が 1 つあると，その結果に大きく左右されやすい．このため，脊髄損傷においては反証が非常に重要となり，対象者の選定やその介入方法について再検討を行い，確固たるエビデンスの構築を目指していくことが求められる．

文　献

1) 赤津　隆：労災脊髄損傷患者の現状と社会復帰を阻害する因子．臨整外　**3**：823-833，1968
2) 新宮彦助，他：脊髄損傷の疫学と予防．日本災害医学会会誌　**46**：404-409，1998
3) Mizukami M, et al：Relationship between functional levels and movement in tetraplegic patients. A retrospective study. *Paraplegia*　**33**：189-194，1995
4) 坂井宏旭，他：疫学調査（特集 脊髄損傷リハビリテーション―現状・課題・展望）．総合リハ　**36**：969-972，2008
5) Lee BB, et al：The global map for traumatic spinal cord injury epidemiology：update 2011, global incidence rate. *Spinal Cord*　**52**：110-116，2014
6) Murone I：The importance of the sagittal diameters of the cervical spinal canal in relation to spondylosis and myelopathy. *J Bone Joint Surg Br*　**56**：30-36，1974
7) 住田幹男：高齢者脊髄損傷の予後．リハ医学　**37**：282-291，2000
8) Scivoletto G, et al：Prediction of walking recovery after spinal cord injury. *Brain Res Bull*　**78**：43-51，2009
9) アメリカ脳神経外科学会，他（編），今栄信治（訳）：頸椎・頸髄損傷に対する急性期治療のガイドライン．メジカルビュー社，2004
10) 日本理学療法士協会：理学療法診療ガイドライン第 1 版（2011）．
http://japanpt.or.jp/00_jptahp/wp-content/uploads/2014/06/ver_all.pdf（2015 年 4 月閲覧）
11) van Middendorp JJ, et al：A clinical prediction rule for ambulation outcomes after traumatic spinal cord injury：a longitudinal cohort study. *Lancet*　**377**：1004-1010，2011
12) Scivoletto G, et al：Clinical factors that affect walking level and performance in chronic spinal cord lesion patients. Spine　**33**：259-264，2008
13) Waters RL, et al：Motor and sensory recovery following incomplete tetraplegia. *Arch Phys Med Rehabil*　**75**：306-311，1994
14) Brotherton SS, et al：Association between reliance on devices and people for walking and ability to walk community distances among persons with spinal cord injury. *J Spinal cord Med*　**35**：156-161，2012
15) van Hedel HJ, et al：Gait Speed in Relation to Categories of Functional Ambulation After Spinal Cord Injury. *Neurorehabili Neural Repair*　**23**：343-350，2009
16) Hasegawa T, et al：Physical impairment and walking function required for community ambulation in patients with cervical incomplete spinal cord injury. *Spinal Cord*　**52**：396-399，2014
17) 出田良輔，他：将来型脊髄損傷データベースシステムの構築：全国アンケート調査を踏まえて（平成 18・19 年度助成研究報告書）．理学療法学　**36**：78-79，2009
18) Hesse S, et al：Treadmill walking with partial body weight support versus floor walking in hemiparetic subjects. *Arch Phys Med Rehabil*　**80**：421-427，1999
19) 大畑光司，他：健常成人における体重免荷歩行の下肢筋電図解析．理学療法学　**31**：283-290，2004
20) Danielsson A, et al：Oxygen consumption during treadmill walking with and without body weight support in patients with hemiparesis after stroke and in healthy subjects. *Arch Phys Med Rehabil*　**81**：953-957，2000
21) Wernig A, et al：Laufband locomotion with body weight support improved walking in persons with severe spinal cord injuries. *Paraplegia*　**30**：229-238，1992
22) Wernig A, et al：Maintenance of locomotor abilities following Laufband（treadmill）therapy in para- and tetraplegic persons：follow-up studies. *Spinal Cord*　**36**：744-749，1998
23) Dobkin B, et al：Weight-supported treadmill vs over-ground training for walking after acute incomplete SCI. *Neurology*　**66**：484-493，2006

24) Mehrholz J, et al：Locomotor training for walking after spinal cord injury. Cochrane Database Syst Rev（Online）2012；11：CD006676
25) Swinnen E, et al：Effectiveness of robot-assisted gait training in persons with spinal cord injury：a systematic review. *J Rehabil Med* **42**：520-526, 2010
26) Mehrholz J, et al：Treadmill training for patients with Parkinson's disease. Cochrane Database syst Reviews（Online）2010（1）：Cd007830
27) Pepin A, et al：Treadmill walking in incomplete spinal-cord-injured subjects：2. Factors limiting the maximal speed. *Spinal Cord* **41**：271-279, 2003
28) 長谷川隆史，他：不全脊髄損傷者に対する体重免荷トレッドミル歩行では体重免荷によってケイデンスを増加することができる．理学療法学 **36**（Suppl 2）：342，2009
29) 長谷川隆史，他：体重免荷トレッドミル歩行トレーニングは不全脊髄損傷者の歩行率を改善して最大歩行速度を増加させる．*JJRM* **51**（Suppl）：S419，2014
30) Aach M, et al：Voluntary driven exoskeleton as a new tool for rehabilitation in chronic spinal cord injury：a pilot study. *Spine J* **14**：2847-2853, 2014
31) Kitatani R, et al：Reduction in energy expenditure during walking using an automated stride assistance device in healthy young adults. *Arch Phys Med Rehabil* **95**：2128-2133, 2014
32) 大畑光司：「歩行アシスト」を用いたリハビリテーション．*Clinical Engineering* **25**：149-153，2014
33) Mehrholz J, et al：Electromechanical-assisted training for walking after stroke. Cochrane Database Syst Rev 2013；7：Cd006185.
34) Field-Fote EC, et al：Influence of a locomotor training approach on walking speed and distance in people with chronic spinal cord injury：a randomized clinical trial. *Phys Ther* **91**：48-60, 2011
35) Alexeeva N, et al：Comparison of training methods to improve walking in persons with chronic spinal cord injury：a randomized clinical trial. *J Spinal Cord Med* **34**：362-379, 2011
36) Postans NJ, et al：Functional electric stimulation to augment partial weight-bearing supported treadmill training for patients with acute incomplete spinal cord injury：A pilot study. *Arch Phys Med Rehabil* **85**：604-610, 2004
37) Lucareli PR, et al：Gait analysis following treadmill training with body weight support versus conventional physical therapy：a prospective randomized controlled single blind study. *Spinal Cord* **49**：1001-1007, 2011
38) Nooijen CF, et al：Gait quality is improved by locomotor training in individuals with SCI regardless of training approach. *J Neuroeng Rehabil* **6**：36, 2009
39) Field-Fote EC, et al：Locomotor training approaches for individuals with spinal cord injury：a preliminary report of walking-related outcomes. *J Neurol Phys Ther* **29**：127-137, 2005
40) Hicks AL, et al：Long-term body-weight-supported treadmill training and subsequent follow-up in persons with chronic SCI：effects on functional walking ability and measures of subjective well-being. *Spinal Cord* **43**：291-298, 2005
41) Thomas SL, et al：Increases in corticospinal tract function by treadmill training after incomplete spinal cord injury. *J Neurophysiol* **94**：2844-2855, 2005
42) Wirz M, et al：Effectiveness of automated locomotor training in patients with chronic incomplete spinal cord injury：a multicenter trial. *Arch Phys Med Rehabil* **86**：672-680, 2005
43) Hase T, et al：Locomotor performance of the rat after neonatal repairing of spinal cord injuries：quantitative assessment and electromyographic study. *J Neurotrauma* **19**：267-277, 2002
44) Field-Fote EC：Combined use of body weight support, functional electric stimulation, and treadmill training to improve walking ability in individuals with chronic incomplete spinal cord injury. *Arch Phys Med Rehabil* **82**：818-824, 2001
45) Alcobendas-Maestro M, et al：Lokomat robotic-assisted versus overground training within 3 to 6 months of incomplete spinal cord lesion：randomized controlled trial. *Neurorehabil Neural Repair* **26**：1058-1063, 2012
46) Schwartz I, et al：Locomotor training using a robotic device in patients with subacute spinal cord injury. *Spinal Cord* **49**：1062-1067, 2011
47) 篠原幸人，他（編）：脳卒中治療ガイドライン2009．協和企画，2009
48) Han JS, et al：Transcutaneous electrical nerve stimulation for treatment of spinal spasticity. *Chin Med J*（*Engl*）**107**：6-11, 1994
49) Levin MF, et al：Relief of hemiparetic spasticity by TENS is associated with improvement in reflex and voluntary motor functions. *Electromyogr Clin Neurophysiol* **85**：131-142, 1992
50) Ping Ho Chung B, et al：Immediate effect of transcutaneous electrical nerve stimulation on spasticity in patients with spinal cord injury. *Clin Rehabil* **24**：202-210, 2010
51) van der Salm A, et al：Comparison of electric stimulation methods for reduction of triceps surae spasticity in spinal cord injury. *Arch Phys Med Rehabil* **87**：222-228, 2006
52) Aydin G, et al：Transcutaneous electrical nerve stimulation versus baclofen in spasticity：clinical and electrophysiologic comparison. *Am J Phys Med Rehabil* **84**：584-592, 2005

53) Goulet C, et al：Effects of transcutaneous electrical nerve stimulation on H-reflex and spinal spasticity. *Scand J Rehabil Med* **28**：169-176, 1996
54) Gregoric M. Suppression of flexor reflex by transcutaneous electrical nerve stimulation in spinal cord injured patients. *Muscle Nerve* **21**：166-172, 1998
55) Bajd T, et al：Electrical stimulation in treating spasticity resulting from spinal cord injury. *Arch Phys Med Rehabil* **66**：515-517, 1985
56) Bjorklund A, et al：Intracerebral neural implants：neuronal replacement and reconstruction of damaged circuitries. *Annu Rev Neurosci* **7**：279-308, 1984

6 神経難病に対する理学療法技術の検証

甲田宗嗣[*1]

> **Key Questions**
> 1. 該当領域における理学療法技術の問題点は何か
> 2. 科学的な検証と反証，それに対する再検証はあるか
> 3. 今後の臨床と研究の方向性は何か

はじめに

本稿では，神経難病に対する理学療法技術の検証を，当該領域における理学療法の問題点は何か，科学的な検証と反証，それに対する再検討はあるか，今後の臨床と研究の方向性は何かという観点から，先行研究をもとに論じる．

パーキンソン病

1. 当該領域における理学療法の問題点

パーキンソン病に対する運動療法については，さまざまな効果が報告されている．例えば，わが国で行われたMiyaiら[1]の研究では，パーキンソン病者を対象にした部分免荷トレッドミルでの歩行練習は，通常の理学療法と比較して，介入後1～4カ月のフォローアップにおいて，歩行スピードや歩幅の改善に効果があったと報告されている．この研究の具体的な運動療法の内容は，部分免荷トレッドミルについては，トレッドミルのスピードは0.5～3.0 km/hの0.5段階調整で，最も快適なスピードを対象者に選んでもらっている．そして，20%部分免荷で10分，10%部分免荷で10分，免荷なしで10分を行い，途中で計15分の休憩を設けている．これに対して，通常の理学療法では，全身調整，関節可動域（ROM：Range of Motion）運動，日常生活動作（ADL：Activities of Daily Living）練習，歩行練習を行っており，歩行練習の時間は，部分免荷トレッドミル群に合わせて30分としている．この研究では，特に歩幅の改善は介入後3カ月間の長期にわたり改善が維持された貴重なデータが示されている（**図1**）．

わが国でも，このように有益な研究結果が発表されているにもかかわらず，パーキンソン病者に対する運動療法の内容や負荷設定は統一されたプロトコルがない．この背景には，このような研究データが理学療法士に広く知られておらず，また「パーキンソン病者に部分免荷トレッドミルがよい」という漠然とした内容のみが広がり，詳細なプロトコルまでは浸透しない傾向にあることが考えられる．また別の視点では，パーキンソン病者に対する理学療法は，短期集中的な関わりだけでな

[*1] Munetsugu Kouta／広島都市学園大学健康科学部

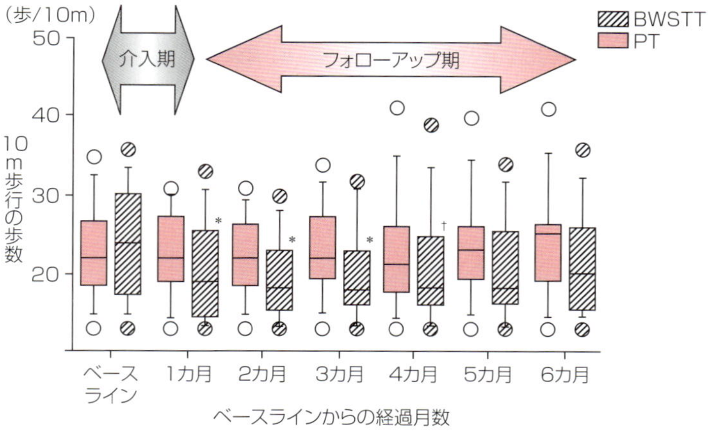

図1 部分免荷トレッドミルと通常理学療法が歩幅に与える影響（文献1）より一部改変引用）

ボックスの下限，中央線，上限は，それぞれ25, 50, 75パーセンタイルを表す．BWSTT：部分免荷トレッドミル，PT：通常の理学療法．ボックスから伸びる線分は，それぞれ10パーセンタイル，90パーセンタイルを表す．＊：p<0.05，†：p=0.06を表し，それぞれ BWSTT の改善効果が高いことを示す

く，長期的な関わりになることも多い．その場合，歩行能力などの身体機能面より QOL（Quality of Life）に着目すべきケースも少なくないが，臨床ではこれらのことが混在しており，運動内容や運動負荷量をアレンジしながら現状につながっているものと推察される．

2．検証と再検証，反証

日本神経学会が作成した『パーキンソン病治療ガイドライン2011』の「運動症状の非薬物治療」において，運動療法を中心としたリハビリテーションの効果についての記載がある（**表1**)[2]．この記載において，運動療法によるパーキンソン病の進行予防や一次的機能障害の改善には効果が認められないとしながらも[3]，二次的な，あるいは複合的な障害に対する効果は多数みられる[4]と書かれている．

二次的および複合的障害に対する運動療法の効果については，システマティックレビューにより詳細な分析が行われている[4]．この研究では，1980～2006年までの論文データベースにおいて342論文を抽出し，質の評価により絞り込んだ14論文を分析している．この分析結果によると，運動療法が身体機能に与える効果に関するメタ分析では，7論文全体の Effect Size（ES）は－0.47（95%信頼区間：－0.82，－0.12）で効果があることが示されている（**図2**）．一方で，運動療法がQOLに与える効果に関するメタ分析では，4論文全体の ES は－0.27（95%信頼区間：－0.51，－0.04）であり，身体機能に与える効果と比較して ES は低いものの，効果が示されている（**図3**）．特に注目すべきは，運動療法が身体機能に効果を与えることができな

表1 パーキンソン病治療ガイドライン2011にみるリハビリテーションの効果

① 運動療法が，身体機能，健康関連 QOL，バランス，歩行速度の改善に有効である（グレードA）
② 外部刺激，特に聴覚刺激による歩行訓練で歩行は改善する（グレードA）．また，音楽療法も試みるとよい（グレードC1）
③ 運動療法により転倒の頻度が減少する（グレードB）

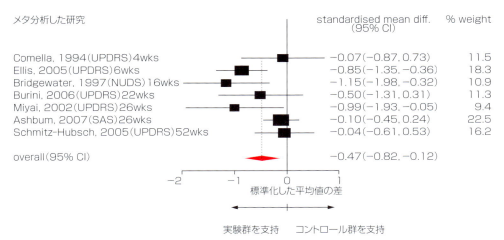

図2 RCT研究のメタ分析による運動療法が身体機能に与える効果
（文献4）より引用）

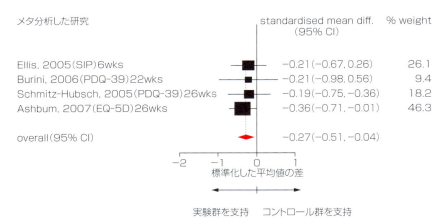

図3 RCT研究のメタ分析による運動療法がQOLに与える効果
（文献4）より引用）

かった研究のうち（**表2**），Ashburnら[5]の報告研究についてはQOLに効果を与える結果となっていることである（**図3**）．このAshburnらの報告を詳しくみると，介入内容は自宅で以下の運動を理学療法士が個別に指導している．すなわち，筋力増強運動（膝関節・股関節の伸展），ROM運動（足部，骨盤傾斜，体幹，頭部），静的・動的バランス練習，屋内・屋外歩行練習，転倒に関する口頭での教育である．これらの運動は，それぞれ6段階の難易度が設定され，対象者に合わせて理学療法士が選択している．頻度は，1セッション1時間で，週に1セッション，6週間継続して行い，6カ月後のフォローアップにて評価されている．結果として，6カ月後のフォローアップでは，Berg balance scaleはコントロール群と比較して差は認められなかったものの（$p=0.913$），転倒しそうになる回数が減少し（$p=0.048$），QOLも高値（$p=0.033$）であった．このAshburnらの研究からいえることは，個別性の高い運動プログラムを指導することで身体機能を改善できなくてもQOLの改善には一定の効果があり，臨床においても配慮すべきことと思われる．

表2 運動療法が運動機能改善に効果を示した研究と示さなかった研究 (文献4)より引用）

研究名	実験群の内容	コントロール群
身体機能に効果が認められなかった研究		
Comella, 1994	漸増運動（1/3/4）	6カ月待機後に介入
Schmits-Hubsch, 2005	気功（1/1/8）	介入なし
Burini, 2006	有酸素運動（0.75/3/7），2カ月休憩後の気功（0.75/3/7）	クロスオーバー試験
Ashburn, 2007	自宅での運動（1/1/6）	通常ケア
身体機能に効果が認められた研究		
Ellis, 2005	理学療法と投薬（1.5/2/6），6週間投薬のみ	クロスオーバー試験
Bridgewater, 1997	体幹筋筋力強化と有酸素運動（0.75/2/12）	関心のある会話
Miyai, 2002	部分免荷トレッドミル（0.75/3/12）	理学療法（0.75/3/12）

（　）内の数字は左から順に，1セッションあたりの介入時間，1週あたりのセッション数，介入期間（週）

一方で，先のシステマティックレビューにおいて，運動療法により身体機能改善に効果が認められたものの，QOLには効果が認められなかった研究として，Ellisら[6]の報告がある．この研究では，外来リハビリテーション施設で運動療法が行われており，内容は，5分間のウォームアップ，15分間のストレッチ体操，15分間の機能的な筋力増強運動，15分間の機能的な運動，15分間の外部刺激を併用した平地歩行とトレッドミル歩行，15分間のバランス練習とレクリエーションゲーム，10分間のリラクセーション運動であった．この90分間の運動を1セッションとし，週2セッション，6週間の介入が行われた．結果として，運動療法を行った群のほうが快適歩行スピード（$p=0.012$, $ES=0.49$），パーキンソン病統一スケール（UPDRS：Unified Parkinson's Disease Rating Scale）のADL項目（$p=0.014$, $ES=0.45$），UPDRSの合計（$p=0.007$, $ES=0.56$）であり，それぞれ運動療法群で改善が認められた．さらに，健康関連QOLのうち，身体的領域については改善が認められたものの（$p<0.015$, $ES=0.55$），心理社会的領域を含めた健康関連QOL全体については明らかな改善は認められなかった（$ES=0.1$）．このEllisらの研究とAshburnらの研究を比較すると，多彩な運動プログラムを提供しているものの論文中には負荷の設定について詳細な記述はなかったことがあげられる．また，Ashburnらは自宅で運動療法を提供していたのに対し，Ellisらは外来で行っている点も異なった．

3．今後の臨床と研究の方向性

先の項で述べたAshburnらとEllisらの研究プロトコルの違いの一つとして，運動療法の提供場所が自宅か外来かという点をあげた．ここでは，自宅での運動療法の効果に関する研究を2つ示すことで，今後の臨床と研究の方向性について考察する．

まず，Nieuwboerら[7]によるパーキンソン病者に対する自宅での理学療法プログラムの効果についての報告である．対象者は，パーキンソン病者33名であり，薬効がoff時で，Hoehn-Yahrの分類で4の者が全体の2/3程度を占める重症者で行った．1セッション30分で週3セッションの介入を6週間実施し，3カ月後にフォローアップを実施した．この研究は自宅での介入であるが，評価が自宅と病院で行われたのが特徴である．介入のコンセプトは，動作スピードをスムーズにするというより，できない動作ができるようになることを目的とされていた．治療の原則は，合図（cue），意識のコントロール，バイオメカ

ニクスの観点からの代償，さまざまな場面での歩行や立ち上がり，ベッド上での動作を反復して練習する．すなわち，認知機能のコントロールを伴った反復学習を行ったといえるであろう．例えば，立ち上がりでは，体幹の前屈スピードが遅い者の場合，代償として重心の移動をうまく活用して最小限の力で立つようにしたり，歩行では視覚・聴覚の合図を用いて歩幅や方向転換などを改善するようにしたと記述されている．結果として，6週間の介入後には興味深いことに，自宅での評価において機能的活動スコアが有意に向上したのに対し，病院での評価は向上の程度が低かった．これらの結果は，フォローアップの時期においても一部持続していた．このことは，パーキンソン病者においては運動学習が場所や動作の文脈に依存している可能性があり，単純に運動機能が改善したというより，むしろ認知機能の代償により運動能力が向上したと考えることができる．これらのことから，実際に生活する場面での運動学習が重要であることが示唆される．

Nieuwboerら[8]は，別の報告において，自宅での外部刺激装置による練習の効果を示している．この研究デザインは，一重盲検法によるランダム化比較試験（RCT：Randomized Controlled Trial）であり，対象者は153名のパーキンソン病者（41～80歳，Hoehn-Yahrの分類：2～4）であった．外部刺激装置は手首に装着するタイプであり，聴覚，振動覚，視覚に刺激を発生させる装置である．介入期間は3週間で，理学療法士が毎日フォローしながら自主トレーニングを行った．介入の具体的方法は，刺激に合わせて歩行開始や停止，踵接地，プッシュオフ，横歩き，後ろ歩き，二重課題などの練習を行っている．さらに，さまざまな場所での歩行，長距離歩行も行っている．また，すくみ足に対する練習として，方向転換，狭いところ，ドアの隙間を止まらずに歩き続ける練習を行い，その際，刺激の頻度については，対象者の状況に合わせて個別的に設定するよう工夫されている．例えば，すくみ足が強い者では，最初はすくみ足に合わせて速めの刺激を与え，徐々にゆっくりの刺激に変更するなどである．この介入により，姿勢と歩行の評価で有意な改善が認められた（4.2％の改善，$p = 0.005$）．この姿勢と歩行の改善は，すくみ足がある者において5.5％と効果が高かった（$p = 0.0007$）．歩行スピード（$p = 0.005$），歩幅（$p = 0.001$）も有意な改善が認められたが，QOLに改善は認められなかった．6週間のフォローアップで訓練効果は相当に減少した．刺激装置による改善効果は，介入終了から6週間後にはかなり少なくなっていた．

これら2つの研究をみると，自宅での運動療法の指導は一定の効果が認められる．運動の内容は単なる筋力や体力の向上ではなく，動作アドバイスや外部刺激を用いた練習など，認知機能を考慮した内容であることも注目したい．しかし，これらの自宅での介入においてもQOLの維持・改善までは十分証明されておらず，今後の課題であると思われる．

ギラン・バレー症候群

1．当該領域における理学療法の問題点

日本神経学会が作成した「ギラン・バレー症候群，フィッシャー症候群診療ガイドライン2013」[9]には，**表3**のように記載されており，ギラン・バレー症候群へのリハビリテーションには確立されたエビデンスがないことがわかる．エビデンスが十分確立されていない要因として，欧米での発症率が人口10万人に対し，0.62～2.66人，わが国では1.15人と比較的に発症率が低く[9]，リハビリテーションの統計データが得られにくいことが考えられる．また，筋力低下を中核症状とする

表3　『ギラン・バレー症候群，フィッシャー症候群診療ガイドライン2013』にみるリハビリテーションの効果（文献9）より引用）

① 筋力低下の著しい症例では，関節拘縮予防と良肢位を心がけ，回復期においても筋力負荷の強すぎる訓練は避ける（グレードなし）
② リハビリテーションは，個々の症例の実情に応じたプログラムが必要であり画一的に勧められるメニューはない（グレードなし）
③ 患者の状況に応じた多面的なリハビリテーションプログラムを遂行することにより機能予後を改善する（グレードC1）
④ 個々の患者の状況により異なるが，1～2年を超える長期の介入が機能予後を改善する（グレードC1）

が，その程度は四肢に軽度に出現するものから呼吸筋が障害されるものまでさまざまで，感覚障害も痛みや痺れを伴うものを含め，さまざまに存在し，画一した対象のデータが得られにくいこともエビデンス確立が進まない要因として考えられる．

日本神経学会のガイドラインにおけるギラン・バレー症候群のリハビリテーションについては，筋力の改善を目的とした理学療法のみではなく，作業療法，心理的支援療法，言語・嚥下訓練など，個々の患者の状態に応じた multidisciplinary care（多面的ケア）が重要であることが指摘されている．この根拠となる論文をみると，リハビリテーション病棟に入院したギラン・バレー症候群者のADL動作能力が改善することが示される一方で[10]，6カ月間のリハビリテーションを終えた重症のギラン・バレー症候群患者では，同年代の健常者と比較してQOLが低いことが示されている[11]．これらの研究からは，理学療法の内容や負荷量についての言及はなく，ほかの療法との比率についての示唆を得ることもできないのが現状である．

2．検証と再検証，反証

わが国において，ギラン・バレー症候群の死亡率に対するリハビリテーションの効果について，コホート研究により分析した報告がある[12]．この研究では，2007年7月～2011年10月までにギラン・バレー症候群と診断されて入院した患者3,835名が対象となっている．その結果として，高齢で入院時のBarthel indexが低値であり，併存疾患があり，人工呼吸器を使用し，免疫療法を行った者は，入院中にリハビリテーションが処方される傾向にあった．926名のマッチング法による傾向スコア解析にて，リハビリテーションが行われた者の入院中30～90日の死亡率は有意に低く，調整されたオッズ比は，リハビリテーションの有無でそれぞれ0.14，0.23であり，リハビリテーションを行ったほうが入院中の死亡率を抑えることができる結果が示されている．ギラン・バレー症候群者の中には，急性増悪の時期に人工呼吸器を必要とする者も少なからず存在することから，早期から呼吸理学療法や離床促進などの介入を行うことが望ましいものと思われる．

ギラン・バレー症候群に対する理学療法の効果について，質の高い研究は報告数が非常に少ない．その中で，Khanら[13]は，慢性期ギラン・バレー症候群者に対する高強度と低強度の運動の効果をRCTにて検討し，報告している．内容は，79名の参加者を集め，40名を高強度群，39名を通常群に分けた．主要なアウトカムは，活動の評価として機能的自立度評価法（FIM：Functional Independence Measure）の運動項目を評価した．副次的なアウトカムは，標準化された質問紙を用いたQOLや精神面の評価が行われた．高強度プログラムの内容は，週3回，各1時間のセッションで，このセッションを30分ずつのブロックに分け，作業療法，社会・心理療法，言語療法，理学療法が順番に行われている．また，低強度プログラムは自主トレーニングと，教育やセルフマネジメントを含んだ30分の理学療法が週2回行われている．結果と

して，69名（介入群35名，コントロール群34名）のデータが取得され，介入群においてFIMの運動項目合計，セルフケア，排泄コントロール，移動・移乗，歩行に改善が認められ，うつスケールなどの精神面の改善も軽度ながら認められている．この研究結果から，少なくとも慢性期のギラン・バレー症候群者に対して，多面的な介入の効果が示されており参考になる．

3．今後の臨床と研究の方向性

ギラン・バレー症候群は，比較的に予後のよい疾病とされるが，少なからず障害が残存することが報告されている[14]（**図4**）．この図4をみると，特に高齢者で障害が残存する比率が高く，長期的なフォローが必要であることが示されている．また，発症から6カ月程度までが急激に障害が回復し，さらに12カ月程度までは回復が認められている．わが国の現状では，回復期リハビリテーション病棟の入院期間は，原則として長くても発症後7カ月までである．そのため，理学療法士もギラン・バレー症候群の病態を理解し，長期的なフォローが必要な場合もあることを認識すべきである．

また，人工呼吸器を必要としたギラン・バレー症候群者の障害に関する長期予後を調査した研究[15]でも，長期的な回復が示されている（**図5**）．特に，6カ月の時点で歩行器などで5m歩行が可能であった者については，長期的な歩行能力の改善が期待できる．しかし，発症後長期間にわたる理学療法の効果については報告がない．今後は，わが国においても施設縦断的な理学療法士などの関わりについての効果・検証が求められる．

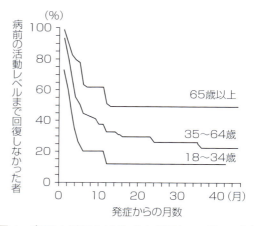

図4 米国4州における成人ギラン・バレー症候群患者における障害の回復（文献14より引用）

多発性硬化症

1．当該領域における理学療法の問題点

多発性硬化症に関する研究は，複数のシステマティックレビューが存在する．多発性硬化症に対する運動の効果を調査した6つのRCT研究を集めたシステマティックレビュー[16]では，評価指標が統一でないため，メタ分析はできなかったものの，筋力，耐久性，移動能力に対しては効果があるという強いエビデンスが示されていた．気分に対しても中等度のエビデンスがあったが，疲労，障害受容に対してはエビデンスが示されなかった．運動の例として，15週間，週に3回，1回につき40分の上肢および下肢のエルゴメータであったり，2週に1回，1回1時間の個別トレーニングであったり，4週間入院し，週に5回，1回につき30分のエルゴメータトレーニングであったりした．その他の研究においても，多発性硬化症に対する運動・理学療法については，入院，外来を含め，一定の効果が示されている[17]．

多発性硬化症は，慢性進行性疾患という疾病の特性上，日常における主体的な身体活動量を保つことがQOLの観点からも重要である．これに関連した報告として，多発性硬化

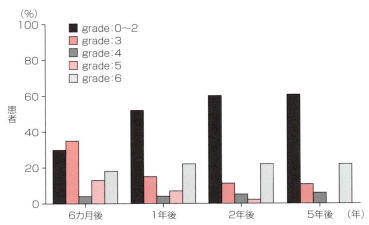

図5 人工呼吸器が必要であったギラン・バレー症候群者の障害に関する長期予後（文献15）より引用）

Hughes scale
grade 0：正常
grade 1：軽微な神経症候を認める
grade 2：歩行器，またはそれに相当する支持なしで5mの歩行が可能
grade 3：歩行器，または支持があれば5mの歩行が可能
grade 4：ベッド上あるいは車椅子に限定（支持があっても5mの歩行が不能）
grade 5：補助換気を要する
grade 6：死亡

症患者の身体活動の量と，身体活動に及ぼす影響を横断的研究により調査した報告がある[18]．この報告では，106名の多発性硬化症者を対象に，身体活動と年齢や障害者就労の有無などの人口統計の影響，認知行動，環境要因との関連を分析している．結果として，平均で週に30時間は2METs以上の身体活動を行っていた（四分位数範囲＝10.7, 45.0時間/週）．身体活動量を予測する回帰モデルでは，年齢や就労などの人口統計（29.4％）や疾病の重症度（28.3％）の変数の寄与率が高く，認知行動（12.0％）や環境（9.1％）の変数の寄与率が低い結果であった．また，この回帰モデルで身体活動量の37.2％の説明ができる結果となった．この研究は，オランダで行われたものであり，わが国における多発性硬化症者の身体活動がどの程度あるのか，またそれに及ぼす要因は何かなどはまったくわかっておらず，理学療法士の視点から調査することが求められるように思われる．

2．検証と再検証，反証

先行研究より，理学療法の効果を具体的に検討すると，自宅での理学療法，外来での理学療法，理学療法なしの3つの期間をランダムな順番で行ったクロスオーバー研究の報告がある[19]．対象者は5m以上の歩行が可能な者としている．理学療法の内容は，自宅，外来ともに，1セッション45分，週に2セッションを8週間行われている．自宅と外来での理学療法のコンセプトは基本的には同じであるが，環境は異なり，また自宅では，より特定の動作練習，外来ではファシリテーションテクニックが多めに行われた．結果として，rivermead mobility indexにおいて理学療法なしに比べて，自宅もしくは外来での理学療法を行ったほうが有意に改善効果が認められた（p＜0.001，理学療法なしに対する外来と自

宅理学療法のESは，それぞれ1.4, 1.5)．この研究では，外来と自宅での理学療法の差は，ほとんどなかったと結論づけている．また，理学療法の詳細は記されておらず，個人に合わせてプログラムを行っていた可能性がある．

理学療法の内容を規定した介入研究では，ステップ台を足で踏むタイプのマシントレーニングを行ったRCT研究がある[20]．対象は1本杖で100m以上歩ける程度の身体機能を有する多発性硬化症者26名であり，介入群はマシントレーニングを行い，コントロール群は何も行わなかった．介入内容は，対象者に合わせて休憩を十分とりながら30分の時間を設けてマシントレーニングを行っている．マシントレーニングの負荷はステップの重さと踏み替える速さで決まり，対象者自身が決めた．結果として，fatigue severity scale, modified fatigue impact scale（どちらも標準化された疲労スケール），QOLの評価としてのSF-36（MOS 36-Item Short-Form Health Survey）に改善が認められた．

また，理学療法の内容を工夫した研究として，前庭系リハビリテーションにより疲労と立位バランスが改善するかどうかを検討した報告がある[21]．この研究では，38名の多発性硬化症者を，前庭リハビリテーション群，エルゴメータ群，介入なし群に分け，前庭リハビリテーション群とエルゴメータ群は1セッション60分の介入を週2回，6週間行った．前庭リハビリテーションの具体的な内容は，閉眼・開眼や床面，足部の位置をコントロールして難易度を調整した静的立位バランス，動的立位バランスの練習（全部で26項目）をそれぞれ1, 2分間かけて行っている．エルゴメータ群は，5分間のウォームアップ，15分間×2回の運動，5分間のクールダウンを行った．15分間の運動では，最大心拍数の65〜75％でBorg scale 11〜14になるように設定した．ウォームアップとクールダウンはストレッチを行い，腓腹筋，大腿四頭筋，ハムストリングス，大殿筋，腸腰筋，腹筋群で，それぞれ30秒伸張した．この研究の結果として，前庭リハビリテーション群は，エルゴメータ群，介入なし群と比較して，疲労感，バランス能力，自己申告でのめまいや平衡機能障害において，有意な改善が示されている．これらの改善の差は，4週間後のフォローアップでは小さくなっていた．そして，興味深いことにエルゴメータ群は介入なし群と比較して，介入直後の比較でもどの評価指標にも差は認められなかった．この結果は，先にあげたマシントレーニングの結果と矛盾しており，ステップ台とエルゴメータという機器の差はあるものの，一定した見解は得られていないことがわかる．

3．今後の臨床と研究の方向性

多発性硬化症の症状は，運動障害，感覚障害などさまざまであり，易疲労を呈することも少なくない．先行研究として，運動を中心とする理学療法に一定の効果を示す研究があるので，わが国においてもプロトコルを定めて介入することが望まれる．その際，患者の疲労感に配慮するために，運動負荷を患者自身で変更できることや，筋力・体力に対する負荷ではなく，バランス能力などへの負荷を加えることを考慮する必要があるかもしれない．このように難易度に幅をもたせる一方で，介入内容を規定し，標準化された理学療法を提供することが必要であると思われる．

おわりに

神経難病は，同一の疾患名であってもさまざまな症状を呈することがあり，症例数が限られることから十分なエビデンスが示されていない領域もある．また，症状が固定せず，長期にわたり症状が進行する場合も多く，理

学療法の目的を運動機能の改善におけばよいのか，QOL の維持向上におけばよいのか決めがたいこともある．これらのことを踏まえ，理学療法士ができることについて議論が求められる．

> **Conclusion**
>
> 　神経難病領域における理学療法の問題点は，疾病の特性から症状や進行スピードがさまざまであることや，症例数が比較的少ないことから，質の高いエビデンスを示す研究は限られていることがあげられる．また，病状が慢性進行性であったり，急激な増悪を呈する場合もあり，理学療法の実施において，主要アウトカムを運動能力の改善におくべきか QOL の維持向上におくべきか，個々のケースで判断する必要があることもあげられる．本稿では，パーキンソン病，ギラン・バレー症候群，多発性硬化症の理学療法について，先行研究をレビューし，それぞれの疾患に対して運動療法が運動能力の改善に一定の効果を示すことが明らかとなった．しかしながら，保険制度の中での理学療法が充実したわが国においては，運動能力の改善のみを主要アウトカムに理学療法を受ける患者ばかりではなく，運動療法の適応にあたっては，患者のニードを十分に把握したうえで，内容や頻度，負荷量を設定することが求められるものと思われる．

文　献

1) Miyai I, et al：Long-term effect of body weight-supported treadmill training in Parkinson's disease：A randomized controlled trial. *Arch Phys Med Rehabil* **83**：1370-1373, 2002
2) 日本神経学会（監）：パーキンソン病治療ガイドライン 2011．pp139-142（http://www.neurology-jp.org/guideline/parkinson.html：2015 年 1 月 15 日閲覧）
3) Deane KH, et al：Physiotherapy for patients with Parkinson's Disease：a comparison of techniques. *Cochrane Database Syst Rev*（3）：CD002817, 2001
4) Victoria A, et al：The effectiveness of exercise interventions for people with Parkinson's disease：a systematic review and meta-analysis. *Mov Disord* **23**：631-640, 2008
5) Ashburn A, et al：A randomised controlled trial of a home based exercise programme to reduce the risk of falling among people with Parkinson's disease. *J Neurol Neurosurg Psychiatry* **78**：678-684, 2007
6) Ellis T, et al：Efficacy of a physical therapy program in patients with Parkinson's disease：a randomized controlled trial. *Arch Phys Med Rehabil* **86**：626-632, 2005
7) Nieuwboer A, et al：The effect of a home physiotherapy program for persons with Parkinson's disease. *J Rehabil Med* **33**：266-272, 2001
8) Nieuwboer A, et al：Cueing training in the home improves gait-related mobility in Parkinson's disease：the RESCUE trial. *J Neurol Neurosurg Psychiatry* **78**：134-140, 2007
9) 日本神経学会（監）：ギラン・バレー症候群，フィッシャー症候群診療ガイドライン 2013．南江堂，2013, pp150-151
10) Nicholas R, et al：A retrospective analysis of outcome in severe Guillain-Barre syndrome following combined neurological and rehabilitation management. *Disabil Rehabil* **22**：451-455, 2000
11) Demir SO, et al：Factors associated with health-related quality of life in patients with severe Guillain-Barré syndrome. *Disabil Rehabil* **30**：593-599, 2008
12) Inokuchi H, et al：Effect of rehabilitation on mortality of patients with Guillain-Barre Syndrome：a propensity-matched analysis using nationwide database. *Eur J Phys Rehabil Med* **50**：439-46, 2014
13) Khan F, et al：Outcomes of high- and low-intensity rehabilitation programme for persons in chronic phase after Guillain-Barré syndrome：a randomized controlled trial. *J Rehabil Med* **43**：638-646, 2011
14) Frenzen PD：Economic cost of Guillain-Barré syndrome in the United States. *Neurology* **71**：21-27, 2008

15) Fletcher DD, et al：Long-term outcome in patients with Guillain-Barré syndrome requiring mechanical ventilation. *Neurology* **54**：2311-2315, 2000
16) Rietberg MB, et al：Exercise therapy for multiple sclerosis. *Cochrane Database Syst Rev* **25**：CD003980, 2005
17) Nicholas R, et al：Multiple sclerosis. *Clin Evid（Online）* **14**：1202, 2009
18) Beckerman H, et al：Physical activity behavior of people with multiple sclerosis：understanding how they can become more physically active. *Phys Ther* **90**：1001-1013, 2010
19) Wiles CM, et al：Controlled randomised crossover trial of the effects of physiotherapy on mobility in chronic multiple sclerosis. *J Neurol Neurosurg Psychiatry* **70**：174-179, 2001
20) Huisinga JM, et al：Elliptical exercise improves fatigue ratings and quality of life in patients with multiple sclerosis. *J Rehabil Res Dev* **48**：881-890, 2011
21) Hebert JR, et al：Effects of vestibular rehabilitation on multiple sclerosis-related fatigue and upright postural control：a randomized controlled trial. *Phys Ther* **91**：1166-1183, 2011

第2章

運動器障害アプローチに対する検証

　従来より運動器疾患の根幹となってきた理学療法は，関節可動域運動と筋力増強運動であった．そのことが先行した理由には，筋力強化を手術後侵襲や疾患部位と他の部位の関連性を考慮せずに行われてきた歴史も否めないと考えられる．人工関節手術後に足関節に重錘バンドを装着した筋力強化が行われたり，肩関節疾患ではプーリーエクササイズを行うことなどが，その例である．現在では，単関節の疾患であっても隣接関節，あるいは力学的あるいは姿勢制御の観点から拘束を受ける身体の他部位を考慮した理学療法が施行されることが常識的になってきた．本章では，この従来の運動器疾患に対する理学療法を吟味し，新たな理学療法への指向の観点から論じる．

1 頸部・頭部に対する理学療法技術の検証

上田泰久[*1]

🔒 Key Questions

1. 該当領域における理学療法技術の問題点は何か
2. 科学的な検証と反証，それに対する再検証はあるか
3. 今後の臨床と研究の方向性は何か

はじめに

理学療法士が頸部・頭部（以下，頭頸部）の運動器疾患の症例を担当する機会は，臨床では多い．理学療法技術で対応する頭頸部の運動器疾患には，頸椎症，頸椎症性神経根症，頸椎症性脊髄症などの退行変性疾患，頸椎捻挫などの外傷性疾患が含まれる．これらの疾患を有する症例では，骨格系・筋系・神経系の機能障害（以下，神経筋骨格系の機能障害）が単独で出現していることは少なく，多くの症例で機能障害が重複して相互に関係し合っている．理学療法士は，症例の神経筋骨格系の機能障害を確実に評価および治療して，基本的動作能力の回復に結び付けることが必要である．そこで，本稿では頭頸部に対する理学療法技術とは「機能障害」に対する治療技術という立場から，①頭頸部に対する理学療法技術の問題点，②頭頸部に対する理学療法技術のエビデンス（科学的根拠），③頭頸部に対する今後の理学療法戦略について述べていく．

頸部・頭部に対する理学療法技術の問題点

ここでは，わが国における現在の理学療法技術がどのように整理されてきたかについて，理学療法の歴史を振り返ったうえで，頭頸部に対する理学療法技術の問題点について整理する．

1. 理学療法の歴史

わが国では，1965年に「理学療法士及び作業療法士法」が制定されて，リハビリテーション（医学的，教育的，職業的，社会的）の中でも，特に医学的リハビリテーションを担う専門職として理学療法士が誕生した[1]．この法律では，理学療法について「理学療法とは，身体に障害のある者に対し，主としてその基本的動作能力の回復を図るため，治療体操その他の運動を行わせ，および電気刺激・マッサージ・温熱その他の物理的手段を加えることをいう」と定義されている．つまり，理学療法の対象は「身体に障害のある者」，目的は「基本的動作能力の回復を図ること」，手段は「治療体操その他の運動を行わせ，および電

[*1] Yasuhisa Ueda／文京学院大学保健医療技術学部

気刺激・マッサージ・温熱その他の物理的手段を加えること」と明記されている．このような経緯から，手段としての現在の理学療法技術は，運動療法，物理療法，日常生活活動の治療などに大きく分けられている[1,2]．専門職である理学療法士としては，現在の理学療法技術が開発された経緯について，成書[1,2]の一読をお勧めする．次に理学療法技術の中でも，特に「運動療法」に焦点をあてて述べていく．

1950年代までに開発された運動療法は，解剖学・生理学の中で主として筋に関する研究を基礎とした「従来の運動療法（traditional therapeutic exercise）」と称された．この従来の運動療法には，関節可動域（ROM：Range of Motion）運動，伸長運動，筋力増強運動，持久力運動，協調性運動，リラクセーション，神経筋再教育，全身調整運動などがあった．1960年代には，神経に関する解剖学・生理学の研究成果を基礎とした運動療法が発展し，「神経生理学的アプローチ（neurophysiological approach）」と称された．1970年代には，関節に関する研究成果を基礎とした「関節モビライゼーション（joint mobilization）」や「関節運動学的アプローチ（arthrokinematic approach）」などが運動療法として取り入れられた．1980年代には，これまでの解剖学・生理学を基礎とした運動療法だけでは，運動器系の病的状態には十分な効果を得られないことから，解剖学，生理学，運動学に加えて，組織学，物理学，生化学などを含む，いわゆる筋生物学を基礎とした「筋生物学的アプローチ（muscle biological approach）」と称される運動療法が求められた[1]．1990年代からは，「課題志向型アプローチ（task oriented approach）」が運動療法に取り入れられている．

このように運動療法の技術は，時代の移り変わりとともに新たな知見や科学的根拠を取り入れながら発展し続けている．現在の運動療法は，従来の「基礎的・基本的治療」と神経生理学的アプローチや関節モビライゼーションなどの「応用・特殊技術治療」，そして新たに疾患別の「臨床・疾患別治療」として，おおまかに整理される[2]（**表1**）．

2．頭頸部に対する理学療法技術の問題点

筆者の経験では，ひと昔前まで頭頸部に対する理学療法技術は，頭頸部に対して**表1**の「基礎的・基本的治療」や「応用・特殊技術治療」から運動療法を選択して展開することが多かった．つまり，頭頸部の運動器疾患であれば局所だけを評価して問題点を抽出し，ROM制限があればROM運動や伸長運動，筋力低下があれば筋力増強運動，疼痛があれば関節モビライゼーションなどを選択して運動療法を実施していた．ところが，局所に着目した運動療法だけでは，基本動作能力の回復には結び付きにくい．そのため，頭頸部の運動器疾患であっても局所に着目した運動療法を展開するだけでなく，基本的動作能力の回復と関係の深い「姿勢，動作」の個別性を評価して隣接部位との関係に着目した運動療法の必要性を感じるようになった．

近年のコンピュータ社会では，頭頸部の運動器疾患が急増しており，神経筋骨格系の機能障害による症状を有する症例も多い．その原因として，デスクワークの環境（モニターやマウスの位置）や課題（頭頸部や上肢の反復動作など）との関係性が数多く報告されている[3]．また，頭頸部は隣接部位である胸郭の偏位（上半身質量中心位置である第7〜9胸椎高位の偏位）や上肢帯の下制（肩峰の下制）など姿勢の条件により，頸椎の病態運動が出現することがわかってきた[4〜8]．頸椎の病態運動は，機械的負荷（以下，メカニカルストレス）を増加させるため，頭頸部の運動器疾患を悪化させる大きな要因となる．この病態運動を改善させるためには，姿勢・動作

表1 運動療法の種類 (文献2)より引用)

A. 基礎的・基本的治療	B. 応用・特殊技術治療	C. 臨床・疾患別治療
・関節可動域運動 　他動的関節可動域治療 　自動的関節可動域治療 　補装具治療 ・伸張運動 　徒手的伸張運動 　器械的伸張運動 　自己的伸張運動 ・筋力維持・増強運動 　徒手抵抗（介助）運動 　器械抵抗（介助）運動 　自己抵抗（介助）運動 ・協調性改善運動 　Frenkel体操 ・バランス改善運動 　機能改善的アプローチ 　環境適応的アプローチ ・姿勢改善運動 　姿勢保持安定性向上運動 　姿勢定位促通運動 ・筋弛緩運動 　段階的筋弛緩法（Jacobson法） 　自律神経調整法（Schultz法） ・全身調整運動 　自動運動 　呼吸運動 ・基本動作獲得運動 ・起立歩行能力向上運動	・神経生理学的治療 　固有受容性神経筋促通法（PNF） 　Brunnstrom法 　Vojta法 　Rood法 ・神経発達的治療 　Bobath法 ・神経筋再教育治療 　バイオフィードバック法 　感覚運動再教育治療 ・神経筋協調治療 　動的関節制御治療 ・運動再学習治療 ・認知運動療法 ・徒手療法 　関節モビライゼーション 　軟部組織モビライゼーション 　神経モビライゼーション 　運動併用モビライゼーション ・疼痛軽減治療 　マイオセラピー ・痙性制御治療 ・嚥下障害治療 ・水中運動療法 ・バルーン療法 ・リンパ浮腫治療 ・代替療法　など	・腰痛 　Williams体操 　Kraus-Weber体操 　Cailliet体操 ・肩関節機能障害 　Codman体操 　チューブトレーニング ・脊柱側弯 　Klapp体操 ・末梢循環障害 　Büerger体操 　Büerger-Allen体操 ・腰椎圧迫骨折 　Böhler体操 ・アキレス腱断裂 　Hohmann体操 ・関節リウマチ 　リウマチ体操 ・慢性閉塞性呼吸器疾患 　呼吸筋ストレッチ体操 ・産科 　妊婦体操 　産褥体操 ・頸肩腕症候群 ・Parkinson病 ・骨粗鬆症 ・糖尿病　ほか

の個別性を評価して隣接部位との関係に着目した運動療法を展開することが望ましいと考えている．

以上より，頭頸部に対する運動療法では，頭頸部を細かく評価して運動療法を展開すること，姿勢・動作と隣接部位の関係を評価して運動療法を展開することの両方の視点が必要と考える．

頸部・頭部に対する理学療法技術のエビデンス

頭頸部に対する理学療法技術として，局所に着目した運動療法（以下，局所から展開する運動療法）と姿勢・動作と隣接部位の関係を考慮した運動療法（以下，姿勢・動作から展開する運動療法）の，両面からの展開が重要である．ここでは，局所から展開する運動療法として徒手療法のエビデンスについて紹介する．

徒手療法のエビデンスについては，日本理学療法士協会の「徒手的理学療法 診療ガイドライン」[9]で詳細に報告されている．その中では，頸部に対する徒手療法の有効性として，①関節モビライゼーション，②マニピュレーション，③モビライゼーションとマニピュレーションの効果比較，④徒手療法を含む複合治療の効果，⑤上肢を含む他部位への効果，⑥その他（頭痛，めまい，顎関節痛）に対する効果，⑧鞭打ち症について報告している．これらは，すべて推奨グレードA（表2）であり，エビデンスレベル2（表3）となっている．徒手療法は提唱者により技術が体系化されており，ROM制限や疼痛などの症状に対して有効である．

表2 推奨グレード

グレード	内容
A	行うように勧められる強い科学的根拠がある
B	行うように勧められる科学的根拠がある
C1	行うように勧められる科学的根拠がない
C2	行わないように勧められる科学的根拠がない
D	無効性や害を示す科学的根拠がある

表3 エビデンスレベル

レベル	内容
1	システマティックレビュー，ランダム化比較試験（RCT）のメタアナリシス
2	1つ以上のRCTによる
3	非RCTによる
4a	分析疫学的研究（コホート研究）
4b	分析疫学的研究（症例対照研究，横断研究）
5	記述研究（症例報告やケースシリーズ）
6	患者データに基づかない，専門委員会や専門家個人の意見

頸部・頭部に対する今後の理学療法技術

ここでは，筆者が取り組んでいる「姿勢・動作から展開する運動療法」について3つに分けて説明する．まず，頭頸部の運動器疾患である退行変性疾患と外傷性疾患の病態について述べる．次に，筆者の臨床と研究から頸椎の病態運動と頸部痛および頭痛の関係について述べて，姿勢・動作から展開する運動療法のポイントを簡単に紹介する．最後に，今後の方向性として次世代へのメッセージを記したい．

1．頭頸部の運動器疾患

頸椎症，頸椎症性神経根症，頸椎症性脊髄症などの退行変性疾患では，加齢変化や頸椎の病態運動によるメカニカルストレスが関与して，椎間板，靱帯，椎体，椎間関節などの変性が進行する．その結果，椎間孔の狭窄により神経根が障害されれば頸椎症性神経根症の症状，脊柱管の狭窄により脊髄が障害されれば頸椎症性脊髄症の症状を呈することになる．頸椎捻挫などの外傷性疾患では，頭頸部の過伸展により椎間関節や滑膜ヒダの損傷，筋損傷，頸神経や交感神経幹の損傷などを引き起こす．頸椎の病態運動により，損傷した部位にメカニカルストレスが生じれば神経筋骨格系の機能を障害すると考えられる．このように疾患の病態を理解したうえで，神経筋骨格系の機能解剖と姿勢・動作などバイオメカニクスの視点を相互に関連させて，神経筋骨格系に対するメカニカルストレスが軽減できる運動療法を展開することが必要である．

1．姿勢・動作から展開する運動療法

1）頭頸部の安定性と可動性

頸椎は，後頭骨-環椎-軸椎で構成される上位頸椎，C3～7で構成される下位頸椎に分類される．頸椎は，頭頸部の安定性と可動性を与える運動機能を有している．頭頸部の安定性[10]は，「第1のてこ」により確保されている（図1）．特に頭頸部の安定性には，頸部伸筋群などの能動的要素だけでなく，椎間関節や靱帯などの受動的要素も関与する．また，頭頸部の可動性には受動的要素を基盤に能動的要素が作用することが必要である．したがって，頸椎の病態運動では，この受動的要素と能動的要素のバランスが破綻し，症状が悪化すると考えられる．

2）頸椎の病態運動と運動療法への展開

矢状面の座位姿勢と頸椎伸展の関係（図2）について説明する．上半身質量中心位置（頭部・上肢を含めた体幹上部の質量中心位置：

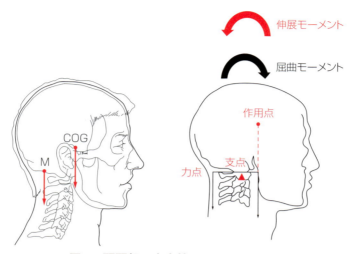

図1 頭頸部の安定性（文献10）より引用）
頭部の重心（COG）は，外耳孔の前上方に位置する．作用点は頭部の重心上，支点は環椎後頭関節，力点は頸部伸筋群の付着部（M）になる．頭頸部には常に屈曲モーメントが加わるため，頸部伸筋群の活動による伸展モーメントが必要になる

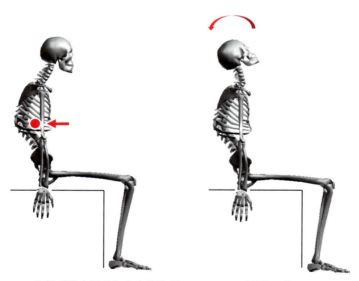

a．胸郭が後方偏位した座位姿勢　　b．頸椎の伸展

図2 矢状面の姿勢と頸椎伸展の関係
●は上半身質量中心位置（第7〜9胸椎高位の前方）である．➡は上半身質量中心位置が後方偏位していることを示す．上半身質量中心位置が後方へ偏位した姿勢（a）では，頸椎の伸展時（b）に下位頸椎が優位に動きやすい

第7〜9胸椎高位の前方）の後方偏位した座位姿勢（**図2a**）では，上位交差症候群（**図3**）により頭頸部の筋のバランスを崩しやすい[11]．さらにこの座位姿勢では，上位頸椎はすでに伸展位であり，頸椎の伸展を行うと下位頸椎が優位に動きやすい（**図2b**）[5]．頸椎の

病態運動では，頸椎の伸展時に下位頸椎と上位胸椎の連動ができずに上位胸椎が屈曲方向へ動き，下位頸椎の椎間関節に過剰な滑り運動が出現する．この頸椎の病態運動は，頸部痛を有する症例で多い．このような症例に対しては，上半身質量中心位置を前方化する運動療法（**図4**）を展開して，伸展時の頸椎と上位胸椎の連動性を図ることが望ましい．

次に，前額面の座位姿勢と頸椎側屈の関係（**図5**）について説明する．上半身質量中心位置が左偏位した座位姿勢（**図5b**）では，上位胸椎や下位頸椎は右側屈位になっていることが多い[6,7]．この座位姿勢で頸椎の右側屈を行うと下位頸椎が優位に動きやすく（**図5a**），左側屈を行うと上位頸椎が優位に動きやすい（**図5c**）．頸椎の病態運動では，側屈時に上半身質量中心位置が側屈側と逆側へ移動せず，下位頸椎および上位頸椎の過剰な運動が出現しやすい．このような症例に対しては，肩甲帯，第1肋骨を相互に下制させ，上半身質量中心位置を正中化する運動療法（**図6**）を展開して，側屈時の頸椎と上位胸椎の連動性[12]を図ることが望ましい．

次に，前額面の座位姿勢と頸椎回旋の関係（**図7**）について説明する．同様に上半身質量中心位置が左偏位した座位姿勢（**図7b**）では，

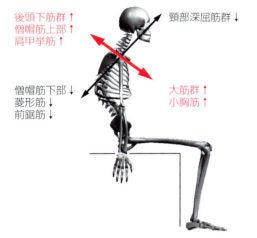

図3　上位交差症候群

硬くなりやすい筋群は，後頭下筋群，僧帽筋上部，肩甲挙筋，大胸筋，小胸筋などが含まれる．一方，弱くなりやすい筋群は，頸部深屈筋群（頭長筋，頸長筋），僧帽筋下部，菱形筋，前鋸筋などが含まれる

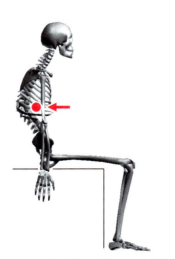
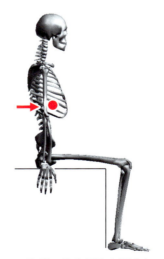

a．胸郭が後方偏位した座位姿勢　　b．胸郭の後方偏位を軽減させた座位姿勢

図4　矢状面の座位姿勢における運動療法

●は上半身質量中心位置を示す．➡は上半身質量中心位置の偏位方向を示している．上半身質量中心位置が後方へ偏位した座位姿勢（a）から上半身質量中心位置を前方化させた座位姿勢（b）で，下位頸椎と上位胸椎の連動性を図る

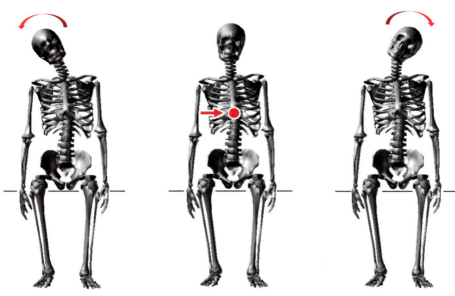

a．頸椎の右側屈　　　b．胸郭が左偏位した座位姿勢　　　c．頸椎の左側屈

図5　前額面の姿勢と頸椎側屈の関係
●は上半身質量中心位置を示す．➡は上半身質量中心位置の左偏位を示す（b）．右側屈では下位頸椎が優位に動く（a）．一方，左側屈では上位頸椎が優位に動く（c）

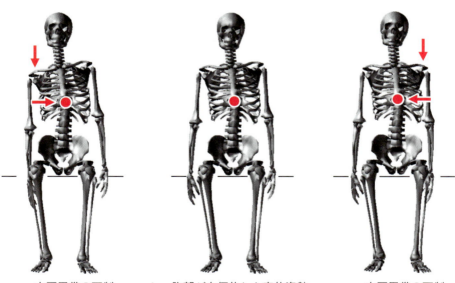

a．右肩甲帯の下制　　　b．胸郭が左偏位した座位姿勢　　　c．左肩甲帯の下制

図6　前額面の座位姿勢における運動療法
●は上半身質量中心位置を示す．➡は右肩甲帯および右第1肋骨を下制させて，上半身質量中心位置の左偏位に促通している（a）．➡は左肩甲帯および左第1肋骨を下制させて，上半身質量中心位置の右偏位に促通している（c）．上半身質量中心位置が左偏位した座位姿勢（b）では，cの条件を多めに行うことが望ましい

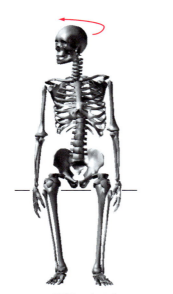
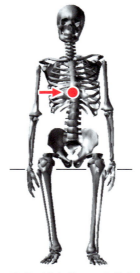
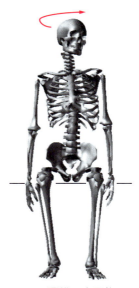

　　a．頸椎の右回旋　　　　b．胸郭が左偏位した座位姿勢　　　c．頸椎の左回旋

図7　前額面の姿勢と頸椎回旋の関係

●は上半身質量中心位置を示す．➡は上半身質量中心位置の左偏位を示す（b）．右回旋では下位頸椎が優位に動く（a）．一方，左回旋では上位頸椎が優位に動く（c）

　頸椎の右回旋を行うと下位頸椎が優位に動きやすく（**図7a**），左回旋を行うと上位頸椎が優位に動きやすい（**図7c**）[6,7]．頸椎の病態運動では，右回旋時に右肩甲骨外転，右肋骨の前方回旋により上位胸椎が逆回旋方向に動き，下位頸椎の椎間関節に過剰な滑り運動が出現する．この頸椎の病態運動は，頸部痛を有する症例で多い．一方，左回旋時には過剰な環軸関節の運動が出現する．この頸椎の病態運動は，関節原性[13]および大後頭神経由来の頭痛[14]を有する症例で多い．このような症例に対しては，体幹下部，体幹上部，頭頸部（下位頸椎，上位頸椎）に分けて評価し（**図8**），胸郭も含めた脊柱の回旋障害を改善させるような運動療法を展開する．具体的には，骨盤を介して上半身質量中心位置を誘導する運動療法（**図9**）を展開することが望ましい．なお，脊柱の回旋障害を改善させる方法として，体幹下部と体幹上部の関係（**図10**）は福井の方法[15]，体幹下部と中位肋骨の関係（**図11**）は柿崎の方法[16]を参考に運動療法を展開

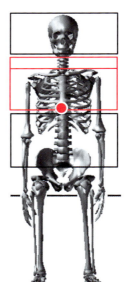

図8　頭頸部，体幹上部，体幹下部の関係

頭頸部（上位頸椎）
頭頸部（下位頸椎）
体幹上部
体幹下部

している．

　このように姿勢・動作の条件により，頸椎の病態運動は容易に出現する．頸椎の病態運動は，受動的要素と能動的要素のバランスを破綻させて神経筋骨格系に対してメカニカルストレスを増大させる大きな要因となる．頸

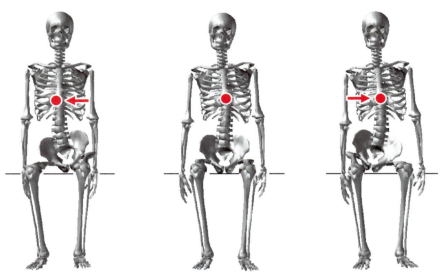

a. 胸郭の左偏位を軽減させた座位姿勢
b. 胸郭が左偏位した座位姿勢
c. 胸郭の左偏位を増強させた座位姿勢

図9　前額面の座位姿勢における運動療法
●は上半身質量中心位置を示す．骨盤を介して上半身質量中心位置の右偏位に促通している（a）．骨盤を介して上半身質量中心位置の左偏位（➡）に促通している（c）．上半身質量中心が左偏位した座位姿勢（b）では，aの条件を多めに行うことが望ましい

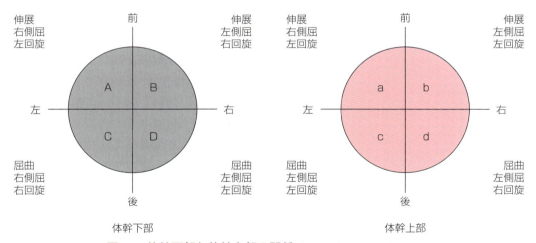

図10　体幹下部と体幹上部の関係（文献15）より一部改変引用）
図は座面を上からみたものを示す．上半身質量中心位置を座面に投影させたのが座圧中心である．座圧中心を左前方（A）へ移動させると，体幹下部では伸展・右側屈・左回旋が生じる．同様に上半身質量中心位置を左前方（a）へ移動させると，体幹上部では伸展・右側屈・右回旋が生じる．この関係を理解しておくことが重要である

椎の病態運動は，理学療法技術による姿勢や動作への介入により改善させることができる．そのため，頸椎の病態運動を深く理解し，神経筋骨格系の機能障害を改善していく姿勢・動作から展開する運動療法[17, 18)]を実施することが重要と考える．

3）今後の方向性

一定水準の理学療法技術を症例に提供する

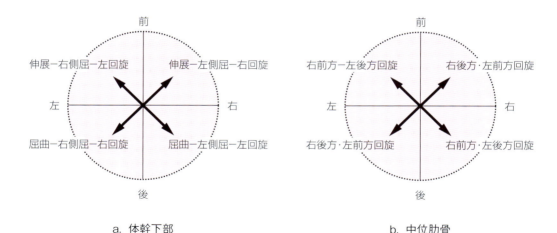

図11 下部体幹と中位肋骨の関係 (文献16)より引用)
図は座面を上からみたものを示す．図10と同様に，座圧中心を左前方へ移動すると，体幹下部では伸展，右側屈，左回旋を生じる．同時に中位肋骨では，右肋骨は前方回旋，左肋骨は後方回旋を生じる

ためには，体系化された既存の技術を学ぶことは非常に有益である．特に経験が浅い理学療法士は，体系化された技術を学ぶことにより，比較的早い段階に症例の症状を改善できるという成功体験を得ることができる．筆者も最初は体系化された技術を学び，その恩恵を受けてきた．その一方で，体系化された技術に固執しすぎてしまい，知らず知らずのうちに事象を一方向からみてしまう臨床思考のワンパターン化に陥ることも経験した．これらを未然に防ぐためにも，臨床推論（クリニカルリーズニング）を学び，事象を多方面からみることが必要である．技術はあくまでも道具である．道具は考えながら使う必要がある．これをやれば「すべて治る！」という魔法のようなゴールドスタンダードな理学療法技術は存在しない．理学療法技術は，常に考えながら「検証」や「反証」を繰り返す中で，技術の進歩がある．逆に考えずに「検証」や「反証」がなければ，技術の進歩はないといっても過言ではないだろう．筆者自身も現在は臨床と研究で「検証」を，学会発表や研究論文の公表で「反証」を受け入れて，最新の知見を取り入れながらエビデンスのある理学療法技術を提案できるように心がけている．技術の提唱者は，その過程を経て現在のすばらしい理学療法技術を体系化してきた．その体系化された理学療法技術を学ぶことも非常に重要である．また，専門職である一人ひとりが臨床と研究を積み重ねて「検証」と「反証」を繰り返しながら理学療法技術を作り上げていくことも，今後の理学療法技術のエビデンスを構築していくうえで非常に重要である．

Conclusion

　頭頸部に対する理学療法技術について，理学療法と運動療法の歴史を振り返り，現在の問題点を整理した．局所から展開する運動療法として，徒手療法は疼痛の軽減や可動域の向上などに有効である．頸椎の病態運動は，頭頸部の運動器疾患を悪化させる大きな要因であり，姿勢・動作から展開する運動療法はさらにエビデンスレベルの高い検証と反証が必要である．今後は，今まで以上にエビデンスのある理学療法技術を提供することが求められてくる．そのためにも，一人ひとりが専門職としての自覚をもち，臨床と研究に取り組み，理学療法技術のエビデンスの構築に寄与することが重要である．

文献

1) 宇都宮初夫：理学療法の歴史．奈良　勲（編）：理学療法概論　第3版．医歯薬出版，1997，pp17-45
2) 板場英行：運動療法とは何か．吉尾雅春（編）：標準理学療法学　専門分野　運動療法学総論　第3版．医学書院，2010，pp8-18
3) 日本整形外科学会労働産業委員会（監訳）：上肢筋骨格系障害の診断ガイドライン—作業関連障害の評価基準．南江堂，2004
4) 上田泰久，他：頸椎屈曲伸展運動における運動中心の軌跡分析．理学療法学　**32**(Suppl 2)：321，2005
5) 上田泰久，他：頸椎の運動解析（第2報）—姿勢変化と頸椎の屈伸運動の関係．理学療法学　**34**(Suppl 2)：254，2007
6) 上田泰久，他：上半身質量中心位置の変化と頸椎の回旋可動域の関連性．文京学院大学保健医療技術学部紀要　**3**：1-6，2010
7) 上田泰久，他：姿勢の非対称性が頸椎の回旋に及ぼす影響．理学療法科学　**27**：37-40，2012
8) 上田泰久，他：上肢の肢位が頸部の軟部組織および可動性に及ぼす影響．体力科学　**61**：715，2012
9) 日本理学療法士協会：理学療法診療ガイドライン第1版．2011，pp1159-1221（http://www.japanpt.or.jp/academics/establishment_guideline2011/）2015年1月15日閲覧
10) Porterfield JA, et al：Mechanical Neck Pain. Saunders, London, 1995, pp1-20
11) Page P，他（著），小倉秀子（監訳）：ヤンダアプローチ—マッスルインバランスに対する評価と治療．三輪書店，2013，pp45-59
12) Lee D：The Thorax—An Integrated Approach. Orthopedic Physical Therapy Products, 2003, pp42-57
13) Bogduk N, et al：Cervicogenic headache：an assessment of the evidence on clinical diagnosis, invasive tests, and treatment. *Lancet Neurol* **8**：959-968, 2009
14) 上田泰久，他：大後頭神経の肉眼解剖．*J Clin Phys Ther* **16**：39-41，2013
15) 福井　勉：体幹からみた動きと理学療法の展開．山口光國，他：結果の出せる整形外科理学療法．メジカルビュー社，2009，pp76-174
16) 柿崎藤泰：多関節運動連鎖からみた高齢者の胸椎・胸郭の保存的治療戦略．井原秀俊，他（編）：多関節運動連鎖からみた変形性関節症の保存療法．全日本病院出版会，2008，pp168-179
17) 上田泰久：頸椎疾患に対する評価と治療．理療　**42**：67-72，2013
18) 上田泰久：頭痛の病態と運動療法．理療　**43**：52-58，2013

2 体幹に対する理学療法技術の検証

柿崎藤泰[*1]

> 🔒 **Key Questions**
> 1. 該当領域における理学療法技術の問題点は何か
> 2. 科学的な検証と反証，それに対する再検証はあるか
> 3. 今後の臨床と研究の方向性は何か

該当領域における理学療法技術の問題点は何か

　従来，体幹に対する理学療法として腹筋運動や背筋運動などの筋力増強訓練や体幹ストレッチングなどが行われてきた．また，近年では予測的姿勢制御の観点から[1~4]，インナーユニットの重要性が唱えられ，ドローイン（draw-in）などの運動療法が取り入れられている．Tsaoら[5,6]は腹横筋活動が遅延した腰痛患者に対して腹横筋の訓練を行うことにより，即時的に活動の遅延は改善し，また4週間の介入により6カ月経過後も活動の遅延はみられずに疼痛も有意に減少したと報告している．

　ドローインなどの運動療法は，体幹の安定性を高めるために有用な方法ではあるが，実際の臨床ではドローインを行っても適切に行えないケースが多い．そのような症例に対して，呼気時の腹横筋活動を評価すると（図1），腹直筋や外腹斜筋など表層の腹部前面筋群の過活動が確認でき，腹部周囲径が変化しない

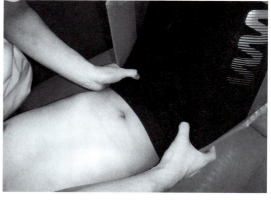

図1　腹横筋の評価
呼気時に腹横筋が適切に活動していない場合，腹直筋や外腹斜筋など表層の腹部前面筋群の過活動が確認でき，腹部周囲径が変化しないか，または反対に増加してくる．また，腹壁の緊張が急激に高まり，触診している手指が腹壁から押し出される．一方，腹横筋が適切に活動している場合，腹壁の緊張がゆっくりと高まり，触診している手指が内方（背側方向）に引き込まれる

か，または反対に増加してくる．また，腹壁の緊張が急激に高まり，触診している手指が腹壁から押し出される．このような現象がみられた場合，ドローインや呼気による腹横筋訓練を継続しても課題に対して努力が生じ，グローバル筋の活動を伴ってしまうことから

[*1] Fujiyasu Kakizaki／文京学院大学保健医療技術学部

表1　腹横筋の作用

腹横筋の適切な作用	腹横筋の不適切な作用
●腹横筋が短縮し，前方の腹部筋膜が緊張する ●腹横筋の筋厚がわずかに増加し，腹横筋の収縮が示される ●腹横筋がウエストラインを包む（コルセット作用） ●外腹斜筋と内腹斜筋の筋厚は，ほとんど変化しない ●左右対称性のパターンがみられる	●腹横筋，外腹斜筋，内腹斜筋のすべて筋厚が増加し，それらの筋厚の増加は同期的であり，しばしば急激である ●腹横筋は収縮するが，短縮はみられず，前方筋膜に緊張がみられない ●腹横筋はウエストラインを包まず，またウエストラインが細くならず，むしろ広がる ●非対称性パターンがみられる

悪循環に陥り，難渋することが多い．そのため，そのような症例に対しては腹横筋の活動が生じやすくなるような身体環境を再構築していく必要がある．

腹横筋の活動が生じづらくなる要因は，さまざまであると考えられるが，筆者は胸郭形状の非対称性が，腹横筋機能やその他の体幹筋機能を低下させる一要因になると考えている．

体幹筋は，胸郭を構成する肋骨に付着部をもつものが多い．そのため，胸郭形状に左右非対称性が存在することにより，体幹筋の長さや張力に左右差が生じる．その結果，体幹筋の機能は低下し，体幹の安定性や運動性の低下に至ると考えている．また，腹横筋も第7〜12肋骨の肋軟骨の内面にも付着部をもつため，胸郭形状に非対称性が存在している場合，腹横筋の活動も非対称性のパターンとなり，腹横筋全体として機能低下を呈することとなる．そのような場合，胸郭形状を限りなく左右対称的にすることで腹横筋の活動も対称的な活動を得ることができ，腹横筋の適切な作用を発揮させることができる（表1）[7]．

以上から，筆者は体幹筋の付着部である胸郭形状を注意深く評価し，胸郭形状や体幹筋の作用における左右差を最小限にする介入によって体幹の安定性や運動性の向上を図っている．

しかし，現在の体幹に対する理学療法では，このような左右差を考慮した評価・治療を展開していることが少ない．加えて，胸郭形状や体幹筋の作用における左右差に関する研究も少ないのが現状であり，これらのことを体幹における理学療法技術の問題点として捉えている．

そこで本稿では，筆者の臨床や研究で徐々に明らかになってきている胸郭形状や体幹筋における作用の左右差について，最新の知見を交えて述べていく．

科学的な検証と反証，それに対する再検証はあるか

1．体幹の安定に寄与する腹横筋（ドローイン）に関する検証と反証

ドローインとブレーシング（bracing）の課題を与えて仙腸関節の安定性を検討したところ，ドローインのほうが仙腸関節の安定性が高まったとの報告[8]やドローインエクササイズにより腰痛が有意に改善したとの報告[9]，腹部引き込み運動と下肢運動の介入前後での重心動揺を2群間で比較した結果，腹部引き込み運動群では，有意に立位重心動揺が安定したが，下肢運動群では介入前後で有意な変化は認められなかったとの報告[10]などがされており，ドローインによる腹横筋訓練の有用性はさまざまな形で検証されている．一方で，ホローイング（hollowing）と比較してブレーシングのほうが有意に体幹の剛性が上昇したとの報告[11]などもされており，意見が分かれ

るところである．

それらの報告がある中，吉田ら[12]は安静時と比較してドローイン時では腹横筋と内腹斜筋の有意な筋厚増大が認められ，外腹斜筋の有意な筋厚変化は認められなかったが，変化率には個人差があり，標準偏差にも一定の幅があったとしている．この原因として，ドローイン動作を適切に実施できておらず，腹直筋などの表層の筋による代償によって腹圧を高めようとしていたと考察し，ドローインは口頭指示や簡単な説明のみでは，正しく遂行できない可能性があることを反映した結果であると解釈している．しかし，臨床において理学療法治療で良好な結果を得られた場合，介入前では困難であったドローインが介入後では簡単な口頭指示でも適切に可能となる．体幹の伸展機構が破綻し，抗重力位の中で体幹をコントロールすることが困難となっている場合，背臥位になることで過剰に安定してしまい，動作に努力が生じることがある．この研究の対象者の中にも体幹に何かしらの問題をもっている者が混在していたため，その対象者にとって動作課題の難易度が高くなってしまっていた可能性がある．つまり，この結果のばらつきは口頭指示などの問題だけではなく，腹横筋の機能自体に個人差があった可能性があると推察できる．その腹横筋の機能に個人差が生じる要因の一つとして，筆者は胸郭形状の非対称性の存在をあげている．理学療法治療で良好な結果が得られた時というのは，非対称であった胸郭形状や体幹筋における作用の左右差が限りなく左右対称に近づいた時でもある．そのため，胸郭形状や体幹筋における作用の左右差を検証していく意義があると考えている．

2．体幹の安定に関わる左右差について

1）胸郭形状の非対称性について

臨床において，理学療法の対象となる患者

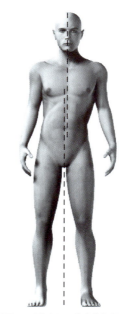

図2　胸郭の左側方偏位
前額面上，骨盤中心に対して胸郭中心が左側に偏位している姿勢は，多くのヒトでみられる一般的な姿勢である

の胸郭形状を注意深く評価すると，左右非対称な形状となっていることがほとんどであり，どの患者の胸郭形状も共通した非対称性が観察される．また，健常者においても胸郭形状は共通した非対称性を呈している．つまり，ヒトには定型的な胸郭形状が存在するといえる．その胸郭形状は，上位胸郭の右側肋骨では前方回旋位，左側肋骨では後方回旋位，下位胸郭の右側肋骨では後方回旋位，左側肋骨では前方回旋位である[13]．このような非対称的な胸郭形状を呈した者の姿勢を前額面上で観察すると，多くは骨盤中心位置に対して胸郭中心位置が左側に偏位している（**図2**）．石塚ら[14,15]は健常者を対象とした検討において，前額面上で骨盤に対して胸郭が左側方偏位を呈している例が89％であり，胸郭の左側方偏位と左側への体幹荷重の偏りは一般的な体幹姿勢であると報告している[14,15]．この骨盤中心位置に対する胸郭中心位置の左側方偏位が，一般的にみられる左右非対称な胸郭形

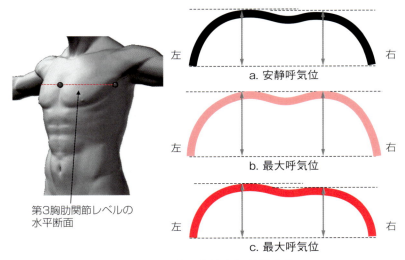

図3 呼吸時の上位胸郭形状変化
色点線で示した第3胸肋関節レベルの水平断面を身体の尾側からみた図がa, b, cの図である．安静呼気位と最大呼気位では，右側上位肋骨は前方回旋位，左側上位肋骨は後方回旋位となる．なお，安静呼気位と比較し最大呼気位では，より上位胸郭形状の左右非対称性が大きくなる．最大吸気位では，上位肋骨の回旋位は左右対称的となる

状を形成する一要因であると考えている．

　胸郭の左側方偏位によって生じる非対称的な胸郭形状は，視覚的あるいは徒手的に評価できる．例えば，肋骨の前方回旋位は前後径が小さくなるために谷型形状として観察され，肋骨の後方回旋位は前後径が大きくなるために山形形状として観察される．この微妙な胸郭形状を分析するために，筆者は三次元画像解析装置を用いて行っている．その方法としては胸郭の水平断面積を算出し，左右の水平断面積の大きさを比較している．胸郭の水平断面積は，肋椎関節の運動軸より肋骨が前方回旋すると，縦径および横径は小さくなり，肋骨が後方回旋すると縦径および横径は大きくなる．したがって，胸郭の水平断面積が小さい側は前方回旋位を示唆し，大きい側は後方回旋位を示唆する．

　Hirayamaら[16]は，この三次元画像解析装置を用い，呼吸時における水平面上の上位胸郭形状の左右差を調査したところ，安静呼気位および最大呼気位では，右側に比べ左側の水平断面積が有意に大きく，最大吸気位では左右差が認められなかったと報告している（**図3**）．つまり，上位胸郭において安静呼気位および最大呼気位では，右側が前方回旋位，左側が後方回旋位であり，左右非対称的であるのに対して最大吸気位では胸郭形状が均等化するということである．また，呼気時に胸郭形状の非対称性が増強することから，呼気筋として作用する腹横筋の活動も左右非対称となりやすく，腹横筋の作用も低下することが予測される．

　Kosekiら[17]は，安静位と胸椎後弯位で上位胸郭形状の左右差を比較したところ，安静座位においては右側が前方回旋位，左側が後方回旋位であるが，胸椎の後弯によって上位胸郭形状は対称的になると報告しており（**図4**），一般的に不良姿勢として考えられている胸椎後弯姿勢は，体幹を安定させるための姿勢戦略である可能性があるとしている．腹横筋などの体幹の安定に寄与する筋群の機能低下が進むと，安定を求めるために胸椎を後弯

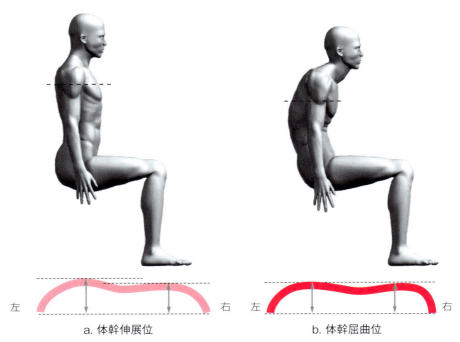

図4　安静座位と胸椎後弯座位での胸郭形状の違い
a．安静座位における上位胸郭前面の形状は，左右非対称であり，右側が前方回旋位，左側が後方回旋位である
b．胸椎後弯の座位における上位胸郭前面の形状は，左右対称的である

させることが考えられるため，胸郭形状や姿勢と腹横筋などを関連づけて評価していくことが必要である．

Nishidaら[18,19]は，三次元動作解析装置を用いた検討で，右上肢挙上により胸郭形状が正中化し，左上肢挙上により胸郭形状の非対称性が増強すると報告している．四肢を動かす際には，腹横筋などのローカル筋が先行して収縮するとの報告があるが，胸郭形状の変化も体幹の安定に寄与している可能性がある．

これらのように胸郭形状を詳細に分析することにより，体幹機能や体幹と四肢との関連についての理解をより深めることができ，また臨床応用していくことができる可能性があると考えている．

2）体幹筋の左右差について

非対称的な胸郭形状の定着は，胸郭を構成する肋骨に直接的，または間接的に関与する筋群の定型的な活動によって生じるため，その体幹筋における作用の左右差についての検証も必要である．

多米ら[20]は，外腹斜筋の活動と胸骨下角の左右差について検討した結果，右側と比較し左側の外腹斜筋の活動が低く，胸骨下角が拡大していたと報告し，Fujiharaら[21]は左右同時に肩甲骨外転運動をさせると，右側前鋸筋および外腹斜筋と比較して左側前鋸筋および外腹斜筋の活動が遅延すると報告した．また，Moharaら[22]は安静時における第11肋骨位置は右側に比べて左側が有意に外方化しており，広背筋の筋厚は安静時とプッシュアップ動作時ともに左側に比べて右側が有意に大きく，収縮率も右側が有意に大きかったと報告した．外腹斜筋と広背筋は，胸郭側方部で筋連結しており[23]，下位胸郭の安定性に関与している．右側外腹斜筋と右側広背筋の優位性

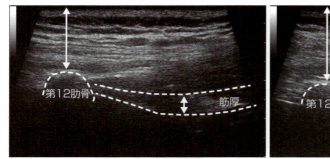
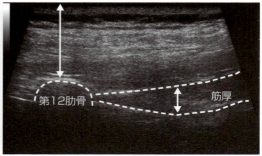

　　　　a．左側　　　　　　　　　　　　　b．右側
図5　安静時の第12肋骨位置と腰方形筋の筋厚の左右差（文献24）より引用）

は，臨床でよくみられる現象の一つであり，非対称的な胸郭形状の定着に関わる一つの要因となっている．

　Hommaら[24]は，超音波画像診断装置を用いて安静時と骨盤挙上動作時における第12肋骨位置および腰方形筋の筋厚を調査したところ，第12肋骨は安静時と骨盤挙上動作時ともに右側に比べて左側が背側に位置し，腰方形筋の筋厚は安静時と骨盤挙上動作時ともに右側に比べて左側が小さかったと報告した（**図5**）．右側腰方形筋の優位性は，腰椎を右側屈させるため，頭部を可及的に正中位に保持した状態では上半身質量中心を左側へ偏位させることに関与する．この右側腰方形筋の優位性が，胸郭形状や脊柱配列を崩す原因となっている．

　Shishidoら[25]は，胸郭が左側方偏位している者を対象とし，胸郭側方偏位量と腰部多裂筋の筋厚との関係を調査した．腹臥位にて安静位から体幹伸展位の腰部多裂筋の筋厚変化率は右側と比較して左側が大きく，胸郭側方偏位量と左側腰部多裂筋の筋厚変化率の間には正の相関があることを報告した．この胸郭偏位側に依存した腰部多裂筋の筋活動は，上位・下位肋骨と胸腰椎の運動連鎖により，左右腰部多裂筋の張力に左右差が生じているために起こる．したがって，胸郭偏位を限りなく正中化することが体幹の安定性を高めるためには重要であることを示唆している．

　以上のように，体幹筋の左右差の存在が，体幹の安定性を低下させる要因にもなっている．したがって，体幹筋における作用の左右差を最小限にしていくことによって胸郭形状の非対称性を改善し，ローカル筋の作用が自動的に高まる身体環境をつくっていくことが重要であると考えている．

今後の臨床と研究の方向性は何か

　胸郭の病態運動を捉えるうえで重要となるため，筆者は胸郭の機能分類をしている．その胸郭の機能分類とは，上位胸郭が第1～6肋骨，下位胸郭が第7～10肋骨，そして浮遊肋が第11および12肋骨である．肋骨の運動は肋椎関節にて関節の運動軸を中心に回旋（前方回旋および後方回旋）し，上下運動する．この肋骨の回旋は解剖学的理由から分類した分節ごとに同一方向へ運動する．その分類からみた運動パターンは3パターンの運動様式として観察される（**図6**）．1つ目は両側の上位胸郭と両側の下位胸郭が相反した運動（上下の関係をもつ運動），2つ目は一側の上位および下位胸郭が同一方向へ回旋し，対側の上位および下位胸郭が相反する運動（左右の関係をもつ運動），3つ目は一側の上位胸郭と対

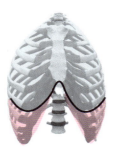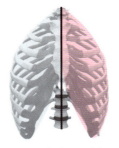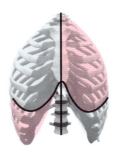

a．上下の関係　　b．左右の関係　　c．対角線上の関係

図6　胸郭運動のパターン
a．上位胸郭と下位胸郭は相反的な運動を呈する
b．右側胸郭と左側胸郭は相反的な運動を呈する
c．右側上位（下位）胸郭と左側下位（上位）胸郭は同等の運動を呈する

側の下位胸郭が対角線上に同一方向へ回旋し，一方の対角線上での胸郭が相反した運動（対角線の関係をもつ運動）である．

上下の関係をもつ胸郭運動は，上背部筋群と腹部前面筋群の両側性の同時収縮，または前胸部筋群と腰背部筋群の両側性の同時収縮によって生じる運動パターンである．前者は，上位胸郭の肋骨では後方回旋し，下位胸郭の肋骨では前方回旋する．この時，矢状面上での胸骨アライメントに関しては，胸骨長軸に対し胸骨長軸が安静時に比較して前方に傾斜する（胸骨前傾型）．また後者は，上位胸郭の肋骨では前方回旋し，下位胸郭の肋骨では後方回旋する．この時，矢状面上での胸骨アライメントに関しては，胸椎長軸に対し胸骨長軸が安静時に比較して後方に傾斜する（胸骨後傾型）．胸骨前傾型では比較的に上半身重心が前方化しやすく，胸骨後傾型では後方化しやすい．また，矢状面上での体幹の運動戦略にも，この関係でみられる胸郭運動パターンが影響を及ぼすことも明らかになってきている．具体的には，矢状面上における胸椎軸に対する胸骨角度と，座位にて胸郭を前後に移動させた際の体幹運動の関係について検討を行った結果，安静座位において胸骨が前傾しているほど，胸郭前方移動時においては骨盤前傾・腰椎伸展が小さく，胸郭後方移動時においては骨盤後傾・腰椎屈曲が大きいことが示された．つまり，矢状面上における胸骨角度の定着は前述した筋活動のパターンが定着したためと考えられ，胸郭の前後移動時の運動パターンに影響を及ぼしていることが示唆された．

左右の関係をもつ胸郭運動は，主に頭部と胸郭を分離しない体幹の回旋運動によって観察することができる．例えば，体幹の左回旋時には，左胸郭における肋骨は後方回旋が生じ，右胸郭における肋骨には前方回旋が生じる．現在のところ，この運動様式は左右の肋骨の分節的な運動評価として用いることはあるが，胸郭運動の再建法としては用いることはない．

対角線の関係をもつ胸郭運動は，体幹の中でも一般的に運動関与が強い状態にある右側前胸部筋群，右側腹部前面筋群，左肩甲骨上部筋群，右側腰背部筋群（主に右側広背筋椎骨部線維）などの部分的または共同的な活動によって生じる（図7）．例えば，主に右側大胸筋の運動関与が強まった場合では，胸骨は右側に傾斜する．その結果，胸骨柄は右側に，剣状突起は左側に近寄り，右側上位胸郭と左側下位胸郭の肋骨は圧縮力を受けて前方回旋

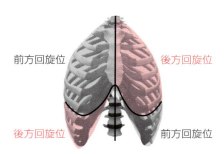

図7　胸骨が右側傾斜した時の胸郭形状

する．また同時に，胸骨柄は左側から，剣状突起は右側から遠ざかり，左側上位胸郭と右側下位胸郭の肋骨は牽引力を受けて後方回旋する．このように，上位胸郭と下位胸郭において前額面上での胸骨側方傾斜により，対角線の関係にある肋骨では同じ方向への回旋が生じる．この胸郭運動パターンの定着が，非対称的な胸郭形状の形成に強く関係している．

以上のことが，臨床をとおして徐々に明らかになってきており，筆者の臨床のベースとなっている．しかし，これらの胸郭運動パターンやそのメカニズムなどのさらなる詳細な検証は，これからの課題であると考えている．

今後の体幹に対する理学療法では，臨床においても，研究においても，部分だけを捉えるのではなく，身体全体の中の部分として捉えていくことが重要である．身体は部分だけで機能することはなく，他部位と関連し合い全体の中の部分として機能している．したがって，部分で生じる現象については，他部位との関係を考慮してメカニズムを解明することが必要となる．臨床から生まれた理論を検証するための研究は，臨床的意義が大きく，また実用性があるものになると考えている．今後は臨床をベースとした研究がさらに増えていくことを期待している．

Conclusion

本稿では，体幹の安定性を高めるために有用な方法であるドローインを一つの例にとり，その検証や反証について述べた．その中で体幹機能の再建には胸郭のコンディションが影響するケースも少なくないため，単純に体幹の不安定性＝インナーユニットの機能低下と陥ることなく，より詳細な病態メカニズムを明らかにし柔軟に対応していく必要がある．したがって，理学療法のテクニックが優先する臨床には限界があり，体幹が不安定になっている原因やメカニズムを評価し，それに対する治療を行っていくことが重要である．臨床の中から生まれた理論を検証していくことが，体幹に対する理学療法のさらなる発展につながると考える．

文献

1) Hodges PW, et al：Feedforward contraction of transversus abdominis is not influenced by the direction of arm movement. *Exp Brain Res* **114**：362-370, 1997
2) Hodges PW, et al：Contraction of the human diaphragm during rapid postural adjustments. *J Physiol* **505**：539-548, 1997
3) Hodges PW, et al：Changes in intra-abdominal pressure during postural and respiratory activation of the human diaphragm. *J Appl Physiol*（1985）**89**：967-976, 2000
4) Moseley JE, et al：Deep and superficial fibers of the lumbar multifidus muscle are differentially active during voluntary arm movements. *Spine*（Phila Pa 1976）**27**：E29-36, 2002
5) Tsao H, et al：Immediate changes in feedforward postural adjustments following voluntary motor training. *Exp Brain* **181**：537-546, 2007
6) Tsao H, et al：Presistence of improvements in postural strategies following motor control training in people with recurrent low back pain. *J Electromyogr Kinesiol* **18**：559-567, 2008

7) Richardson C, 他（著），齋藤昭彦（訳）：腰痛に対するモーターコントロールアプローチ─腰椎骨盤の安定性のための運動療法．医学書院，2008, pp28-93
8) Richardson CA, et al：The relation between the transversus abdominis muscles, sacroiliac joint mechanics, and low back pain. Spine（Phila Pa 1976）27：399-405, 2002
9) O'S llivan PB, et al：Evaluation of specific stabilizing exercise in the treatment of chronic low back pain with radiologic diagnosis of spondylolysis or spondylolisthesis. Spine（Phila Pa 1976）22：2959-2967, 1997
10) 種本 翔, 他：体幹深部筋群に対する運動介入が立位重心動揺に及ぼす影響．理学療法科学 27：47-50, 2012
11) Stanton T, et al：The effect of abdominal stabilization contractions on posteroanterior spinal stiffness. Spine（Phila Pa 1976）33：694-701, 2008
12) 吉田昌弘, 他：Drawin による腹横筋および内・外腹斜筋の筋厚変化．北翔大学生涯スポーツ学部研究紀要 2：63-69, 2011
13) 柿崎藤泰, 他：三次元画像計測を用いた呼吸運動の計測（特集 呼吸運動の計測）．バイオメカニズム学会誌 36：138-141, 2012
14) Ishizuka T, et al：The novel approach to determine lateral deviations of thoracis and body trunk. WCPT-AWP & ACPT Congress 2013, 2013, Ⅰ-P202
15) 石塚達也, 他：胸郭側方変位と体幹の荷重左右差の関係について．理学療法学 39(suppl)：683, 2012
16) Hirayama T, et al：Characteristic lateral deviation of upper thorax in respiratory excursion. WCPT-AWP & ACPT Congress 2013, 2013, Ⅰ-P207
17) Koseki T, et al：Thoracic kyphosis affects the asymmetry in thoracic shape. WCPT-AWP & ACPT Congress 2013, 2013, Ⅰ-P206
18) Nishida N, et al：Laterally different chain movements of thorax upon elevation of left and right arm. WCPT-AWP & ACPT Congress 2013, 2013, Ⅱ-P180
19) 西田直弥, 他：肩関節屈曲における胸郭の運動連鎖．理学療法学 41(suppl)：1062, 2014
20) 多米一矢, 他：胸郭形状が外腹斜筋に及ぼす影響．理学療法学 39(suppl)：681, 2012
21) Fujihara T, et al：Line activities of anterior serratus muscle（ASM）and external oblique muscle（ECM）measured by EMG. ISEK Conference 2012, 2012, BIOM_P1.3
22) Mohara A, et al：Laterally different coupling between latissimus dorsi and ribs upon push-up movement. WCPT-AWP & ACPT Congress 2013, 2013, Ⅱ-P201
23) 河上敬介, 他（編）：骨格筋の形と触察法 改訂第2版．大峰閣，2013
24) Homma Y, et al：Functional relation between placement of the 12th rib and activities of quadratuslumborum. WCPT-AWP & ACPT Congress 2013, 2013, Ⅰ-P204
25) Shishido A, et al：Thoracic laterodeviation determines the asymmetric muscular thicknesses of the lumbar multifidus muscle upon trunk extension. WCPT-AWP & ACPT Congress 2013, 2013, Ⅰ-P185

3 腰痛に対する理学療法技術の検証

鈴木貞興[*1]

> **Key Questions**
> 1. 該当領域における理学療法技術の問題点は何か
> 2. 科学的な検証と反証，それに対する再検証はあるか
> 3. 今後の臨床と研究の方向性は何か

はじめに

本稿では，腰痛分野に関連する理学療法の技術の問題，今後の臨床と研究の方向性について中心に私見を述べる．また，理学療法技術に関しては，評価技術と治療技術をあげて記述する．科学データに基づいて問題点をあげるというよりも，臨床上で筆者が疑問に感じていることや，明確ではないと感じていることについて述べる．今後の臨床・研究の方向性に関しては，疑問などを解消することが，その回答になると考えている．

腰痛の定義の変化

腰痛とはなんらかの原因により，腰部へメカニカルストレスが加わって疼痛が発生した状態を指す．発痛刺激の責任部位の観点から，内臓由来，血管由来，神経性由来，脊椎由来に分類される場合が多く，腰痛は「解剖学的損傷」と捉えられてきた．

近年，発痛の要因に心理的・社会的要因を加え，腰痛を「生物的・心理的・社会的疼痛症候群」と捉えられるように変化してきている[1,2]．以前から，腰痛の発生には多くの要因が関連していることは周知であったが，活字化され目にする機会が増えてきたためか，以前にも増して，より包括的・集学的なアプローチの重要性が意識されるようになっている印象がある．確かにそのとおりであるが，腰痛の実態がより複雑化し，不明瞭になってきている印象があり，アプローチとして何を選択すべきだろうか．

時代の流れと逆行するようだが，今一度，それぞれ一つひとつ解明していくことが必要であり，臨床的・学問的な観点から確認していくことが必要ではないかと筆者は考える．

評価技術の現状と問題点

1．腰痛評価に関して

1）前屈時痛と屈曲時痛

a．現状と問題点

立位姿勢からの体幹前屈運動や脊柱屈曲運動を含む動作（例えば最敬礼やお辞儀，前か

[*1] Sadaoki Suzuki／昭和大学江東豊洲病院リハビリテーション室

がみ，床に落ちた物を拾うなど），座位で脊柱屈曲運動を含む動作（足の爪切りや靴下を履く動作など），背中をまるめた座位姿勢の持続，同一姿勢保持後の体幹前傾などが，前屈時および屈曲時の腰痛タイプの一例である．なお，前屈時痛と屈曲時痛という表現は，ほぼ同義として区別されずに使用されている．

b．筆者の考え

腰痛タイプについて，前屈時痛と屈曲時痛に分類することを重要視しているわけではないことを，前もって断っておく．しかし，理学療法アプローチの方向性を明確にするため，筆者はあえて言葉の選択を意識するようにしている．前屈時痛は，身体前屈運動や前屈動作など身体の動きの観点から痛みの種類を表現している．一方，屈曲時痛は腰椎，局所の動きに着目して痛みの種類を表現している．つまり，前屈時痛に対するアプローチでは前屈動作を改善することが手段となり，屈曲時痛に対しては腰椎屈曲のメカニズムを改善することが手段となる．

2）後屈時痛と伸展時痛

a．現状と問題点

後屈時痛と伸展時痛は，立位で身体を後方へ反らした際に発生する腰痛のタイプといわれている．疼痛誘発テストで用いられる姿勢や動きは，スポーツ活動など特殊な状況を除いて非生理的である．あまり観察されない姿勢や動きを用いて疼痛を誘発させたとしても日常上生活において，なぜ腰痛が発生しているかの情報は得られない．

立位で体幹後屈を強制したり，Kemp signの姿勢をとる以前に，通常の姿勢や動き，動作で疼痛が発生しているはずである．そもそも，後屈時痛と伸展時痛というのは医療者が選択した表現であり，患者の実像を反映している表現・類型ではないように感じる．

b．筆者の考え

ⅰ）身体後屈と腰椎伸展が起こる状況，それらの区別

立位で体幹を後方へ反らせる動作は，スポーツ活動における動作の中で，ボールを身体後方へ追いかける場面，ラケットでボールを打つ場面，新体操やスケート競技などの特殊な状況で観察される．しかし，一般的な日常生活場面においては疼痛誘発テストで実施されるような身体後方へ体幹を反らせる動作は，非生理的な状況のように思える．疼痛誘発テストが陽性であったとしても，同様の動きが日常生活上でどれほど出現するであろうか．後屈時痛と伸展時痛を訴える症例が日常生活上で，どのような状況で痛みを経験するか，医療者が尋ねると，高所にある物へ手を伸ばす時，夜寝ている際に頭上の時計に手を伸ばす時，ベッドの下を掃除機で掃除をする時（ベッド下へ掃除機のノズルを入れるため腕を下方へ伸ばす時）などがあげられる．後屈時痛と伸展時痛とは，立位で後方へ身体を反らした時に疼痛が発生するというよりも，本来，腰椎が局所的に過度な伸展を生じなくても実施可能な動作であるにもかかわらず，局所的な腰椎伸展を強いられるために患部へメカニカルストレスが集中する結果，発生するタイプの腰痛ではないかと想像している．腰椎局所の機能評価はもちろんのこと，体幹後屈運動に関連する他部位の機能評価を併せて実施し，アプローチすることが必要である．後述する腰椎伸展ストレステストを通じて，腰椎局所と他部位の機能との関連性を考察する必要がある．

ⅱ）腰椎伸展ストレステストについて

腰痛を再現するために，腰椎へ伸展ストレスを加えるには注意が必要である．腰椎伸展自体の評価，他部位との関係を考察するのに有用な情報を得られるように実施することを意識する必要がある．腰椎伸展ストレステス

トとして，以下のパターンを実施している．

①腹臥位で体幹上部から伸展運動を行う（下行性の伸展）：患者に自動運動を行わせるパターン．パピーポジション（puppy position）をとらせ，上肢へ上半身の重量を委ね，他動的な伸展パターン

②腹臥位で下肢を天井方向へ挙上させる（上行性の伸展）：患者自身に自動運動を行わせるパターン．セラピストが患者の下肢を挙上し，他動的に腰椎伸展を行う

この2通りのテストを実施することで，メカニカルストレス発生に筋が関与しているかを評価する．腰痛が発生する場合は，筋の影響を考える．①のテストでは，体幹上部からの下行性の影響を考慮し，肩甲帯内転・下制の補助する，あるいは下位胸郭を徒手にて固定する．②のテストでは下肢からの上行性の影響を考慮し，仙骨あるいは腰椎，仙腸関節などを徒手にて固定する．また，補助や固定をしない場合とする場合を比較し，腰痛が軽減あるいは消失した際には補助や固定した部位の筋機能低下（筋力低下）などの影響を考慮する．固定することで腰痛が増強したり，動作・運動が困難になったりする場合には，固定した部位の筋柔軟性低下（可動域制限）などを考慮する．筋組織そのもののダメージが関与している場合には，筋組織への刺激自体が発痛刺激となるため，固定の有無など条件の変化にかかわらず，腰痛が発生する（腰痛の程度が変化することはない）．

①と②のテストは，伸展最終域で脊柱後方構成体に圧縮応力が加わることで痛みが発生するかを評価することができる．①のテストは頸椎・胸椎の可動性低下の影響が，②のテストでは下肢・骨盤帯の可動性低下の影響が考えられる．

3）夜間痛
a．現状
就寝後に，あるいは夜間に発生した疼痛を夜間痛と表現しており，要因などはあまり配慮されず，一括りに表現されていると思われる．

b．筆者の考え
夜間痛イコール炎症活発と一括りで扱われている場合がある．例えば，①痛みがあっても就寝することができているか，②就寝することができたが，途中で目が覚めるか，いずれであるか確認できているであろうか．①と②では，まるで対処が異なる．①の痛みのために入眠できない場合は，真の炎症が痛みの原因の一つとして考えられる．炎症軽減ための対応（医師への指示確認，選択可能な物理療法の実施など），ポジショニング指導，夜間における対処が必要になる．併せて局所安静を妨げる身体要因がないかを確認し，対処することも必要である．また，②は寝返り動作がうまくいかず，そのために痛みが発生しているかもしれない．これは，寝返りに必要な機能を身に付けること，寝返り動作を練習することが必要である．日中に対応できる部分が少なくない．患者が上肢・上半身から寝返りを実施するタイプか，下肢・骨盤帯から寝返りをするタイプかを見極めて，それに必要な評価対応を実施することが必要である．画一的な評価・対応ではなく，患者の声に耳を傾け，適切に対応することが重要である．

2．形態計測・評価について―特に骨盤傾斜，腰椎前弯について

1）骨盤傾斜
腰痛発生について，骨盤傾斜と腰椎前弯の評価を行うことが一般的である．骨盤傾斜は体表から計測する方法（寛骨傾斜）と，X線像から計測する方法（仙骨角）がある．

a．寛骨傾斜
ⅰ）計測方法[3]

セラピストが患者の側方に位置し，体表上から上前腸骨棘（ASIS：Anterior Superior Iliac

spines）と上後腸骨棘（PSIS：Posterior Superior Iliac Spines）を触診することで骨盤傾斜を計測するのが一般的な方法である．通常では，ASISがPSISより2〜3横指下方に位置するのが一般的であり，ASISとPSISを通る直線は任意の水平線を基準に約10°前傾している．この評価から得られる情報は，便宜上，骨盤傾斜と表現されるが，実際には寛骨傾斜である．

ⅱ）問題点

後述するが，静止立位での条件下では，骨盤を構成する仙骨の傾斜を示す仙骨角（fergusson angle），腰椎前弯とは相関関係を示さない．体幹前屈・後屈運動などの動的条件下では，腰椎屈曲あるいは伸展（弯曲の変化量）と寛骨傾斜変化量の間に相関関係を有する．

あくまで，「寛骨自体」の傾斜を計測しているのであって，骨盤を構成するほかの組織を計測しているわけではないことを意識すべきである．

b．仙骨角

ⅰ）計測方法

仙骨角[4]が一般的な計測方法の一つである．X線の静止立位腰椎側面像上で，第1仙椎上縁の接線と任意の水平線がなす角度を計測する．

ⅱ）問題点

Ferguson[4]の報告では，仙骨角の正常値は20〜40°程度の幅がある．個人間のばらつきや計測時の姿勢条件のバイアスが影響している．健常成人16名のX線による立位腰椎側面像の計測値を検討した結果，寛骨傾斜と仙骨角には相関が認められなかった．つまり，仙骨角（仙骨上縁の傾き）は，体表から計測できず，仙骨角と相関する体表から評価可能な他部位のパラメータが存在しない．また，仙骨角は被験者（対象者，患者）の立ち方によっても容易に変化してしまう．X線像のない状況で，仙骨角（仙骨上縁の傾斜）が腰椎前弯と密接な関係をもつというデータを，理学療法士がどのように応用するかは非常に難しい．

c．筆者の考え

腰椎の可動域は，静止立位における腰椎前弯の大きさに影響を受ける．静止立位姿勢は，日内・日間で変動がある．つまり，腰椎前弯の大きさと，それに由来する腰椎可動性にも日内・日間変動が存在する．可変的要素に関しては，それほど神経質にならないでもよいと筆者は考えている．（飛躍した内容であるが）脊柱形態の個性（個体の形態特徴・身体機能特徴）を表している部位があれば，形態評価の結果から腰椎前弯の大きさ，可動域の個体特性を推し量ることができるかもしれない．身体の状況に影響を受けず不変で，個体の形態的特徴を表している部位はないだろうか．

脊柱には矢状面上，4つの弯曲がある．うち3つは頸椎・胸椎・腰椎であり，これらの部位は可変的で必要に応じて形を変える．もう一つは仙骨（仙椎）で，成人ならば不変的で姿勢変化や身体運動が起こっても形を変えることはない（10代までは可変的であるが，能動的に形を変えることはない）．矢上面上からみた弯曲の形態は個体によりさまざまである（図1）．仙骨（仙椎）弯曲と仙骨耳状面の形状は関連しており，腰椎屈曲・伸展の動きの大きさは耳状面の形状にも影響を受ける．これらの事実を受けて，仙骨弯曲を体表から評価することができれば，仙骨上縁の傾斜角度（仙骨角）が未知であっても，個体のもつ腰椎の可動域の特徴（比較的可動域が大きい，小さいというような）を推察できるのではないかという仮説を立てて，X線像の計測調査を行った．対象は48名のX線による立位腰椎側面像で，仙骨弯曲の形態を視覚的に評価し，弯曲が平坦である人，弯曲が大きな人を選別した．判断に迷うことなく判別で

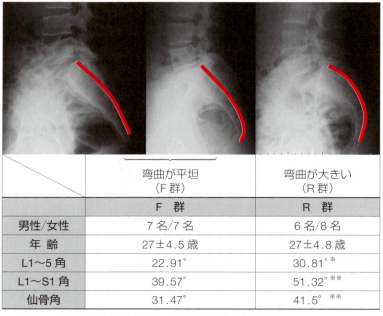

図1 仙骨弯曲と仙骨角，腰椎前弯角の関係（文献5）より引用）
対象はメディカルチェックの際に撮影された，スポーツ選手48名のX線による立位腰椎側面像から，仙骨弯曲の形態を視覚的に評価し，弯曲が平坦である人，弯曲が大きな人を選別した．判断に迷うことなく判別できた人のみを計測対象とし，平坦な人をF群，弯曲の大きな人をR群と名づけ分類した．それぞれ，X線像上で仙骨角，腰椎前弯角（L1-S1角）を計測し，2群間で統計学的に比較検討した．その結果，F群はR群よりも仙骨角，腰椎前弯角がともに大きかった．ステューデントTテスト（※※：$p<0.01$　※：$p<0.05$）

	弯曲が平坦 （F群）	弯曲が大きい （R群）
	F 群	R 群
男性/女性	7名/7名	6名/8名
年 齢	27±4.5歳	27±4.8歳
L1～5角	22.91°	30.81°※
L1～S1角	39.57°	51.32°※※
仙骨角	31.47°	41.5°※※

きた人のみを対象とし，平坦な人をF群，弯曲の大きな人をR群と名づけ分類した．それぞれ，X線像上で仙骨角，腰椎前弯角（L1～S1角）を計測し，2群間で統計学的に比較検討を行った．その結果，F群はR群よりも仙骨角，腰椎前弯角がともに大きかった（**図1**）．つまり，仙骨弯曲が大きい人では腰椎前弯が大きく，可動性も大きいかもしれない．臨床的には，徒手的に仙骨弯曲が平坦である人を選別することは困難であるが，弯曲が大きな人を選別することは可能である印象をもっている．現状では，仙骨弯曲を徒手的に評価することが可能であるか，信頼性はどうか，仙骨の弯曲を徒手的に評価した結果が，本当に臨床的に価値があるのか不明であるという課題を残しているが，検討の余地があると筆者

は考えている．

2）腰椎前弯の大きさ

a．計測方法に関して

i）自在定規を使用する方法

自在定規を患者の腰背部あて，腰背部の形状をトレースする．自在定規は比較的安価で，手技は簡便であるが，患者の腰背部を後方から押すために，姿勢を一定に保つことが困難な点，前弯の大きさを数値化することが困難な点に不利がある（数値化するには，自在定規にてトレースした弯曲を紙へ書き写し，三角関数を利用して算出する）．

ii）2つの傾斜計を用いる方法

この方法は，一つの角度計を上位腰椎に，もう一つを下位腰椎へ接触させて計測する．2つの傾斜計が示す角度の差分を前弯角とし

て扱う．

ⅲ）スパイナルマウスを使用する方法

この方法は，腰椎屈曲に関してはＸ線による立位腰椎側面像の計測値と相関があり，信頼性が高い方法である（下位腰椎に関しては，やや精度が落ちる）．腰椎屈曲の信頼性は高いが，腰椎伸展・側屈の信頼性は低い傾向がある．

ⅳ）身体の動きから推測する方法[6]

腰椎の運動特性を利用した確認方法がある．立位で身体前屈時に生じる腰椎屈曲可動域は，静止立位時（運動開始肢位）の腰椎前弯角の大きさであるといわれている．患者の腰背部にセラピストは手を置き，腰椎前弯が平坦になることを確認できるまで，患者に身体前屈運動を行わせる．それにより生じた体幹前傾角度が腰椎前弯の大きさと同等と判断できる．身体前屈運動では，運動初期を除いて腰椎屈曲と股関節屈曲（骨盤前傾）が同時に起こるため，現実には，この方法で確認できた角度が正確に腰椎前弯を示すとは言い難い．しかし，同一患者に対して腰椎前弯の大きさの変化が起こったか否かという判断基準には使用できるのではないかと考えている．

b．腰椎前弯計測値に関する考察

腰椎前弯は，5つの腰椎骨と仙骨から作り出される矢状面から対象者を観察した前方（腹側）凸の弯曲を指す．つまり，仙骨・腰椎の前後方向への傾斜により決定するため，腰椎前弯を観察したタイミング，Ｘ線像を撮影したタイミングにおける立位姿勢の違いに影響を受ける．腰椎前弯角の正常値，標準値は非常に幅が広いとの報告があるが，それは形態の個体差，立位姿勢の日内変動，日間変動によるバイアスなどが考えられる．正常値を定めることは，非常に困難である．腰痛のある人，ない人と比較しても有意差がないという報告があるが，腰椎前弯には前述した事柄が影響しているものと推察する．

腰椎前弯角が同程度であっても，Kobayashi ら[7]が報告した「腰椎前弯調和度（原文では lumbopelvic congruity と示されている）」の観点から腰椎前弯を詳細にみてみると，腰椎前弯角が同程度であっても，L1～5 角は低値だが L5～S1 角が高値であるケース（上位腰椎は平坦で，下位腰椎の前弯が大きいケース），反対に L1～5 角は高値だが，L5～S1 角は低値であるケースなど，弯曲パターンは個人により異なる．腰椎前弯角（L1～S1 角）が同程度であっても，腰椎形態パターンが異なれば，腰椎骨盤の運動パターンは異なる．現状では，腰椎全体（L1～S1）の前弯角と腰痛発生には関係があるとはいえないといった報告があろうとも，前述の観点から今後調査を行えば，腰椎形態と腰痛発生との関連を見出せるかもしれない．

3）骨盤傾斜と腰椎前弯の関係

骨盤傾斜と腰椎前弯の関係のまとめとして，①仙骨傾斜と腰椎前弯には正の相関がある，②仙骨傾斜と寛骨傾斜には相関がない，③寛骨傾斜と腰椎前弯には相関がない，があげられる．

仙骨角は腰椎前弯角と強い正の相関関係にある．つまり，仙骨前傾が大きい人は腰椎前弯が大きいことがいわれている．筆者のリサーチでも同様の結果を得ている．しかし，第1仙椎上縁は体表から触れることはできず，臨床上，患者の身体に触れ，観察する評価においては，この情報を有効に活用することが困難である．筆者ら[8]が行った男性25名，女性24名に対してＸ線による立位腰椎側面像を計測した結果からは，寛骨傾斜と腰椎前弯角，仙骨角には統計学的な関係性を見出せなかった．臨床上においても，仙骨傾斜の程度が同程度の人を比較した場合，腰椎前弯角の大きさが同程度とは限らない（**図2**）．

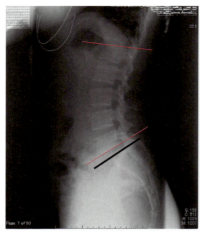
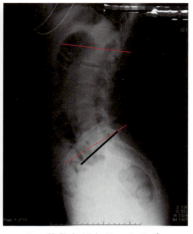

a. 仙骨角が小さいタイプ　　　　b. 仙骨角が大きいタイプ
　　（bと比べ）　　　　　　　　　　（aと比べ）

図2　異なる2名の腰椎形態
腰椎前弯角（L1～5角）は同等であるが，仙骨角が異なる

4）運動時の骨盤傾斜量と腰椎前弯変化（屈曲・伸展）の関係

身体前屈運動に関して，骨盤前傾量（仙骨前傾量，寛骨前傾量）と腰椎屈曲（腰椎前弯の減少，平坦化）には正の相関関係がある．身体後屈運動に関して，骨盤後傾量（仙骨後傾量，寛骨後傾量）と腰椎伸展（腰椎前弯の増大）には正の相関関係がある．

5）形態計測から何をみる

身体のおよそ中央に位置する骨盤は，静止立位条件下では前後左右へ並進したり，傾斜したりしながら頭位が大きく変化しないようバランスを調整し，動的条件下で四肢を外方へ広げる（上肢のリーチ，立位姿勢からのステップなど）ために機能している．骨盤はとどまることがなく，常に上半身-下半身の間を取り持って浮遊するように位置を変えている．評価している瞬間，瞬間の肢位に，こだわりすぎなくてもよいかもしれない．大切なことは，形態計測・評価を対象者（患者）に触れるたびに繰り返し，その結果の間に共通項が存在するかを考察する．対象者の身体機能に関連性があるか，その形態をとっていることの利点，必然性が潜んでいる可能性がある．

3．可動域評価について[9]

脊柱の可動性を評価するには，ゴニオメータを使用する方法では脊柱という多分節からなる構造（多関節構造）の特徴をうまく表せない．そこで，テープメジャーを使用したSchober法がある．背部へ直接触れて計測するため，ゴニオメータを利用するよりは脊柱運動のイメージを反映している印象がある．Schober法は，X線像の計測値と比較してみても相関が高く（相関係数0.97），標準誤差は約3°との報告がある．この方法は，信頼性・再現性という面から非常に優れた方法といえるが，得られる数値の単位はcm（あるいはインチ）であり，得られた数値が脊柱運動の量として，どれくらいを示すのか，イメージすることが難しいという不利がある．

腰椎全体の可動性・局所的な可動性を計測する方法の一つに，スパイナルマウスを使用する方法がある．脊柱が他分節的に動くという特徴を反映した非常に優れた計測方法であ

る．各高位での可動性を計測することが可能であること，非侵襲性であること，X線像の計測値と相関が高いことに利点がある．一方，装置の特性上，同一被験者内で経時的に比較することは可能であるが，異なった被検者間で比較することには向いていなく，比較的に高価であることも不利点である．

脊柱の可動域評価について筆者の考えとしては，腰椎屈曲の動きは運動開始肢位における腰椎前弯角の大きさよるため，計測時の脊柱の姿勢により屈曲可能な可動域の大きさは，その状態により異なる．一方で，(脊柱-骨盤が協調的に動いていれば) 静止立位姿勢によらず，最大前屈時の腰椎前弯 (弯曲) の形状には，それほどばらつきがない．これらの情報から考えると，運動開始肢位からの可動域の数値の大小にあまり気を使いすぎることはないのかもしれない (運動終了時の頭部の到達位置や，上肢のリーチ範囲，自身の体のどこまで触ることができるかなどに制限があってはならないが)．したがって，同一被検者 (患者) における経時的な変化 (状態) を記録し，比較するには再現性・精度の点からSchober変法が現在のところ最適な方法といえる．併せて，脊柱がどれくらい動いているかを視覚的に捉え，評価することが可能な方法を準備しておくことが必要である．例えば，筆者は胸椎部分の可動性を on elbow あるいは on elbows，腰椎部分の可動性を on hand あるいは on hands 姿勢から視覚的に評価 (スクリーニング評価として) している[10]．

4．筋機能評価

徒手筋力検査 (MMT：Manual Muscle Testing) 上，問題がないケースであっても，条件を変えると検査結果が変わる (パフォーマンスが変化する場合がある) 場合がある．図3は，体幹屈曲筋力評価に関する一例である．MMTでは下肢伸展位で実施するが，ここに

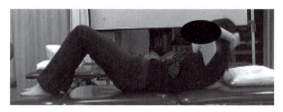

a．骨盤操作なし

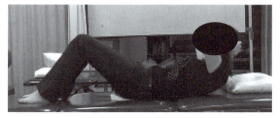

b．骨盤後傾操作あり

図3　trunk curl を条件を変えて実施した結果
a．操作なし．肩甲骨下角まで，離床している
b．仙骨下に折り畳んだタオルを挿入し，骨盤を軽度後傾させた．肩甲骨下角はベッドに接地したままである

提示した一例は下肢屈曲位であり，肢位が異なっていることを断っておく．

5．腰椎骨盤リズム，腰椎と骨盤の協調性

腰痛に対する理学療法・運動療法について，運動学的見地から言及する際には，腰椎骨盤リズムをもとに説明されることが通常である．

1) 腰椎骨盤リズムの基礎

a．静止立位における立位バランス―静的な腰椎骨盤リズム[11]

ヒトの構造は，下肢からみると大腿骨頭の上に骨盤がのり，その上に脊柱・頭部がのっている構造をしている．人体を構造物と捉え，下肢・骨盤を構造物の基礎と考えると，基礎が傾けばその上のパーツも傾く．倒れないようにするには，下位の構造が傾けば，上位の構造を，下位の構造とは反対方向へ傾ける必要がある．この理論どおり，Cailliet[11]は骨盤傾斜が増大すれば，脊柱弯曲は増大し，骨盤傾斜が減少すれば，脊柱弯曲は平坦化するこ

b．立位での身体前屈運動時に観察される腰椎-骨盤リズム[12]

　頭部の前傾から始まり，胸椎屈曲が起こり，それとはやや遅れて，あるいはほぼ同時に腰椎屈曲運動が始まる．運動の開始と同時に骨盤の後方並進運動が始まる．骨盤の後方並進運動は，上半身が前方へ倒れる力を打ち消すために起こる．この時点では，上半身の前傾運動は腰椎屈曲と骨盤前傾でまかなわれる．運動開始と同時に発生した骨盤後方並進の運動量は，腰椎屈曲運動が終了するタイミング（頭部が最大に前方位：股関節軸から前方へ最大に離れた位置）で最大になる．そして，身体前屈運動の終盤では，再度，骨盤は前方並進し，身体前屈運動が完了する．最大前屈位から立位（直立位：運動開始姿勢）へ復元するまでの動きは，前述した運動のまったく逆行するパターンをなぞる．

2）問題点

　腰痛に対して，身体運動学的にアプローチする際には（姿勢を修正することで対応する際には），この理論が応用される場合がほとんどであるといってよい．身体の動きを実際にみてみると，基本的な静止立位姿勢時の頭位をほとんど変化させない条件の下で，骨盤傾斜を能動的に変化させると，前述のような姿勢対応が観察される．しかし，ヒトは動作する際，体幹自体を動かすことが主動作になるとは限らない．上肢を前方へリーチしたり，立位から前方へ歩き出したり，臥位から起き上がりや寝返りなどをしようとする際に，骨盤から動き出すわけではなく，眼球や頭部から動き始まり，脊柱へ動きが伝播していくことが少なくない．

　身体運動の中で，体幹がどのように機能しているかを評価する際には，骨盤をハンドリングして動きを引き出すことばかりでなく，手や足部，頭部を外方へハンドリングした時に，他の部位がどのように反応するかを評価することが重要である．日常生活活動を想定して，ヒトの動きを考察するにはCailliet[9]の述べた理論や静止条件下の腰椎-骨盤リズムの発想だけを利用することには違和感を覚える．生物の移動行動には，「走性」が基盤にあるが，頭部の前面（腹側）に感覚器官がそろっている動物では頭部の前面，つまり顔のついている方向へ頭部が動き，身体の他部位に動きが伝播し，移動運動が始まると考える．

3）まとめ

　骨盤傾斜と脊柱弯曲は，どちらが主で従であるか，明確でない．骨盤傾斜の結果，脊柱弯曲が変化するという考え方がある一方で，脊柱の動きに合わせて骨盤が傾斜するという考えもある．動的場面であるにもかかわらず，静止条件下での腰椎-骨盤リズムを利用し，姿勢対応をしなければならない場合に，腰痛が発生している場合があると考える（あるいは逆の関係）．**図4～7**は腰椎-骨盤リズムを静的・動的対応に分類し，表現したものである．

6．立位での身体前屈運動における指床間距離の評価

1）現状

　指床間距離（FFD：Finger-Flore Distance）の計測は，ハムストリングス柔軟性の指標として用いられている．一般的にFFDは低値であるほど，ハムストリングスは柔軟で良好な状態と判断さている．

2）問題点と考察

　FFDが低値であっても，身体の状況が良好とはいえない場合がある．**図8**に示したとおり，FFDが低値であっても骨盤前傾が不十分な場合には，腰椎の過剰屈曲が生じている場合がある．椎間板内障など椎間板障害がある場合には注意が必要である．FFDの計測時にはFFD値の大小とともに骨盤前傾の程度な

3 腰痛に対する理学療法技術の検証　113

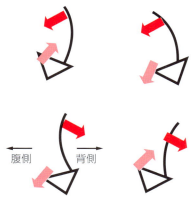

図4　腰椎-骨盤リズム—腰椎弯曲（矢状面）と骨盤傾斜（前傾・後傾）

腰部を人体の側方から観察している．左側が人体の腹側，右側が背側を示す．aは静的条件下での腰椎-骨盤リズムである．頭位をできる限り動かさないようにして，骨盤を後傾・前傾させた場合である．bは頭部の動きに応じた腰椎骨盤の運動パターンである．上図は体幹前屈，下図は体幹後屈のパターンである

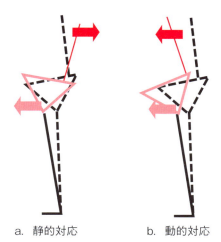

図5　腰椎-骨盤リズム—骨盤前方並進

腰部を人体の側方から観察している．左側が人体の腹側，右側が背側を示す．aは静的条件下での腰椎-骨盤リズムである．頭位をできる限り動かさないようにして，骨盤を前方へ並進させた場合である．bは動的な場面における腰椎-骨盤リズムである（例：上肢を前方へリーチする場合）

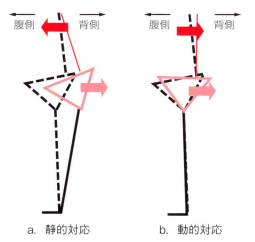

図6　腰椎-骨盤リズム—骨盤後方並進

腰部を人体の側方から観察している．左側が人体の腹側，右側が背側を示す．aは静的条件下での腰椎-骨盤リズムである．頭位をできる限り動かさないようにして，骨盤を後方へ並進させた場合である．bは動的な場面における腰椎-骨盤リズムである（例：下肢を一歩後方へ踏み出す場面，あるいは後方へ向きを変えながら踏み出す際の初期運動）

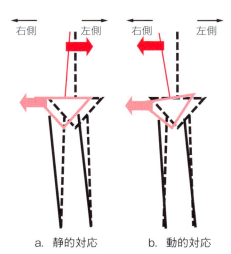

図7　腰椎-骨盤リズム—骨盤側方並進

腰部を人体の前方あるいは後方から観察している．aは静的条件下での腰椎-骨盤リズムである．頭位をできる限り動かさないようにして，骨盤を前方へ並進させた場合，あるいは立位で体幹側屈ストレッチをする際に観察されるパターンである．bは動的な場面における腰椎-骨盤リズムである（例：上肢を側方へリーチする場合など）

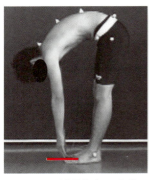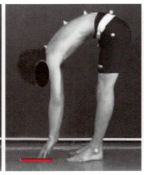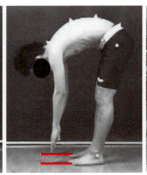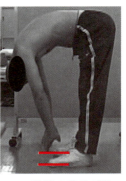

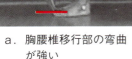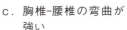

a．胸腰椎移行部の弯曲が強い　　b．腰部弯曲が強い　　c．胸椎-腰椎の弯曲が強い　　d．胸椎の弯曲が強いが腰椎は平坦

図8　立位での身体前屈運動における指床間距離（FFD）評価
aとb，cとdのFFDを実施すると，評価結果は同程度となる．しかし，背部の弯曲を観察すると，弯曲の形態が異なる．FFDの評価結果は同じだが，脊柱機能の特徴は異なる

ども併せて確認することが必要である．

FFDは，いうまでもなく立位で行う体幹前屈運動である．この動作・運動を遂行する身体条件がそろっていなければ，FFD値は低値を示さない．前述した「立位での身体前屈運動時に観察される腰椎-骨盤リズム」の項目を参考にしていただきたい．FFDを計測する際，検者は，被験者（患者あるいは対象者）へ，指先をできるだけ床へ近づけることを要求することが多いと思う．つまり，立位から上肢（指先）を下方の床へ向かってリーチさせることが課題である．上肢を伸展させる機能が低下していてもFFD値は高値となる．同時に頭部をできる限り，床方向へリーチさせることが有利となるため，視覚的に観察される脊柱運動は屈曲であるが，適切に抗重力伸展活動を遂行できなければ，過度に身体を支えることが必要となり，身体を強固にさせてしまう（脊柱伸筋群および下肢伸筋群の過剰努力）ため，剛性が高まり，FFDは低値になってしまう．

治療技術に関する問題点

治療技術に関連する分野は運動療法技術，徒手療法（ジョイントモビライゼーションなど），装具療法，物理療法，腰痛教室，認知運動療法など多岐にわたる．本稿では，何点か運動療法に関連する事柄をあげたいと思う．

1．いわゆる腹筋強化運動

腹筋強化運動として行われる一般的な方法の一つは，crock lyingから行うtrunk curlであろう．運動開始姿勢から体幹上部を支持面より挙上していく．それとともに身体背部の接触面は，運動開始姿勢と比較して尾側方向へ減少していく．体幹上部を挙上する一方で，体幹下部と仙骨部を鉛直下方へ押し付けるような腰部・股関節伸筋の活動が必要になる．腹筋強化と認識されているが，腰部・股関節伸筋群の出力，腰部伸展機能の状況をみて処方することが重要である（**図3，9**）．

2．ハムストリングスのストレッチ

分離すべり症のように下位腰椎に不安定を有する患者に対して，ハムストリングスのストレッチ（長座位での体幹前屈運動）を処方することは，できれば避けるべきである．根拠は，以下のとおりである．

①柔軟性が低下した組織と通常よりも弾性

の低下した組織が混在している場合，ストレッチを加えると後者の組織がより伸張され，不安定性を助長する．
②立位で腰椎屈曲運動を行うと，上位腰椎から下位腰椎に向かって屈曲運動が起こるが，長座位では下位腰椎から上位腰椎に向かって屈曲運動が起こる[13]．
③不安定椎を有する腰椎が屈曲する時には，不安定椎から動く．

3．スタンダードとして実施されている運動療法

腰痛に対する治療方法の代表例はWilliams[12]のpostural control exerciseとMcKengie法[13]ではないだろうか．腰痛が起きないよう身体のコンディションを整えておくには，生理的な腰椎前弯を維持する機能が必須であるという考え方がコンセプトの根幹であるところに両者の共通点がある．

1）Williamsのpostural control exercise[14]

この運動療法は，各種哺乳類の骨盤形態を取り上げ，骨盤傾斜，腰椎前弯の意義を説明している．具体的には，骨盤傾斜に関連する筋のインバランスを整えることが重要とし，腹筋強化と骨盤周囲筋のストレッチング，腰部のストレッチングを行うと同時に，下肢と体幹を同一鉛直線上，かつ適切なタイミングで動作させることを目的とした運動〔全屈曲（しゃがみ込み），全伸展（立ち上がり，立位への復元）〕など，6種類の運動から構成される．オリジナルの書籍を読む限りでは，筆者の読解違いかもしれないが，腰椎屈曲運動のみを重要視して提唱しているわけではなさそうである．

2）McKengie法[15]

腰痛の原因の一つに，近年の生活スタイルの結果で生じたとされる腰椎前弯の平坦化をあげている．この運動療法は，生理的腰椎前

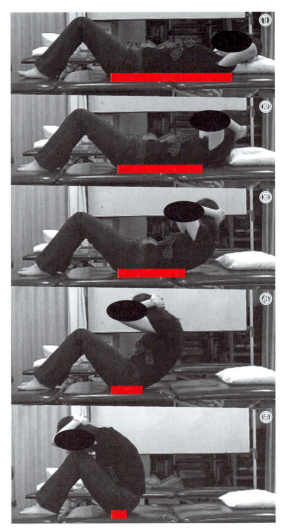

図9　trunk curl
動作の進行とともに，運動開始肢位と比較し，支持面と接触している身体の面積は尾側方向へ減少していく．骨盤下肢を支持面へ接地した状態を維持しなければ，上半身を支持面から持ち上げることはできない．体幹屈筋の収縮が十分であっても，体幹下部伸筋，股関節伸筋によるトルクを発生できなければ，体幹上部を支持面から持ち上げることはできない．MMT5の検査のみでは，これらの問題を抽出できないかもしれない

弯を再獲得することを治療コンセプトの一つにあげていることが特徴である．評価結果から，腰痛を3つのタイプに分類し，必要なアプローチを実施する．患者本人が自身の身体をマネジメントできるように導くことが目標

の一つとなっている．McKengie 法イコール腰椎伸展運動という先入観をもつ場合が少なくないようだが，テキストを閲覧してみると屈曲運動も盛り込まれている．一部の論説に，Mckengie 法は腰椎伸展運動であり，神経根を圧迫するため適切な方法をとはいえないという記述があるようだが，それは誤りのようである．

今後の臨床と研究の方向性

1．臨床の方向性

腰痛に対する理学療法においては，腰痛を軽減消失させることが最終目的ではない．腰痛軽減は手段であり，最終目的は腰椎・脊柱・体幹運動機能の再構築を図り，対象者の生活レベルを回復・向上させることである．そして，対象者の期待に応えることが，理学療法士の責務である．

1）腰痛そのものを消失・軽快させるための技術に対する課題

病態診断の確立，発痛組織同定の評価技術の確立，診断結果に対する技術（どうすれば痛みを軽減できるか）の確立が必須である．

2）脊柱・体幹運動機能の再構築に関しての課題

問題点としては，①腰部・脊柱・体幹機能は再獲得できたか，②脊柱，体幹の動きをどのようにイメージさせるか，の2つがある．

腰部・脊柱・体幹機能の再獲得については，体幹安定化機構に対する注目・検証・機能向上のための手段の吟味など，さまざまな研究・試みが実行されており，課題が解明されていくように思う．しかし，安定化しただけでは身体は動かない．いかに身体の動きを再獲得させていくかが重要である．何をもって動きが再獲得できたと考えるか，判断基準，評価技術，治療技術の確立が遅れていると筆者は考えている．動きの再獲得に関しては，

「ヒトらしい腰部機能」を再獲得できたかが，鍵になると考えている．「ヒトらしい腰部機能」とは何か，ヒトが進化の過程で獲得したとされる機能が，その一つではないだろうか．哺乳類は，四肢を地面から持ち上げ，障害物を乗り越えるために腰椎-骨盤機能を進化させてきた[16]．その進化の結果の一つが，腰椎の側屈・回旋（coupling patterns）である[17]．この機能があることで，ヒトは二足直立で，頭部や上半身を動揺させることなく，足部を支持面から持ち上げたり，障害物を乗り越えたりすることができるようになった．つまり，ヒトは能動的に脚長差を作り出せるようになったのである．ヒトの腰部機能は「下肢長の実測値に左右差がほとんどないにもかかわらず，頭部や上半身を大きく動かすことなく，足尖部を支持面（あるいは歩行路）から持ち上げることができる能力」だと，筆者は考えている〔この機能が損なわれると，前もって脚長差をつくっておくために（大腿骨頭位置の左右の高低差をつくっておくために），骨盤を傾斜させておくようになる．骨盤周囲の筋インバランスの原因の一つであると考える〕．最終的に立位において，coupling patterns の機能が獲得されることが理学療法アプローチの目標の一つと考えている．しかし現状，coupling patterns が獲得されているかを判断する評価技術，獲得させるための治療技術をもっていない点に問題があり，今後の課題である．

脊柱・体幹の動きをイメージさせるために，自身の脊柱を自らの目で直視できる人はおそらくいないだろう．四肢の動きは，視覚的に直接確認でき，視覚的なフィードバックを得られるため，四肢の動きは比較的イメージされやすい．さらに，四肢の外観上の形状と骨格構造は比較的一致している．一方，脊柱は体幹の深部に埋没しており，外観からは骨格の動きをイメージしにくい．脊柱・体幹の動

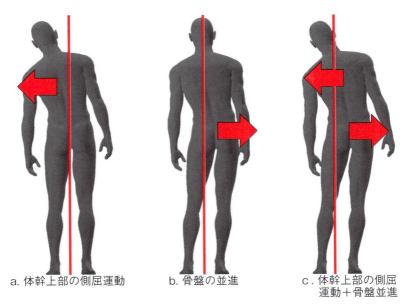

a. 体幹上部の側屈運動　　b. 骨盤の並進　　c. 体幹上部の側屈運動＋骨盤並進

図10　腰椎側屈運動の練習
図はいずれも，腰椎左側屈運動である．しかし，3パターンとも体幹上部-骨盤の動きの組み合わせが異なる．壁にもたれた立位で実施し，背部・殿部の皮膚がこすれる感触をフィードバックの情報として利用して3パターンの動き方の違いを認識させる

きを再構築することの困難さは，そういうところからも影響を受けるのかもしれない．視覚以外の情報からも，うまくフィードバックを受けながら動作練習をすることが必要なのではないかと考えている（**図10**）．

2．研究の方向性

腰痛は，「生物的・心理的・社会的疼痛症候群」と捉えられ，集学的なアプローチが必要といわれていることは，冒頭にも述べた．おそらく，特別な方法一つで腰痛を解消することはできないだろう．さまざまな方向性からアプローチすることが必要である．腰痛の軽減に対する理学療法の効果ばかりに目がいきがちである．医療技術であるため当然ではあるが，しかしそれ以前に，評価技術の確立，診断・見立て技術の向上，運動療法技術一つひとつが身体機能のうちのどの部分に影響するかなどを再検証していくことが必要であるように思う．そして，必要な技術を選択して，対象者ごとに応じた，独自のアプローチを行っていくことが必要だろう．

今後の課題

腰痛に対する理学療法の最終目標は，腰部機能・身体機能の再構築である．立位における骨盤傾斜，腰椎前弯に焦点があてられることがほとんどであるが，立位における腰椎・骨盤の動きだけが改善されても，腰椎機能が再構築されたとはいえない．腰部・身体機能を評価する技術を再度検討することが望まれる．

腰痛予防，再発予防のために，以下の2項目を改善する必要がある．①腰痛の患者は疼痛が発生する直前まで痛みを感じていなかった．しかし，患者の身体機能が突然に変化したとはかぎらないのに，なぜ腰痛が発生したのか，患者ごとのストーリーを推察すること，腰痛と一括りにせず，患者ごとに腰痛が起

こった理由を明らかにするための評価技術を実践し，その評価結果を受けて解決するための治療技術・手段を選択・実践する臨床力を身に付けることが必要である．②腰痛の発生までに身体機能の低下があったと仮定した場合，なぜ機能低下を呈するようになったかを推察できるようになる必要がある．セラピストが観察・洞察するスキルを向上すること，その評価結果を言語化することが求められる．

おわりに

以上，腰痛に対する理学療法に関して日々感じている疑問点について述べさせていただいた．本書のキーワードの一つである「科学的」とは，ほど遠い内容となってしまったことをお詫び申し上げたい．

Conclusion

近年，腰痛を「生物的・心理的・社会的疼痛症候群」と捉えるよう変化してきている．以前から，腰痛の発生には多くの要因が関連していることは周知であったが，前述のように表現されたことで，かえって腰痛の実態がより複雑化し，不明瞭になってきたために，アプローチを的確に選択することが困難になってきている印象をもつ．腰痛発生に関連する運動機能領域の話題が，骨盤傾斜，腰椎弯曲の大小，体幹安定性に，ほとんど集約していることに問題を感じる．本来，体幹が適切に動くことで，頭部，四肢が自由に動くという結果が生じるはずである．立位ばかりでなく，臥位での動作がうまく遂行できず腰痛軽減を遅延させている場合が少なくない．腰痛に関わる職種は多いが，そこで理学療法士が臨床で結果を出すには，何をしたら腰痛が軽減するかということのみに注意を払うのではなく，①対象者の四肢が適切に動くようになったか，②頭部・体幹が適切に動き体位や姿勢変換が問題なく遂行できるようになったか，というアウトカムが得られるということが重要であると筆者は考えている．

文　献

1) 菊地臣一：腰痛の病態に対する概念の変化．菊地臣一（編）：腰痛 第2版．医学書院，2014，pp15-17
2) 長谷川淳史：腰痛ガイドブック―根拠に基づく治療戦略．春秋社，2009
3) Gajdosik R, et al：Pelvic tilt. Intratester reliability of measuring the standing position and range of motion. *Phys Ther* **65**：169-174, 1985
4) Ferguson AB：Clinical and roentgen interpretation of Lumbosacral spine. Radiology **22**：548-558, 1934
5) 鈴木貞興，他：仙骨の形状と腰椎前弯の関係―矢状面について．理学療法学 **33**(supple)：166, 2006
6) 鈴木貞興，他：腰痛症に対する理学療法とバイオメカニクス―前屈型腰痛症に対する評価と運動療法．PTジャーナル **42**：853-861，2008
7) Kobayashi T, et al：A longitudinal study of congruent sagittal spinal alignment in an adult cohort. *Spine (Phila Pa 1976)* **29**：671-676, 2004
8) 鈴木貞興，他：腸骨傾斜・仙骨傾斜の関係について―静止立位腰椎側面撮影像からの検討．理学療法学 **32**(supple2)：9，2005
9) Norkin CC, 他（著），木村哲彦（監訳）：関節可動域測定法―可動域測定の手引き 改訂第2版．協同医書出版，2002，pp203-205
10) 鈴木貞興：脊柱．山嵜　勉（編）：整形外科理学療法の理論と技術．メジカルビュー社，1998，pp144-171
11) Cailliet R（著），荻島秀男（訳）：腰痛症候群 原著第4版．医歯薬出版，1993，pp31-33
12) 岩崎富子　他：正常人における腰椎部と骨盤の動きの分析．信大医短紀要 **13**：25-34，1987
13) 原田雅仁，他：シネラジオグラフィーによる不安定腰椎の連続的動態解析．日本臨床バイオメカニクス **17**：

139-142, 1996
14) Williams PC : The lumbosacral spine. Emphasize conservative management. McGraw-Hill book company, NewYork, 1965
15) McKenzie RA（著），鈴木信治（監訳）：McKenzie 腰痛治療法. 医歯薬出版, 1985
16) S Gracovetsky : The spinal engine. Springer-Verlag, New York, 1988, pp9-16
17) White AA : Clinical biomechanics of the spine 2ed ed. Lippincott-Raven, Philadelphia, 1990, pp102-104

4 股関節に対する理学療法技術の検証

建内宏重[*1]

> 🔒 **Key Questions**
> 1. 該当領域における理学療法技術の問題点は何か
> 2. 科学的な検証と反証，それに対する再検証はあるか
> 3. 今後の臨床と研究の方向性は何か

はじめに

人体で最大の関節とされる股関節の障害は，股関節局所のみならず下肢や脊柱など全身に影響を与える．そのため運動器疾患にかかわらず，股関節の機能障害が理学療法の対象となることは多い．本稿では，股関節に対する理学療法技術の検証を試みるが，関節機能として重要な無痛性，可動性，安定性の3要素すべてを検証に含めるために，それらが大きく障害される変形性股関節症（hip Osteo Arthritis：hip OA）を中心に据えて，hip OAと関連する障害に対する理学療法の効果検証，現状の問題点，そして今後への期待について述べる．

股関節に対する治療技術の検証と反証

1. 運動療法

hip OAに対する運動療法としては，一般に股関節の他動および自動関節可動域運動，股関節を中心とした下肢全体および体幹も含めた非荷重位もしくは荷重位での筋力増強運動，歩行やエルゴメータ，水中運動などによる有酸素運動などが実施されている[1]．臨床においては，患者の障害を評価したうえで個別的な対応が行われているが，研究としてその効果が検証されているものは限定的である．

2014年のコクランレビュー[2]において，理学療法士による指導の下で実施される運動療法が疼痛の軽減および運動機能の改善に有効であるという高いレベルのエビデンスが示されている．さらにその効果は，3〜6ヵ月間は持続するとされている．運動療法の内容としては，下肢の全体的な筋力増強運動や股関節の関節可動域運動，有酸素運動などが中心である．一方，わずかながら運動療法により疼痛が増悪した例があることも報告されている．また一般に，水中での運動も変形性関節症に効果的であるとされているが，hip OA患者のみに対象を限定した研究が少なく，十分な根拠があるとはいえない現状である[3]．また，過体重のhip OA患者に対しては，理学療

[*1]Hiroshige Tateuchi／京都大学大学院医学系研究科人間健康科学系専攻

法士と栄養士による管理の下，有酸素運動や筋力増強運動などとともに社会的認知理論に基づく減量プログラムを実施し，疼痛や歩行機能に改善を認めたと報告されている[4]．さらに，理学療法の効果を示した症例報告ではhip OA 患者の理学療法に関して，患者個人の状態に合わせてプログラムを作成すること，疼痛を生じない範囲で負荷量を調整・漸増すること，またアドヒアランス（adherence）を高めるために治療の実施前に運動の意義などに関する教育プログラムを実施すること，などが大切であると述べられている[5]．

このように，運動療法については疼痛の軽減や運動機能の改善において一定の効果が認められる．しかし，その方法論まで比較して効果の検証を行った研究はほとんどないため，どのような種類の運動が効果的であるのかは不明である．また，対象とした患者についてもhip OA の病期などに制限を設けていないものがほとんどであり[6〜9]，関節病態の程度により効果に差があるのか否かも不明である．手術を控えた患者を対象とした検証が比較的多いため，運動療法の効果が生じにくくなっている可能性もある．

さらに，股関節以外の部位との関係性においては，変形性股関節症患者における骨盤・腰椎のアライメント異常[10,11]，および股関節運動時の腰部多裂筋の筋活動開始の遅れや，それによる骨盤前傾の増大[12]などが報告されており，股関節と隣接する骨盤・体幹の機能障害が確認されている．しかし，そのような病態に対して焦点をあてた運動療法の検証は，ほとんど行われていない．

2．徒手療法

hip OA では，股関節機能の障害として可動性の低下が著しい．そのため，hip OA に対する理学療法として，関節可動域やアライメントの改善，疼痛の軽減などを目的として徒手療法が実施されることも多い．

徒手療法は，hip OA 患者の運動機能の改善に効果があり，疼痛の軽減やQOL（Quality of Life）の改善にも限定的ながら効果を認める[13〜15]．また，その効果は，6カ月程度まで持続するとされている．ただし，徒手療法として用いられている手技は，股関節のゆるみの肢位での長軸方向への牽引や大腿骨頭の外側あるいは内下方・前方・内旋方向へのモビライゼーションなど，研究によりさまざまである．

より詳細な分析として，運動療法を中心としたプログラムを行う群と徒手療法を中心に実施する群との比較を行った研究では，徒手療法を中心に行った群のほうが，疼痛やこわばり，股関節の可動域や機能の改善が優位であったと報告されている[16]．しかし一方では，近年，Bennellら[17]が実施した大規模なランダム化比較試験（RCT：Randomized Controlled Trial）においては，hip OA 患者に対する12週間の理学療法（徒手療法に加えて教育的指導や自宅での筋力増強運動）は，偽治療（電源を入れていない超音波での治療）と比べて，疼痛や運動機能において優位な効果を認めなかったと報告されている．しかし，この報告に関しては患者の半数は中等度から重度の患者であることや股関節に対する筋力増強運動が少ない（1種類のみ）ことなどの問題点が指摘されている[18]．病態の程度を考慮した検証として，X 線所見から軽度な群と重度な群に分けて理学療法の効果を検証した研究があり[19]，それでは徒手療法に関して，より重度な群では軽度な群よりも股関節可動域の改善が不良であったと報告されている．

このように徒手療法に関しては，評価に基づいて対象を選べば，理学療法の一部として有効な治療法であるといえる．しかし，わが国においてはhip OA の背景として寛骨臼形成不全に代表される関節不安定性が存在する

場合が多く，一次性が多いとされる欧米のhip OAとは根本的に成り立ちが異なる可能性がある．一般にhip OAでは，関節不安定性からその後拘縮に移行するといわれるが，拘縮をきたしながらも部分的には不安定性を合わせもつ状態もあり，関節周囲軟部組織に伸張刺激を加える徒手療法については，慎重な評価と操作が求められる．

股関節に対する治療技術の問題点

1. 関節病態，症状，機能への対応

Hip OAに限らず変形性関節症においては，骨変形の程度や関節軟骨，そのほか関節周囲組織の変性の程度と疼痛や不安定感などの臨床症状が，必ずしも一致しないことはよく知られている．そして，関節の病態や症状および関節機能，あるいは運動機能との関係性も直線的ではない．そのため理学療法を実施する場合に，関節病態，症状，あるいは関節・運動機能のどのレベルでの改善を目的とするのかを考慮する必要がある．

前述のように，一般的に実施されている関節可動域運動や筋力増強運動，徒手療法は，特に疼痛の軽減や運動機能の改善に有効である．しかし，ほとんどの研究が短期的効果の検証であることもあって，理学療法が関節病態に与える変化は，ほとんどわかっていない．キアリ骨盤骨切り術を施行されたhip OA患者や軽度の寛骨臼形成不全患者において，座位での貧乏ゆすり様の運動を行うことで，関節裂隙の拡大を認める症例があることが報告されている[20]．一般的な筋力増強運動や歩行運動などに比べて，優位な効果があるかは不明であるが，関節局所への効果のみを考慮すれば，繰り返しの関節運動が関節軟骨への適度な刺激となっている可能性はある．

また，運動機能の向上や体重コントロールのために必要な運動療法（特に筋力増強運動）は，必然的に関節に負荷をかけてしまうというジレンマがある．運動機能の維持・改善や関節病態に対して，ある程度の運動が必要なことは間違いないが，その強度や量が大きすぎると関節病態を悪化させる危険性もある．運動療法の適量が明確になっていないために，筋力増強運動の是非は諸説紛々としている[21]．

hip OA患者を対象にする場合には，その病期に応じて理学療法の主たる目的を考慮することも大切である．前期や初期から進行期にかけては，症状の改善のみならず関節病態の進行抑制が重要な課題となる．運動機能は比較的維持されているか，もしくは仕事などを通じて過負荷になっている場合もあるため，理学療法における負荷量だけでなく，日常生活や仕事全般で生じる全負荷量をコントロールしていく視点が重要と思われる[22]．病期が末期に近づくと，関節病態は固定され運動機能の低下が著しくなる．そのため，理学療法においては運動療法や徒手療法だけでなく，歩行補助具や装具サポーター類の使用，生活上の工夫などを通じて，運動機能の維持・改善を図る必要があると考えられる．しかし，このような一般的な治療戦略が真に適切なのかは定かではない．発症初期や進行の過程でどのような対応が必要なのか，また関節病態が進んだ後に理学療法が貢献できることは何か，あるいはその後の整形外科的治療を想定して準備をしておく必要があることは何かなど，さまざまな時期での対応の一つひとつが検証される必要がある．

2. 関節不安定性への対応

股関節は，曲率のほぼ一致した寛骨臼と大腿骨頭から形成され，安定性に優れた関節とされる．しかし，寛骨臼形成不全のように股関節の安定化機構において重要な役割を担う

骨形態の異常があると，股関節の安定性は大きく損なわれる．わが国においては，そのような病態から変形性股関節症を発症する二次性の hip OA が多いことは周知である．Burstein ら[23]は，著書の中で関節安定性について「関節可動域すべてにおいて適切な位置関係を保つことができる関節の能力」とし，安定している関節とは「関節の機能的可動域のすべてにわたり関節表面の間の接触力を適切な最小値に維持できる関節」であるとしている．このような定義に従うと，関節を形成する骨の位置関係の異常のみならず，筋張力による力を含む関節内の力学的環境の異常も関節安定性の異常と捉えられ，関節安定性の異常は，hip OA のみならず，多くの関節の機能障害の本質的問題になると考えられる．

しかし，股関節の不安定性に対する理学療法は不明な部分が多い．まず，股関節の不安定性を臨床において正確に評価する方法がない．Sahrmann[24]は，臨床的経験に基づいて股関節での運動機能障害を関節内での骨運動の異常と関節運動としての変位により分類し，骨運動の異常としては大腿骨頭の前方滑りや外側滑り，過可動性，可動性の減少と上方滑りなどの問題を指摘しており，寛骨臼と大腿骨頭との位置関係の異常および特定の方向への過剰な運動や制限などが運動機能障害を生じさせるとしている．また筆者[25]は，骨の位置関係の異常だけでなく関節不安定性における力学的側面に注目し，大転子部や鼠径部から徒手的に外力を加減した際の運動や症状の変化から関節不安定性のタイプを判断する方法を提唱している．しかし，これらいずれの方法も，定量的な評価とはいえず，的確な判断には熟練を要する．

さらに，股関節の不安定性に対する治療に関しても理学療法の効果検証は十分でない．関節安定化機構の中でも動的には神経・筋の要素が重要である．しかし，一般的な筋力強化だけでは，関節の安定性が改善しない場合もある．それは，関節周囲筋の筋張力バランスの異常が関節内で生じる力の大きさと方向に異常をきたす可能性からも説明が可能である[26]．つまり，定義にもあるように，適切な位置関係を保ち関節表面での力を最適な最小値にすることが，関節が機能を発揮する基盤となり，そのためには関節アライメントへの配慮とともに関節周囲筋の筋張力バランスを最適化するための慎重な評価・治療が必要となる．十分に実証はされていないが，大腿方形筋や小殿筋，双子筋，内閉鎖筋，外閉鎖筋，腸腰筋などは，特に股関節の安定化に寄与すると考えられており，筋力増強運動に先立ってそれらの筋の機能を高めておくことが，不安定性を呈する股関節の治療においては重要であるとされている[27]．

3．ほかの身体部位との関係性への対応

股関節は，上半身と下半身のつなぎ目に位置する．そのため，股関節の異常は hip-spine syndrome のような概念としても知られているように，腰椎をはじめとした脊柱の問題や膝，足部といった下肢の障害とも深く関係する．また，その逆に骨盤・脊柱の安定性低下や下肢のほかの部位の異常が，股関節運動に負の影響を与えることもよく経験される．そのため，臨床においては股関節局所の問題をほかの身体部位との関係性を考慮した中で解決していく視点が一般的になっている[28]．しかし，全身の協調関係についてはバイオメカニクスの研究が進むにつれて，従来はよくわかっていなかったこと，あるいは経験的にわかっていても明示されていなかったことが明らかになりつつある．

例えば，従来から広く知られている運動連鎖という現象に関しても，実際の患者の姿勢や動きの分析においては，狭義の運動連鎖のみで解釈しようとすると分析を誤る危険性が

ある．筆者らの実験では，足部の回内により運動連鎖として誘発される股関節の屈曲・内転・内旋変位は，足部の回内が過剰になると，特に前額面においては内転がむしろ減少するような反応がみられ，胸郭の支持側への回旋変位なども生じるようになる[29]．これは，運動連鎖よりも回内に伴う下肢の内側変位に対して，骨盤や体幹を外側に変位させ力学的平衡を保つための姿勢制御反応が優位になることを示しており，アライメント異常が大きい実際の患者では，むしろ運動連鎖のみが生じる状況のほうがまれであるということがわかる．運動連鎖の理解においては，姿勢制御との協調関係を意識しておくことが大切である．

さらに体節間のつながりに関しては，従来，目にみえるアライメントなど，いわゆる運動学的視点を中心に理解がなされてきた．しかし，運動力学的視点からの体節間のつながりも運動の生成には重要であり，これについては理学療法への応用はこれからである．例えば，股関節をまたがない広筋群（外側・内側・中間広筋）の収縮が，股関節の伸展，ひいては骨盤・体幹の上方への加速を生じること[30]，あるいは股関節伸展位での大腿直筋の収縮が，膝関節伸展とともに股関節伸展を結果として生じること[31]，歩行時の足関節底屈筋と股関節屈筋との機能的協調関係[32,33]など，筋の活動を通じた体節間のさまざまなカップリングが生体内では生じている[34]．運動連鎖や姿勢制御，体節間の力学的なカップリング現象など，生体内である一定の法則に基づく現象それぞれの分割的な理解と統合的な解釈により，新たな理学療法が生まれる余地がある．

今後の臨床と研究の方向性

1. 個別と全体

前述のように，hip OA に対する理学療法の効果検証は，疾患名に加えて年齢など数少ない包含・除外基準が適応されて研究の対象者が選定されているにすぎない．そのため，理学療法の臨床では当然のこととして行われている，患者個別の評価・治療が反映されているとは言い難い．一研究において，ある治療により機能や症状が改善した患者と悪化した患者が同程度の割合で生じた場合に，その治療は全体としては変化を与えなかったという誤った解釈になってしまう可能性がある．このことが，理学療法の臨床と研究による知見とが大きく乖離している一要因と思われる．さらに，理学療法アプローチについても集団での運動教室などの場合は，ある程度の統一性は保たれるが，理学療法士の臨床的判断・治療技術レベルに強く依存した個別的治療の場合は，治療者側の個別性も治療効果に重大な影響を与える．したがって，患者また治療者の個別性を考慮した検証まで行わない限りは，理学療法の真の効果検証は困難であるといえる．

完全に個別性を考慮した検証は容易ではないが，患者群を臨床症状や画像所見，機能レベルなどによりサブグループ化したうえでの治療効果判定，あるいは治療効果に対する反応の違いの分析（治療前の要因と治療効果の関係性の分析）などを行っていくことで，どのような患者に対して，どのような治療方法が有効かをうかがい知ることができるため，個別性を考慮した検証に近づくことができると思われる．

2. 短期と長期

治療技術の検証と反証の項でも述べたように，股関節の障害に対する理学療法の有効性を示す研究の多くは，短期的効果に関するものである．しかし，慢性進行性の hip OA の患者にとっては，今抱えている問題の軽減とともに長期的な進行の抑制がきわめて重要であ

る．したがって，理学療法の長期的効果に関する検証は必ず行われなければならない．しかしこれは，臨床においても研究においてもさまざまな点において困難な現状がある．今後，必要なことは長期的に患者をフォローできるシステムの構築，医療機関への通院以外の方法も含めた治療方法およびその継続方法，また長期的な治療継続を有効にするためにアドヒアランスを高めるための工夫[35]なども，広く研究される必要がある．

また一方では，極短期的効果（即時的効果）の詳細な検討も重要である．理学療法士が行う治療は，筋量の増加など治療の繰り返しにより効果を発揮するものもあれば，筋の柔軟性や関節可動性の改善，筋力発揮に関わる神経的要因の変化など，ある程度は即時的に変化を与えられることも多い．中長期的な治療効果の検証では，治療期間中に患者がさらされるさまざまな要因（生活や仕事での変化，ほかの身体部位の不調など）の影響を受けるため，治療と効果の一対一の関係性がわかりにくい．その点，即時的効果の分析では治療に対する反応が明確にわかるため，身体に対して影響を与えうる治療方法を開発するための検証としては有効である．臨床においても，治療直後の即時的変化を見逃さないように心がけたい．

3．予防と治療

患者は，疾患の進行抑制を望む．さらにいえば，疾患・障害の予防は治療に勝る．現状では疾患を有し，しかもかなり病態が悪化した段階で理学療法士が患者にはじめて関わるということが多いと思われる．しかし，hip OAの発症には，骨形態の異常や年齢，遺伝的要因など理学療法での対応が困難な要因のほかに，肥満，スポーツや仕事での過負荷など理学療法士として介入が可能な要因も含まれる[36]．現在，予防として有効な方法はほとんど明らかになっていないが，予防のフェーズでは，理学療法士が主役になるべきであり，今後，この方面での調査が進むことが期待される．

また，疾患の初期段階からの継続的な関わりにより，自然経過の中での患者の多様性も明らかになると思われる．慢性進行性といわれる疾患にあっても，わずかながら，進行性変化を認めない患者が存在することも事実である[37]．介入による効果とは別の観点で，個人による疾患の進行度合いの違いを分析することは，新たな予防・治療介入への手がかりを得ることになるかもしれない．

4．下限と上限

関節可動域運動や筋力増強運動は，症状や運動機能に正の影響を与える．そういったエビデンスに基づいて，患者に対する共通的かつ基礎的な治療として，それらが実施される．それは，一見，正しい行いのように感じるが，関節可動域や筋力が良好であればあるほど，症状や運動機能はより改善するのであろうか．あるいは，関節可動域あるいは筋力が正常レベルに近づくまで治療を行うことが本当に必要なのであろうか．ヒトが動き，移動する際には必ず外力が身体に加わり，それに抗するために身体が力を発揮する必要がある．したがって，関節においては動くための関節可動域や筋力がある程度必要であることはいうまでもない．しかし，ここでは「ある程度」という部分が重要である．

hip OAの場合について考えてみると，もともと関節不安定性を有して関節可動域は過大であったものが，関節周囲組織の短縮や骨変形の結果として拘縮を生じるに至っている場合が多く，また運動時に必要な筋による張力発揮は，関節へ力学的負荷を加える側面も併せ持つ．したがって，関節可動域運動や筋力増強運動は個々の患者にとって少なすぎず多

すぎず適量であることが重要であり，闇雲に関節可動域を拡大することや筋力増強運動を過剰な負荷で繰り返すことは，症状や運動機能を悪化させる危険性もはらんでいる．

臨床においては，患者の症状の変化などを把握しながら適量で治療を行うことは通常行われており，到達すべき関節可動域や筋力のレベルも理学療法士の臨床的判断により決められる．しかし，これらについて客観的に示しうる根拠として明確なものはない．研究においては，まさにその適量を明らかにしていくことが必要である．症状の悪化を防ぐため，あるいは運動機能・持久力を維持するために最低限必要な関節可動域や筋力のレベル，いわゆるカットオフポイントを求めることや，そのために必要な理学療法の方法，強度，頻度などを明らかにすること，さらには分子レベルでも健康なあるいは病的な関節組織に加えるべき適切な負荷の量と質を検証していくことなどが大切である．

5．集中と分散

股関節の障害の多くは，関節局所での力学的負荷の異常がその背景にある．変形性膝関節症では，関節内での負荷の増加とともに負荷が加わる位置の変化が，関節症の発症に関係していると考えられている[38]．また，不安定性を制動するための防御反応として関節運動が一定のパターンに収束するとも考えられている．すなわち，空間的あるいは時間的に関節内で負荷が集中してしまうことが，関節症の発症や進行に関わっているといえる．

力学的負荷の集中には，関節不安定性のほか，力の要素である関節モーメントの過剰や関節周囲筋の協調性低下による過剰な張力発揮，関節接触面積の要素となる関節アライメントの異常などが影響していると考えられるため，関節局所の機能改善や姿勢・動作の修正による関節アライメントの改善などが行われる[39]．しかし，力学的負荷の分散という観点に立てば，動作時に時間的にも機能的にも運動が密接に関連する身体部位間の関係性を治療に活かすことも考えられる．例えば，下肢の関節間の協調性については，歩行時の股関節での負荷を減じるためには，股関節から最も離れた足関節・足部との協調関係が重要である．歩行時のプッシュオフを増加させると，同時期の股関節屈曲筋による力発揮が軽減され，股関節での負荷が軽減する[33]．さらに，股関節より近位の身体部位との協調関係については，胸椎が一つのポイントであると考えられる．肩甲上腕関節の機能改善において，肩甲胸郭関節や胸椎の可動性および安定性を検討することは，常識的に行われている．股関節においては，上肢の肩甲骨に相当するものは寛骨であり，脊柱としては解剖学的に近いのは腰椎であるが，機能的には胸椎が重要であると考えられる．歩行時には，矢状面を中心とした下肢の左右交互の動きに対して骨盤の回旋と脊柱，特に胸椎部での回旋，上肢の振りが協調して生じることで，全身のバランスが維持されている．立脚期後半での股関節の伸展方向の動きに対しては，胸椎での反対側への回旋が協調する．

具体的に症例を提示する（**図1**）．症例は54歳の女性であり，初期の片側性（左側）hip OAである〔（日本整形外科学会股関節疾患評価質問票：26点（84点満点），最小関節裂隙幅：右4.4 mm，左3.0 mm）〕．歩行時の疼痛は明らかにはないが，左立脚期後半の違和感，20分以上の歩行による疼痛を認めていた．胸椎での右回旋可動性の拡大を目的として，他動・自動運動を数分間実施し，その前後で歩行解析を行った．その結果，歩行速度，ストライドの増加と歩きやすさの改善を認めた．それにもかかわらず，歩行時の股関節角度や代償による可動性増大が危惧される脊柱下部（特に腰椎）での角度には，ほとんど変化を認

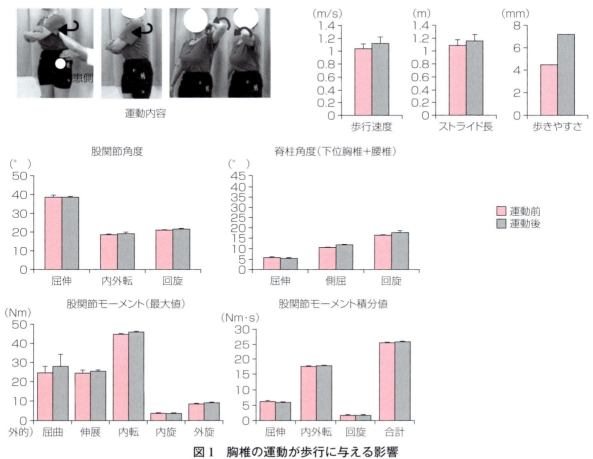

図1 胸椎の運動が歩行に与える影響

hip OA 患者において，歩行時の左立脚期後半の違和感軽減を目的に，胸椎の右回旋可動性の拡大を目的とした運動を実施した．運動前後に自由歩行を3試行記録した〔3試行の平均値と標準偏差を図示（歩きやすさのみ各1回聴取）〕．運動後には，歩行速度，ストライド長，歩きやすさの改善を認めた．股関節や腰椎の角度には，ほとんど変化を生じず，歩行速度の増加に伴い一部股関節モーメントが増加する傾向にあったが，関節モーメント積分値はほとんど増加しなかった

めず，さらに外的関節モーメントの最大値は部分的に増加するものの，関節モーメント積分値ではほとんど増加を認めなかった（**図1**）．すなわち，股関節や腰椎の角度および負荷は，ほとんど増やさずにほかに分散させて，しかも効率よく歩くことができるようになっている．同じだけの距離を移動する場合を想定すると，むしろ股関節に加わる総負荷量は減少するともいえる．このように，機能的に関係性が強い部位を利用して，全身で負荷を分散させるという戦略も有効な場合がある．

6. 不変と可変

通常，動作を再獲得していく過程においては，安全で適切な一定のパターンで動けることを目指す．パターンからの逸脱（変化）は，不安定性として問題にされる．しかしヒトは，一定の変動性をもつ個人特有のパターンを示すとともに，動作の条件や環境の変化に応じて柔軟にそのパターンを変化させることもできる．すなわち，ある一定の不変なパターンが必ずしもよいわけではなく，条件や環境の変化に適応して自らの動作を変化させられることが，移動動作として安定していられるこ

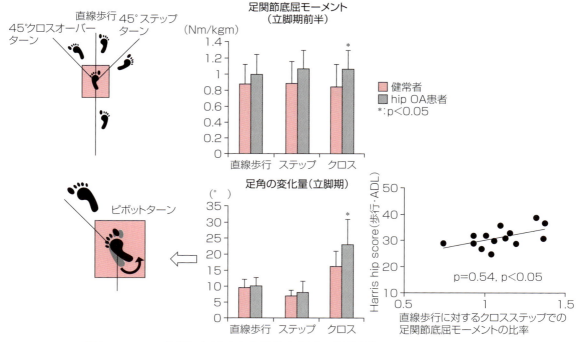

図2 hip OA 患者における方向転換歩行時の運動制御（文献40）より改変引用）
hip OA 患者は，方向転換歩行時に立脚期前半から前足部に荷重してピボットターンを行うことで，身体の方向を制御している．そのような戦略を用いることができる患者は，機能が高く維持されている

とにつながる．

そこで，筆者ら[40]は直線歩行および直線歩行から左右へ方向転換を行う歩行の分析を，hip OA 患者を対象に行った結果，hip OA 患者では，健常者に比べて特に方向転換歩行時に足関節底屈モーメントが立脚期の前半に増加しており，さらに立脚期における足角の変化も患者で増加していた（**図2**）．これは，hip OA 患者では方向転換歩行で要求される股関節での複雑な制御が困難であるため，立脚期の前半から前足部に荷重してピボットターンを行うという制御を選択していることを示している．すなわち，歩行条件の変化に対して身体内部での運動の変化のみならず，環境との接点（床面と足底との間）での振る舞いを変化させることで身体の方向を制御しているともいえる．さらに重要なことは，直線歩行に比べて方向転換歩行時に足関節底屈モーメントを増加させられる患者ほど，Harris hip score の機能項目点（歩行，日常生活動作）が高い傾向にあった（**図2**）．つまり，歩行条件の変化に対して，巧みに制御方法を変化させられることが，実社会での安定した移動につながると考えられる．

このように，歩行条件や環境の変化に対する適応を観察すると，患者における運動制御の本質的な特性がみえてくることがある[40,41]．臨床においても，理学療法技術としての動作分析の一つの重要な観点であると思われる．

7．理論と実証

臨床においては，エビデンスを活用して治療を展開することが重要である．しかし，前述のように活用できるエビデンスは，きわめて限定的である．そのため臨床では，理論的に有効と考えられる治療方法を適応し，評価を繰り返しながら最適な治療方針を定めてい

くことになる．いわば，演繹法による対応である．歴史の浅い理学療法においてはエビデンスの構築は十分でなく，しかしエビデンスの十分でない領域においても患者への対応に迫られ，理論的に妥当と考えられる方法で対応するしかないという側面はある．ただし，前提としている理論が正しくなかった場合，あるいはその理解を誤っていた場合には，まったく意味のない治療をしてしまう危険性がある．また，たとえ理論が正しかったとしても，それが必ずしも実際的に効果的で必要な治療とならないこともある．

一方では，臨床においてある特定の疾患・障害に共通して観察される現象や変化の過程，治療への反応への特異性などの実証的な知見を積み重ねることで，帰納的に思いもよらない治療体系が生み出されることもある．一般にはエビデンスレベルが低いとされる症例報告や症例集積研究も，理学療法の将来のためには重要である．

おわりに

股関節の機能障害は，さまざまな疾患において問題となる．しかし，股関節の機能障害に対する理学療法の効果検証は，初歩的な段階であるといえる．股関節の可動性や安定性の向上，さらには疼痛の軽減に対して理学療法で対応可能な範囲を明確にしていくとともに，多角的な視点で理学療法の新たな可能性を模索する取り組みが引き続き必要である．

Conclusion

hip OA に伴う股関節の機能障害に対して，運動療法および徒手療法はある程度の効果が確認されている．しかし，どのような治療方法がどの状態の患者にどの程度の期間有効であるかは不明である．短期と長期，予防と治療など，相対する観点で全体を俯瞰し，股関節の機能障害に対する理学療法の理論構築と効果の実証を行うことが大切である．

文献

1) 土谷辰夫，他：リハビリテーションの考え方．勝又壮一，他（編）：変形性股関節症のリハビリテーション 第2版．医歯薬出版，2012，pp 9-85
2) Fransen M, et al：Exercise for osteoarthritis of the hip. *Cochrane Database Syst Rev* **22**：CD007912, 2014
3) Bartels EM, et al：Aquatic exercise for the treatment of knee and hip osteoarthritis. *Cochrane Database Syst Rev* **17**：CD005523, 2007
4) Paans N, et al：Effect of exercise and weight loss in people who have hip osteoarthritis and are overweight or obese：A prospective cohort study. *Phys Ther* **93**：137-146, 2013
5) Fernandes L, et al：Development of a therapeutic exercise program for patients with osteoarthritis of the hip. *Phys Ther* **90**：592-601, 2010
6) Tak E, et al：The effects of an exercise program for older adults with osteoarthritis of the hip. *J Reumatol* **32**：1106-1113, 2005
7) Fernandes L, et al：Efficacy of patients education and supervised exercise vs patients education alone in patients with hip osteoarthritis：a single blind randomized clinical trial. *Osteoarthritis Cartilage* **18**：1237-1243, 2010
8) Juhakoski R, et al：A pragmatic randomized controlled study of the effectiveness and cost consequences of exercise therapy in hip osteoarthritis. *Clin Rehabil* **25**：370-383, 2011
9) French HP, et al：Exercise and manual physiotherapy arthritis research trial（EMPART）for osteoarthritis of the hip：A multicenter randomized controlled trial. *Arch Phys Med Rehabil* **94**：302-314, 2013
10) Yoshimoto H, et al：Spinopelvic alignment in patients with osteoarthritis of the hip：a radiographic

comparison to patients with low back pain. *Spine* **30**：1650-1657, 2005
11) Weng WJ, et al：Characteristics of sagittal spine-pelvis-leg alignment in patients with severe hip osteoarthritis. *Eur Spine J* **25**, 2014（in press）
12) Tateuchi H, et al：Pelvic instability and trunk and hip muscle recruitment patterns in patients with total hip arthroplasty. *J Electromyogr Kinesiol* **23**：151-158, 2013
13) French HP, et al：Manual therapy for osteoarthritis of the hip or knee—A systematic review. *Man Ther* **16**：109-117, 2011
14) Brantingham JW, et al：Manipulative therapy for lower extremity conditions：Update of a literature review. *J Manipulative Physiol Ther* **35**：127-166, 2012
15) Romeo A, et al：Manual therapy and therapeutic exercise in the treatment of osteoarthritis of the hip：a systematic review. *Reumatismo* **65**：63-74, 2013
16) Hoeksma HL, et al：Comparison of manual therapy and exercise therapy in osteoarthritis of the hip：A randomized clinical trial. *Arthritis Reum* **51**：722-729, 2004
17) Bennell KL, et al：Effect of physical therapy on pain and function in patients with hip osteoarthritis. A randomized clinical trial. *JAMA* **311**：1987-1997, 2014
18) White DM, et al：Physical therapy and hip osteoarthritis. *JAMA* **312**：1257, 2014
19) Hoeksma HL, et al：Manual therapy in osteoarthritis of the hip：outcome in subgroups of patients. *Rheumatology（Oxford）* **44**：461-464, 2005
20) 広松聖夫，他：変形性股関節症に対する新しい理学療法—貧乏ゆすり（ジグリング）について．*Hip Joint* **40**：70-78，2014
21) 井上明生：変形性股関節症の治療における常識の嘘．骨・関節・靱帯 **17**：967-970，2004
22) Sulsky SI, et al：Epidemiological evidence for work load as a risk factor for osteoarthritis of the hip：A systematic review. *Plos One* **7**：e31521, 2012
23) Burstein AH，他（著），黒沢秀樹，他（訳）：整形外科基礎バイオメカニクス．南江堂，1994，pp 47-70
24) Sahrmann SA：Diagnosis and treatment of movement impairment syndromes. Mosby, St. Louis, 2001, pp121-191
25) 建内宏重：股関節の機能解剖と臨床応用．PTジャーナル **46**：451-460，2012
26) Lewis CL, et al：Effect of position and alteration in synergist muscle force contribution on hip forces when performing hip strengthening exercises. *Clin Biomech* **24**：35-42, 2009
27) Retchford TH, et al：Can local muscles augment stability in the hip? A narrative literature review. *J Musculoskelet Neuronal Interact* **13**：1-12, 2013
28) 加藤　浩：多関節運動連鎖からみた身体運動制御と筋機能評価—変形性股関節症に対する刷新的評価と理療戦略．*J Clin Phys Ther* **13**：17-26，2010
29) Tateuchi H, et al：Effects of calcaneal eversion on three-dimensional kinematics of the hip, pelvis and thorax in unilateral weight bearing. *Hum Mov Sci* **30**：566-573, 2011
30) Zajac FE, et al：Biomechanics and muscle coordination of human walking PartⅠ：Introduction to concepts, power transfer, dynamics and simulations. *Gait Posture* **16**：215-232, 2002
31) Hernandez A, et al：In vivo measurement of dynamic rectus femoris function at postures representative of early swing phase. *J Biomech* **41**：137-144, 2008
32) Tateuchi H, et al：Dynamic hip joint stiffness in individuals with total hip arthroplasty：Relationship between hip impairments and dynamics of the other joints. *Clin Biomech* **26**：598-604, 2011
33) Tateuchi H, et al：Immediate effects of different ankle pushoff instructions during walking exercise on hip kinematics and kinetics in individuals with total hip arthroplasty. *Gait Posture* **33**：609-614, 2011
34) 建内宏重：股関節と下肢運動連鎖．臨床スポーツ医学 **30**：205-209，2013
35) Pisters MF, et al：Long-term effectiveness of exercise therapy in patients with osteoarthritis of the hip or knee：A systematic review. *Arthritis Rheum* **57**：1245-1253, 2007
36) 高平尚伸：変形性股関節症の進行のリスクファクターと自然経過．久保俊一，他（編）：変形性股関節症．基本とUP TO DATE．南江堂，2010，pp22-26
37) 奥村秀雄，他：変形性股関節症—亜脱臼性股関節症の自然経過．整形外科 **45**：790-796，1994
38) Andriacchi TP, et al：The role of ambulatory mechanics in the initiation and progression of knee osteoarthritis. *Curr Opin Rheumatol* **18**：514-518, 2006
39) 建内宏重：メカニカルストレスからみた股関節障害と理学療法．理学療法 **31**：713-723，2014
40) Tateuchi H, et al：Compensatory turning strategies while walking in patients with hip osteoarthritis. *Gait Posture* **39**：1133-1137, 2014
41) Bejek Z, et al：The influence of walking speed on gait parameters in healthy people and in patients with osteoarthritis. *Knee Surg Sports Traumatol Arthrosc* **14**：612-622, 2006

5 膝関節に対する理学療法技術の検証

小原裕次[*1]

> 🔒 **Key Questions**
> 1. 該当領域における理学療法技術の問題点は何か
> 2. 科学的な検証と反証，それに対する再検証はあるか
> 3. 今後の臨床と研究の方向性は何か

膝関節に対する理学療法技術の検証

　膝関節は大腿骨と脛骨，2つの長幹骨からなり，てこのアームの長さによって大きな応力を受ける[1]．骨は外部からの力学的負荷に常に応答し，ミクロ，そしてマクロに自らを力学適応的な構造に作り変えているといわれている[2]．変形性関節症（OA：osteoarthritis）はその結果であると考えられるが，2008年の厚生労働省の発表によれば，わが国においてX線診断による変形性膝関節症（以下，膝OA）の潜在的患者数は，約3,000万人と推定されている．高齢者が罹患しやすい運動器疾患であり，今後さらなる高齢化に伴って膝OA患者の増加が予想される．したがって，本疾患に対する理学療法技術の効果を検証することは，患者により質の高い医療を提供し，われわれの役割を社会に提示していくうえで重要といえる．以下に，膝OAを中心に理学療法技術を検証し，臨床での展開を提示していく．

1．大腿四頭筋の強化について

1）変形性膝関節症と内側広筋

　膝OAの発症と進行のメカニズムについて佐々木[3]は，内側広筋の相対的な筋力低下により膝関節部での下腿外旋が減少することで膝関節伸展時の終末強制回旋運動（screw-home movement）の破綻が初期変化として起こることを一つの発症メカニズムとして提示し，この内側広筋の筋力低下が重要であると述べている．膝OA患者は動作時に内側広筋が抑制され，大腿直筋が過剰収縮することが報告されており[4]，臨床においても視診・触診で内側広筋の萎縮を認め，大腿直筋が過緊張状態の膝OA患者は多く見受けられる．特に内側広筋斜走線維は，膝蓋骨を内方に引き寄せて固定し，終末伸展15°域でより働く[5]ことから，その機能低下はscrew-home movementの破綻に直結すると考えられる．また，超音波による分析では膝OA患者の内側広筋は筋厚が薄くなっているだけでなく，筋輝度が高値を示して脂肪・結合組織などの非収縮組織の比率の増加を示唆[6]しており，筋の量的問題だけでなく質的問題も無視できない．

[*1] Yuuji Ohara／佐藤病院リハビリテーション部

2）下肢伸展挙上訓練と大腿四頭筋セッティングの効果と意義

大腿四頭筋の強化は，膝関節疾患に対する運動療法として広く認知されているが，下肢伸展挙上（SLR：Straight Leg Raise）訓練と大腿四頭筋セッティング（以下，セッティング）がよく知られている．

膝 OA に対する SLR 訓練の効果の報告で，消炎鎮痛剤の治療群では日本整形外科学会変形性膝関節症治療成績判定基準（JOA score）での有意な改善を認めなかったが，SLR 訓練を実施した群では改善が認められ，筋力も有意に増強したとしている[7〜9]．Soderberg[10] らは SLR 訓練とセッティングを比較した研究で，SLR 訓練はセッティングよりも有意に大腿直筋の活動が高く，セッティングは SLR 訓練よりも有意に内側広筋の活動が高かったことを報告している．大腿直筋は，膝関節伸展および股関節屈曲の作用を有するため，SLR 訓練では優位に使われることは想像が容易である．臨床において，SLR 訓練は体幹機能に問題がある場合，大腿直筋や大腿筋膜張筋，縫工筋などの二関節筋を過用しやすい．下肢機能だけでなく，体幹機能の影響を受けやすい動作であるため，下肢挙上時の体幹機能の一評価として用いたほうが有用と考える．相対的な内側広筋の筋力低下に対して強化が必要と考えられる膝 OA 患者に対して，SLR 訓練を練習させることは大腿直筋など二関節筋の強化になりやすく，膝関節伸展筋の筋力増強ができたとしても相対的な内側広筋の働きを改善させるには，非効率的な運動療法といえる．

SLR 訓練よりも内側広筋の筋活動が高まりやすいセッティングの膝 OA 患者に対する効果は，筋力増強と疼痛改善が多く報告されているが，山ノ内ら[11]は改善がみられなかった例にも言及している．そこでは，膝関節屈曲・伸展トルクの増加が全症例の 60％に認められ，そのうちの 90％は日常生活動作上の膝の痛みが軽減し，また効果を認めなかった例として，関節水腫の存在，中等度以上の膝関節屈曲拘縮，側方動揺性が中等度以上，そして X 線上での変形性変化が中等度以上の症例であったとしている．また，入江ら[12]は 70 歳未満で初回膝関節伸展筋力が中間値未満の群でのみ，疼痛の改善率が有意に高く，本法を推奨できると報告している．

筋力増強効果の推移については，2 週後から増強するものの 1 カ月後までは大きな変化はなく，2 カ月後より著明な増強を示したが，疼痛改善の推移については 1 カ月後以降の著明な変化はみられなかったと報告されている[13]．これは大腿四頭筋の筋力が強ければ症状が軽減されるわけではないことを示唆している．

大腿四頭筋の筋力増強では，膝 OA の膝関節外側動揺（lateral thrust）は改善しない[14]ことや，膝関節の伸筋と屈筋両方の強化訓練では，年齢や性別，膝 OA の進行度に影響されずに筋力増強効果が得られたことが報告されている[15]．加えて，セッティングと股関節外転運動をエクササイズとして行った結果，膝 OA の重症度が高い場合でも効果が得られた[16]ことや，大腿四頭筋を強化した群より姿勢調整のみをした群のほうが有意に症状の改善が得られた[17]と報告されている．したがって，膝関節伸展筋力の強化だけでなく，他関節をふまえて全身的に膝関節を捉える必要性もある．文献上では，膝 OA に対する大腿四頭筋の筋力強化は一定の効果を得ているが，それのみで膝痛を解消することは難しいといえる．

筋力増強から少し視点をずらすと，大腿四頭筋の強化は関節内液への生化学的効果をもたらすといわれている．宮口[18]によれば大腿四頭筋の筋力強化を 3 カ月行うことで，膝 OA 患者の関節水腫量が減少し，液中のヒア

ルロン酸分子量の増加と粘度の増大を認め，疼痛軽減の一要因である可能性を示唆している．前田ら[19]は，ヒアルロン酸Naの施行によって，膝関節最大伸展位の外旋角が有意に増加し，screw-home movementが改善したと報告しており，潤滑能の改善の影響と推察している．関節内液の生化学的な質の改善は，膝関節の局所的ストレスを緩和する可能性があり，その点を考慮するとホームエクササイズの一つとして行うことは治療効率を高めるうえで有意義かもしれない．

3）なぜ，内側広筋に収縮が入りづらいのか

内側広筋の収縮を得る条件の検討は，健常成人を対象として多くなされている．運動療法を選択する一助となるが，関節機能に問題のある膝OA患者には，そのままあてはまらないことも臨床上で経験するであろう．膝OAの場合は，内側広筋の収縮を一番得やすいのは膝関節屈曲15°での等尺性収縮だったと報告されている[20]．このことから，膝OA患者には膝関節屈曲15°で等尺性収縮のエクササイズをさせるというのも一つの手段かもしれないが，「なぜそうなるのか」という観点は臨床推論の展開に必要である．膝OA患者が立位・歩行時に膝関節屈曲位を起こしやすいのは，できる限り内側広筋の収縮を得やすい肢位へ対応した身体の反応ではないか，と考えることもできるかもしれない．「なぜ，そうなるのか」を念頭において検証していくことが技術の確証や反証を得るためにも重要ではないだろうか．

大腿四頭筋，特に内側広筋は膝関節における関節原性筋抑制（AMI：Arthrogenous Muscle Inhibition）により筋力低下を引き起こしやすい．AMIは疼痛だけでなく，腫脹，炎症，手術侵襲，関節受容器の退行変性などの要因により，関節受容器を介した神経生理学的機構の変容を生じた結果で起こる[21]．臨床的に，膝関節のアライメントを徒手的に操作した状態でセッティングをすると，内側広筋の収縮が入りやすくなることを経験する．わずかな関節位置の変化でも関節受容器を介して大腿四頭筋の機能低下が起こる可能性がある．なぜそうなってしまったのかは，現病歴や既往歴，その他の情報と機能評価を統合して解釈する必要があるが，局所的にどのように操作すると内側広筋が働きやすくなるか，もしくは症状が改善するかは治療の方向性を示す有益な情報となるだろう．

Koら[22]は，膝OAに対する運動療法において，抵抗運動群と抵抗運動＋徒手療法群を比較し，大腿四頭筋の筋力は両群で有意に向上していたが，固有感覚および動作能力は後者の群でのみ有意な変化を認めたとして，徒手療法を組み合わせた運動療法が効果的であると述べている．徒手療法により他動的な関節機能の改善のみならず，関節受容器を介した神経生理学的機能の改善により，他関節との協調性など質的な改善をもたらし，動作能力の向上までつながったと推察する．以上から，大腿四頭筋の質的な機能改善を図るためには，筋力増強運動だけでなく，膝関節の神経生理学的な機能改善の目的も含めた徒手的介入が必要と考えられる．

2．力学的視点からの治療について

膝関節にかかるメカニカルストレスを軽減させるために，姿勢や動作など全身的に捉えた介入は，昨今では多くなされている．膝OA患者に対する運動学・運動力学的分析が多く報告されているが，内側型膝OA患者の外的膝関節内反モーメント（以下，膝内反モーメント）を健常者と比較した研究では，膝OA患者が有意に大きかったとする報告と有意差がなかったとする報告があり，一定の結果は得られていない．有意差がなかった原因として，体幹の立脚肢への傾き，toe-out肢位，歩行速度の減速などの補償，対象者の膝OA

重症度が初期〜軽度であることなどがあげられている．しかしながら，膝内反モーメントの増大は膝関節内側コンパートメントの圧縮ストレスを増加させるものであり，力学的観点から膝関節内反モーメントをいかに減少させるかは重要視される．

斉藤ら[23]は，片脚立位動作において膝関節内反モーメントは上半身重心の左右位置と相関があったと報告している．よって，上半身重心のコントロールは膝内反モーメントを軽減させるために重要な因子といえる．木藤ら[24]は，健常者と膝OA患者の足踏み動作で膝関節内反モーメントに有意差はなかったが，膝内反モーメントと外的股関節内転モーメントが体幹に作用するものと考え，この2つのモーメントの総和に対する膝関節内反モーメントの割合が，足踏み動作の片脚起立期において健常者と比べ，膝OA患者は有意に増大していたと報告している．つまり，前額面における身体バランス制御において，股関節の働きが減少し，膝関節の負担増加が示唆され，股関節周囲筋にも注目して膝内反モーメントを減少させることが，膝OAの症状改善につながる可能性があると述べている．膝関節以外の問題が症状とどのように関連しているかを推察することは臨床において必要であり，その科学的根拠を得るために運動学・運動力学的分析は非常に重要である．

しかし，膝OA患者における歩行の特性は横断的な研究がほとんどのため，原因なのか結果なのかは明らかでない．つまり何が起因となって，その現象が起きているかまでは言及できず，臨床上はその鑑別が重要であり，難しい部分と思われる．

また，関節モーメントは各セグメントが一つの剛体という前提で算出されるが，実際にヒトの分節は剛体ではなく，骨は自然な弯曲形成があり，それ自体が応力に対して弾性抵抗力を有する．また，変形など塑性変化により応力を分散するように対応する．軟部組織の粘弾性も大きな抵抗力となる．同じメカニカルストレスがかかっていても，その部位の抵抗力や緩衝能力が違えば症状は異なる可能性がある．これはX線上の所見や，動作観察時に問題があるからといって必ず痛みがあるわけではないことを一部説明する．健常者と軽度膝OA患者で膝内反モーメントに有意差がなかったことも関係している可能性がある．その点を念頭において，運動学・運動力学的分析の結果を臨床推論の材料にするのがよいと考える．

変形性膝関節症における理学療法技術の展望

どんな症例でも100％改善する治療方法というものはないだろうが，痛みが改善しなかった例をどう捉えるかは重要に思う．効果の出ない膝OA患者がいたということは，その治療や概念が適用外であったことを意味する．効果が出るか出ないかは，理学療法を施行するうえでの評価が重要であることはいうまでもない．決して，診断名で治療を決定してはうまくいかないだろう．

膝OA患者における治療効果の報告の多くが「内側型変形性膝関節症患者」などの大きなくくりで検証されている．分類されても病期ぐらいである．対象者を膝OAの中で機能分類し，そこから治療効果を検証することも必要となってくるのではないだろうか．膝OAの中で分類されたエビデンスの蓄積が今後なされていくことを期待したい．臨床においてはマニュアル化されたもので，すべての症例に対応できると思えないが，理学療法の底上げと存在意義を示すためには治療効果を上げることは重要であることは間違いない．一様ではない症状の呈し方をしている膝OA患者を機能分類することは容易ではないが，

今後はより詳細な機能評価から選択される理学療法技術の効果を検証し，精度をより高めていくことも重要と考える．

変形性膝関節症に対する臨床的な局所評価から治療

膝OA患者に対して，膝関節のメカニカルストレスを減少させるという力学的観点とともにメカニカルストレスに対する抵抗力を膝関節で最大限発揮できるような状態にしていくことも必要と考える．どちらの治療が優先かは個人で異なり，その判断は臨床において難しい点である．全身と局所の関係性を捉えるうえで，まず局所状態の把握は必須である．以下に，膝関節における局所的展開の一視点を提示する．

1．大腿四頭筋か，ハムストリングスか

内側広筋が強化されれば，本当に症状が改善するかの確認が必要である．その検証を行ったうえで筋力強化を図ることが，効果のない運動療法を回避するためにも重要である．

福井[25]によれば，筋の走行に合わせて停止部から起始部方向に皮膚を誘導すると筋収縮が促通されると述べている．この作用を活用して，疼痛が発生する動作時に，大腿四頭筋を収縮方向に徒手的に誘導する．例えば，片脚立位で示す（図1a）．その際に疼痛軽減や動作の質が改善するのであれば，大腿四頭筋の強化が疼痛軽減に関与していると考える．反対にハムストリングスを補助した時（図1b）に改善があるならば，ハムストリングスの強化が効果的であることを示唆する．どちらも疼痛が軽減されなければ，膝関節屈筋・伸筋の筋力が，症状に与えている影響は少ないと判断する．その場合は骨アライメントを操作して反応をみるとよい．このような検証は臨床上，問題を絞り治療の方向性をおおまかに決定するのに有用と考える．

2．良好な関節位置の把握と逸脱する理由を探る

仮に内側広筋の強化が必要と判断した場合，次に内側広筋の収縮が起こりやすい状態を確認する．大腿骨遠位と脛骨近位を徒手的に誘導した状態でセッティングや膝関節伸展運動にて内側広筋の収縮が起こりやすいアライメントを探る．大腿骨に対して下腿を前方・後方，内旋・外旋，内方・外方に誘導して内側広筋が収縮しやすい膝関節のアライメントを評価する．ハムストリングスの強化が必要な場合も同様にハムストリングスが収縮しやすいポジションを探る．誘導した時に変化がほぼない方向も存在する．例えば，大腿に対して下腿を前方・後方に誘導し，どちらを行ってもあまり変化がない場合は，矢状面の関節位置の影響が少ないと捉える．変化が大きく出る方向が症状に関与している可能性が高い．

良好な関節位置が把握できたら，その位置から逸脱させてしてしまう膝関節周囲組織の硬さがないかみていく．ここで注意が必要なのは求心的緊張か，遠心的緊張かの判断である．遠心的緊張は，別の原因があって二次的に緊張しているため，その組織をゆるめてもすぐに緊張は戻る．その原因が局所だけでなく足部や股関節，骨盤，上半身の状態によるかもしれない．それらの状態を変化させた時に膝関節周囲の緊張組織がゆるむような反応があれば，その部位の治療が局所よりも優先される．

以上のように，まず局所的な問題をクリアして優先順位をつけながら，他関節と膝関節の関係を評価していくことが局所と全身をつなげて考えるために必要と考える．

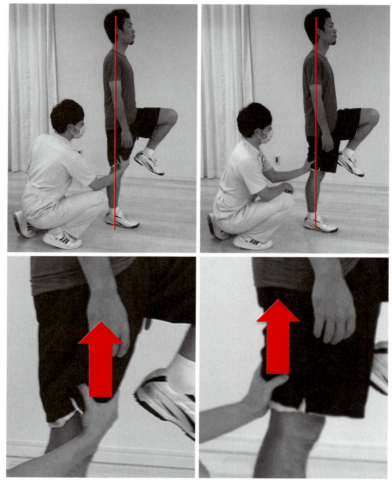

a. 大腿四頭筋張力の補助　　b. ハムストリングス張力の補助

図1　筋張力の補助による評価の一例

この被験者の場合，a のほうが安定して立てることが評価でき，大腿四頭筋の強化により安定が得られることが示唆される

3. 関節包に付着する筋に着目

　他関節の影響が少なく，骨の操作では緊張をしているため組織がゆるまない場合，非収縮組織の問題に着目すると糸口がみえることがある．例えば，膝蓋下脂肪体や膝蓋上嚢などの関節運動の円滑化に関わる組織の状態によっても関節機能は変化することを経験する．手根部を膝蓋腱レベルに置き，手掌に膝蓋骨を収めて手全体でゆっくりと上方にずらし，組織の抵抗感の有無と部位を確認する（**図2**）．抵抗に左右差がある場合，抵抗が強い側は大腿四頭筋の出力が弱い傾向にある．そして，抵抗が膝蓋骨の上方で感じられるならば，同じレベルで広筋群を左右から手指で挟む（nip）ように把持し，そのまま膝関節屈曲・伸展自動運動を繰り返す（nipping exercise）ことで，筋収縮を伴った深層組織の伸張性と滑走性の改善を図る（**図3**）．これにより**図2**の評価時にあった抵抗が軽減し，大腿四頭筋の出力も改善する．大腿四頭筋は膝蓋上嚢にも付着するため，膝蓋上嚢の柔軟性を改善することで大腿四頭筋の収縮に対する抵抗が減

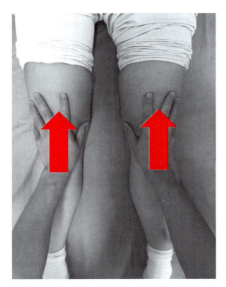

図2 膝蓋骨周囲軟部組織の評価
膝蓋下脂肪体に手根部を当て、膝蓋骨を収めて手全体でゆっくりと上方にずらし、組織の抵抗感の有無と部位を確認する

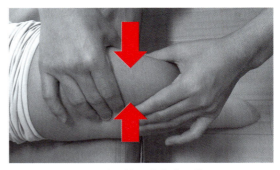

a．膝関節屈曲自動運動

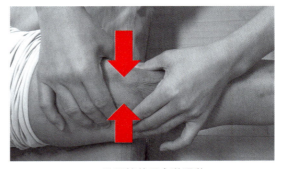

b．膝関節伸展自動運動

図3 nipping exercise
広筋群を両側から挟んだまま膝関節屈曲・伸展の自動運動を繰り返すと図2での抵抗感は軽減し、大腿四頭筋の筋出力も改善する

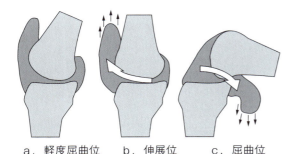

a．軽度屈曲位　b．伸展位　c．屈曲位

図4 膝関節肢位による関節液の動き（文献1）より改変引用）

り、出力が向上するものと推察される．これは、膝関節伸展時には腓腹筋の緊張により、関節内液は前方へ押し出されて移動し、膝蓋上囊の容積は大きくなる[1]．そのため、膝蓋上囊の柔軟性は膝関節伸展とも関係が強い可能性がある（**図4b**）．

膝関節後面の関節包に関しては、大腿骨内側顆と外側顆で分厚くなり顆殻を形成している．膝関節屈曲時は大腿四頭筋の緊張により、関節内液が後方に押し出されて移動し、顆殻の容積は大きくなる[1]．そのため前述の膝蓋上囊と同様に柔軟性が必要と考えられ（**図**

4c）．図3の方法と同様の考え方で、顆殻に付着する腓腹筋の起始部を圧迫した状態で足関節底屈・背屈を繰り返すと膝関節屈筋の出力が向上する．

筋の出力だけでなく、過緊張とも関連することがある．図5の両側膝OA患者は、しゃがみ込み動作で左膝関節内側に違和感があり、上半身は右に偏位しているのがわかる（**図5a**）．また、端座位で足底接地のまま開排運動を行うと、左のほうが制限されて大腿に対する下腿の内旋が小さいことが確認できた（**図5b**）．さらに、脛骨近位内側後面で膝窩筋の過緊張と圧痛所見が認められた．膝窩筋の緊張は下腿外旋を制動しているためと考え、脛骨内旋位に誘導するなど、膝窩筋にみられる所見が軽減するアライメントを探したが、骨の誘導では所見に変化は認められなかっ

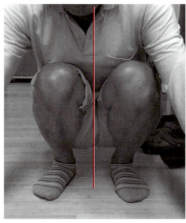 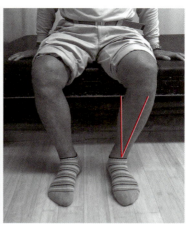

a．介入前しゃがみ込み動作　　b．介入前の端座位開排運動
　（上半身が右偏位）　　　　　　（左開排制限）

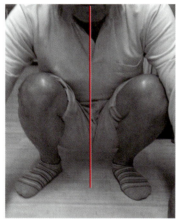 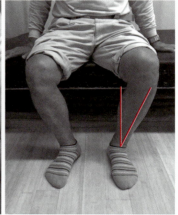

c．介入後しゃがみ込み動作　　d．介入後の端座位開排運動

図5　両側膝 OA 患者のしゃがみ込み動作と端座位開排による膝関節回旋評価

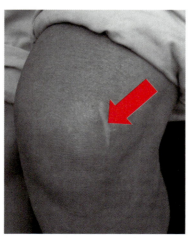

図6　左膝蓋骨外上方の傷
傷付近の深層に硬さが認められた

た．そこで膝関節周囲の硬さを詳細にみていくと膝蓋骨外上方に傷痕があり（図6），図2の評価でその周辺に硬さを感じたため，近位側から膝蓋骨方向へ徒手的に組織をゆるめるように誘導すると，その時点で膝窩筋の所見が軽減することを確認できた．よって，nipping exercise（図3）を制限の感じるところに行った．その後，膝関節窩筋の所見はなくなり，膝関節内旋運動が増加して端座位での開排運動の可動域も増加し（図5d），しゃがみ込み動作も改善した（図5c）．このように骨アライメントの問題だけでなく結合組織の問題によって起きていることも十分に考えられる．

また，膝OAのみならず，タナ障害患者においても図2の評価で動きの悪さをみとめることが多く，その場合には本治療法は効果的であることを経験する．このことからも，関節包から滑膜へ伸張性や滑走性の改善が得られたものと推察する．

nipping exerciseは，関節包など関節周囲組織に対して自動運動を伴って伸張性や滑走性の改善を図れるエクササイズであり，関節受容器に対しての刺激となることや，大腿四頭筋の強化で生じる関節内液の質的改善と同じような生化学的変化も期待できるのではないかと考える．局所的な関節機能を改善させる目的では有効な手段であり，ホームエクササイズとしても簡便な方法といえるであろう．

Conclusion

膝OAにおける理学療法技術の検証は，一定の効果を認めているものの，不明確な点も多い．今後は膝OA患者の中で機能分類して効果を検証し，機能評価による治療選択の流れをエビデンスとして蓄積する必要もある．臨床においては，膝関節局所の状態を把握してなぜそうなるのかを念頭に問題点を絞り，治療の方向性と優先順位を決めていくことが重要である．研究と臨床，双方向からの検証により，理学療法技術の精度の向上を期待する．

文献

1) KAPANDJI AI（著），塩田悦仁（訳）：カラー版 カパンジー機能解剖学Ⅱ下肢 原著第6版．医歯薬出版，2010, pp66-152
2) 松本健志，他：骨組織における局所材料特性と力学機能．生体医工学 46：25-30, 2008
3) 佐々木俊二：変形性膝関節症の発症と進行のメカニズムに関する研究―形態学的，筋電図学的検討．日関外誌 8：361-370, 1989
4) 合津卓朗，他：変形性膝関節症における単脚支持移行期の運動学的評価―モーションレコーダ，3次元動作解析装置，表面筋電計を用いて．理学療法学 40：128-129, 2013
5) Bousquet G, 他（著），弓削大四郎，他（訳）：図解 膝の機能解剖の靱帯損傷．協同医書出版社．1995, pp50-71
6) 谷口匡史，他：変形性膝関節症における大腿四頭筋の量的・質的分析．日本理学療法学術大会，2011
7) 太田春康，他：変形性膝関節症における大腿四頭筋訓練の効果について．運動療法と物理療法 11：41-46, 2000
8) 鶴見隆正，他：SLR（straight leg raising）による大腿四頭筋の筋力増強効果と運動強度について．運動療法と物理療法 8：58-62, 1997
9) 池田 浩，他：変形性膝関節症に対する大腿四頭筋訓練による治療に関する臨床的研究．健康医科学研究所助成論文集 15：1-8, 2000
10) Soderberg GL, et al：Electromyographic Analysis of Knee Exercises in Healthy Subjects and in Patients with Knee Pathologies. *Phys Ther* 67：1691-1696, 1987
11) 山ノ内聖一，他：RA膝，OA膝の治療における大腿四頭筋セッティング訓練効果について．理学療法学 14

(Suppl)：165，1987
12) 入江一憲，他：変形性膝関節症に対する大腿四頭筋セッティング指導―その効果と影響を与える要因．運動療法と物理療法 **13**：249-254，2002
13) 丸山俊章，他：変形性膝関節症における大腿四頭筋訓練について．昭和医学会雑誌 **40**：93-96，1980
14) Lim BW, et al：Does knee malalignment mediate the effects of quadriceps strengthening on knee adduction moment, pain, and function in medial knee osteoarthritis? *Arthritis Rheum* **15**：943-951, 2008
15) 岩本　潤，他：変形性膝関節症患者において年齢，性別，進行度が筋力強化訓練の効果に及ぼす影響．日整外スポーツ医会誌 **29**：106-112，2009
16) 片岡晶志：WOMACから見た膝OAに対する下肢筋力訓練の効果．大分リハビリテーション医学会誌 **9**：10-14，2011
17) 太田邦昭，他：変形性膝関節症に対する新しい治療の試み　腹臥位による腸腰筋と腹筋群のストレッチングによる背筋群の機能回復および背臥位による腹筋群の機能強化の組み合わせ（姿勢矯正体操）による運動療法．日整会誌 **38**：70-78，2013
18) 宮口正継：変形性膝関節症に対する運動療法の効果．中部整災誌 **44**：11-19，2001
19) 前田啓志，他：変形性膝関節症におけるヒアルロン酸Naの回旋運動に与える影響．中部整災誌 **42**：879-880，1999
20) Jun I, et al：The Effects of Isometric Extension at Different Knee Angles on Vastus Medialis Electromyographic Activity in Patients with Knee Joint Osteoarthritis. *J Phys Ther Sci* **24**：855-857, 2012
21) 中山彰一：整形外科疾患の理学療法に必要な関節の神経生理学．理学療法科学 **16**：151-155，2001
22) Ko T, et al：Manual Therapy and Exercise for OA Knee：Effects on Muscle Strength, Proprioception, and Functional Performance. *J Phys Ther Sci* **21**：293-299, 2009
23) 斉藤　嵩，他：片脚立位動作の運動学，運動力学的分析　体幹，骨盤，下肢三関節を含めた全身による検討．臨床バイオメカニクス **33**：411-415，2012
24) 木藤伸宏，他：内側型変形性膝関節症の外部膝関節内反モーメントと疼痛，身体機能との関係．理学療法科学 **25**：633-640，2008
25) 福井　勉：皮膚テーピング―皮膚運動学の臨床応用．運動と医学の出版社，2014，p22

第3章

内部障害アプローチに対する検証

　呼吸，循環，代謝は，生命の維持に必要不可欠な機能であるがゆえに，自身による随意的なコントロールあるいは理学療法による直接的な介入は困難であった．しかし，最近の病態解明に伴い，これらいずれの障害においても末梢骨格筋に対する運動介入の意義や有効性が明らかとなった．呼吸，循環，代謝機能の障害である「内部障害」の理学療法技術は，呼吸障害に対する一部の技術を除いて，「運動介入の技術」であるともいえる．各障害，さらには対象者の個別的障害をいかに理解し，運動を安全かつ効果的に適用していくかが求められる．ここでは内部障害について臨床現場で遭遇する一般的疾患や代表的障害を対象に，理学療法技術のエビデンスや概念の変遷などを踏まえて再検証いただくとともに，今後の展望について論じる．

1 急性呼吸障害に対する理学療法技術の検証

神津 玲[*1]

> **Key Questions**
> 1. 急性呼吸障害における理学療法技術の問題点は何か
> 2. 科学的な検証と反証，それに対する再検証はあるか
> 3. 今後の臨床と研究の方向性は何か

はじめに

　急性呼吸障害は呼吸器系への直接的，あるいは間接的な侵襲が加えられることによって生じ，一刻も早く治療を開始しないと救命することができない呼吸障害である．侵襲は外傷，感染，手術など多岐にわたるが，急性のガス交換障害，特に酸素化障害を共通の特徴とする．急性呼吸障害の治療と管理には，薬物療法をはじめとする全身管理，酸素療法や人工呼吸療法といった呼吸管理が適用され，理学療法は後者に位置づけられる．呼吸障害を対象とする理学療法は，呼吸理学療法（respiratory physiotherapy）ともいわれ，その予防（新規発症あるいは増悪）と治療のために適用される理学療法の手段であると定義される[1]．急性呼吸障害に対する理学療法（急性期呼吸理学療法）の主たる目的は，貯留する気道分泌物の移動と排出，肺容量の増大などによって酸素化の改善や呼吸仕事量の軽減を図ることであり，呼吸状態の安定化に寄与することを目指す．

　呼吸理学療法には多くの手技があり，日常診療のさまざまな場面で適用されている．しかしながら，これらのすべての手技が科学的な視点から十分に検証されているわけではない．これには，後述するいくつかの特有の問題点が良質な研究デザインの計画と遂行ならびにアウトカムの選択を困難にしていることなどが要因と考える．

　本稿では，急性期呼吸理学療法の代表的な手技について，臨床での適用の現状・効果，および安全性に関する科学的根拠を検討し，その批判的吟味を行うとともに，今後の展望について論じてみたい．なお，ここでは呼吸理学療法を「呼吸機能に直接的に働きかける介入手段」と位置づける．したがって，四肢を中心とした身体運動による介入，すなわち早期離床や運動療法といったいわゆる早期モビライゼーション（early mobilization）は除いて論じることとする（図1）．

呼吸理学療法の今日的意義

　急性期呼吸理学療法は，安静臥床に起因する呼吸障害や合併症に対して適応とされてい

[*1] Ryo Kozu／長崎大学大学院医歯薬学総合研究科

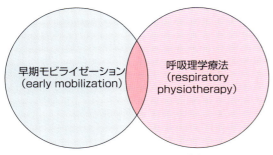

図1　急性期理学療法の枠組み

る．特に気道分泌物貯留や肺容量減少，急性無気肺，それに伴う酸素化障害がその代表である[2]．以前から急性期治療において，安静臥床が呼吸機能を含めた身体機能に及ぼす悪影響や弊害が指摘されていたが，現実的には全身状態の改善と呼吸障害の治療による救命が優先されたために，長期安静臥床は容認せざるをえない状況であった．このような状況の中で，呼吸機能改善のための呼吸理学療法は有力な治療手段として注目されていた．

最近では，救急および急性期医療，さらには呼吸管理の目覚ましい進歩によって，数多くの臨床エビデンスに基づいた新たな手法や低侵襲治療が次々と現場に投入され，著しい治療期間の短縮や予後の改善といった成績の向上が得られるようになってきた．それによって救命後の重症患者の増加，加えて急速な高齢化を背景としてなんらかの併存疾患を有する高齢患者が急性期医療の対象として増加している．救命後の長期予後，特に機能的予後や QOL（Quality of Life）の改善も重要なアウトカムとして認識されるようになり[3]，従来の安静臥床による合併症対策として呼吸機能改善を目指した呼吸理学療法の役割に変革が求められてきている．

ここ10年ほどで，急性期呼吸理学療法に関しても新たなエビデンスが蓄積されており，特に早期モビライゼーションの有用性が示されている[4]．これらの報告では人工呼吸管理期間や集中治療室（ICU：Intensive Care Unit）の在室および入院期間の短縮に加えて，患者にとって最も重要な身体機能や日常生活動作（ADL：Activities of Daily Living），さらには QOL といった長期機能予後やアウトカムの改善が得られている[5]．その間，呼吸理学療法単独あるいはいくつかの手段の組み合わせによる効果を検討した臨床研究においては，これらのアウトカムの改善は一定しておらず，Stiller[4] は当該手技の限界（あるいは適応の限定化）と早期モビライゼーションの優先性を強調している．早期モビライゼーションの優位性が確立されつつある中で，呼吸理学療法の役割と意義を問い直す必要がある．つまり，呼吸管理の一手段から，急性期重症患者の長期予後を見据えた早期リハビリテーションの枠組みにおける意義である．

急性期呼吸理学療法の特徴と問題点[6]

呼吸理学療法の手段には，リラクセーション，呼吸練習，胸郭可動域練習，呼吸筋トレーニング，気道クリアランス手技（airway clearance techniques）などが包括される[1]．これらには徒手的（あるいは機械的）に胸壁や腹壁上に対する圧迫や伸張などの外力，体位変換による重力といった物理的な外的刺激，さらには対象者自身の努力による深吸気や強制呼気，身体運動などが用いられ，換気すなわち呼吸運動に対するアプローチであることを特徴とする．特に物理的な外力を利用するために呼吸状態，さらには全身状態が不安定な急性呼吸障害患者では過剰なストレスになる可能性がある．呼吸理学療法は大きな問題なく，安全に実施できるとする報告[7] がある中で，窒息や心肺停止といった重大な有害事象も報告されている[8]．

呼吸理学療法の手段は，わが国の臨床現場において高頻度に用いられている[9]．その多

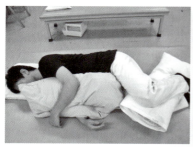 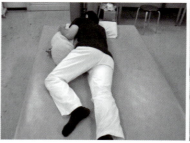 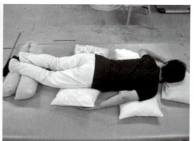

	側臥位	前傾側臥位	腹臥位
目的	酸素化の改善，気道分泌物のドレナージ，人工呼吸器関連肺炎の予防		
適応	片側性肺障害	（腹臥位の代用）	下側肺障害

図2　急性呼吸障害における体位管理

くは即時効果を期待するものであるが，手技を中断あるいは終了させると，比較的速やかに実施前の状態に戻ってしまうことが多い[2]．しかし，気道クリアランス手技は貯留分泌物の除去による気道の開存や肺胞の拡張，無気肺の解除，体位管理（body positioning）による肺容量増大などにおいては，効果の持続が期待できる場合も少なくない．一般的に呼吸理学療法の単独あるいは併用効果は限られており，特に長期効果，予後や転帰への影響は大きくない[4]．これらの手段の中では徒手的な治療手技も少なくなく，用量，時間，頻度，期間などを標準化することが困難である．また，同じ手技でも治療者によって些細な施行上の相違が存在したり，異なった名称の手技が実は同じであったりと混乱が多かった．しかし，これに関しては，手技の名称と内容を整理するとともに統一する作業を行い，標準化が図られている[1]．

また，各手技単独あるいは組み合わせに関するアウトカム指標の選択，有効性の根拠，生理学的影響，有害事象の種類と発症率などに関する検討は，いまだ十分ではなく，症例検討やケースシリーズ研究も含めた今後の検討が必要である．

急性期呼吸理学療法手技の批判的吟味

急性呼吸障害を対象に，わが国の臨床現場で多用されてきた体位管理，気道クリアランス，徒手的呼吸介助といった手技について，現場における適用の意義と現状，有効性の根拠に関して批判的吟味を行った．

1. 体位管理

体位管理とは呼吸障害の治療と予防のために，体位変換によって特定の体位を一定時間保持する介入方法である．用いられる体位は側臥位や前傾側臥位，腹臥位，座位である（**図2**）．急性呼吸障害では，背臥位で管理されることがほとんどであり，臥床期間も長期化しやすい．背臥位は，肺の自重に加えて腹部臓器や心臓の圧排によって肺容量が減少し，気道分泌物貯留や酸素化障害，それらに起因する新たな呼吸器合併症を生じやすい[10,11]．体位管理は，このような長時間の背臥位による呼吸器合併症の予防を目的とする予防的体位管理と，すでに存在する呼吸障害に対してその改善を目的とする治療的体位管理とに大別できる．

1）予防的体位管理

予防的体位管理は，一定体位を維持することによって生じる下側肺領域の圧排虚脱や，気道分泌物貯留に起因する弊害の予防，加えて背臥位によって生じやすい誤嚥を防ぐ目的で施行される．直接的には，下側肺領域の荷重の除去を目的とし，定期的に体位変換（turning）を行うものである．高齢者，意識障害や（深）鎮静，炎症反応の強い全身性疾患，過大侵襲術後，臓器不全状態，体液量過剰，下気道感染の疑いなどが存在する場合は，背臥位保持による弊害をきたしやすく，本介入の必要性を特に考慮すべきである．

予防的体位管理は，医療チームの人員によって定期的に行われる方法と，体位変換専用ベッド（持続的体位変換ベッド，kinetic bed または kinetic treatment table）によって持続的に行われる方法の2つがある．前者は一般的に臨床現場でわれている方法であり，背臥位を0°とした場合，両側，最低45°の側臥位（場合によっては90°の完全側臥位）が2時間ごとに行われるものである．予防効果に関しては限定的であり，またこの場合の2時間である根拠，側臥位の程度（角度）の適応に関しては不明である．後者は，持続的体位管理（continuous rotational therapy）ともいわれており，人員による体位管理が困難な多発外傷，肥満症例など，特に頻回の体位変換の必要性が高い場合に適用される．本法に関するメタアナリシス[12,13]では肺炎発症率を有意に減じる効果を認めているが，人工呼吸期間，ICU在室および入院期間の短縮，死亡率の改善を得るには至っていない．わが国ではルーチンに持続的体位変換ベッドを使用できる施設は一般的でなく，この報告を臨床現場に活かすことは現実的ではない．

人工呼吸管理中においての半座位（semirecumbent position）は，胃食道逆流物や常在菌を含む唾液および上気道分泌物の誤嚥のリスクを減らし，人工呼吸器関連肺炎（VAP：Ventilator-Associated Pneumonia）を減少させることが知られている．半座位はランダム化比較試験（RCT：Randomized Controlled Trial）によってVAPの予防や死亡率の減少に有用であることが示されている[14]．15〜30°の頭部挙上位ではVAP予防効果は不十分で，45°以上の座位が必要であることが示されている[15]．

予防的体位管理に関しては，スタッフによる定期的な体位管理での呼吸器合併症の予防効果は十分に検証されていない．また，実際の臨床現場においては，理学療法士の役割は限定的であり，主に看護スタッフのケアあるいは業務として依存するところが大きいのが実状であり，理学療法としての意義を改めて検討する必要がある．

2）治療的体位管理

治療的体位管理は，急性無気肺の解除，酸素化の改善，貯留する気道分泌物の誘導排出が主な目的である．後述する気道クリアランス手技の多くも（体位ドレナージとして）治療的体位管理と併用することが多く，臨床で最も多用されている．片側性肺障害や下側肺障害，比較的広範な無気肺など，局在する肺病変が最もよい適応であり，体位変換によって肺に加わる重力の作用方向を変化させることで虚脱肺領域の拡張を図るとともに，血流の適正な分布を図り，換気血流のマッチングによる酸素化の改善を期待する[2]．酸素化の改善には，換気血流比の是正に加えて，肺容量の増大，呼吸仕事量の軽減，粘液線毛クリアランスの増強なども関与している[2]．

酸素化の改善や肺拡張を目的とする場合，病変部位が上側になる体位を用いることを原則とする[2]．通常，側臥位，前傾側臥位（半腹臥位）あるいは腹臥位，座位のいずれかが選択され，側臥位は片側性肺病変に，腹臥位は背側の無気肺や下側肺障害に対して適用し，

前傾側臥位は腹臥位の代用体位あるいはオプションである[16]．特に酸素化の改善を目的とする場合，胸部画像と聴診所見，モニターを参考に，どの体位で最も酸素化が改善するか，加えてそのリスクと必要な時間や労力を評価するために試験的な確認を行った後に導入する．

a．下側肺障害—腹臥位

腹臥位では，無気肺の解除や気道分泌物のドレナージ，レスキュー的酸素化の改善を目的とする場合，それぞれの体位は通常，約30分から2時間程度保持されるが，持続時間，頻度についての一定基準は存在しない．また，体位変換に伴う危険性や合併症として血行動態への有意な影響が知られており，ライン，ドレーンなどの事故抜去などのリスクも無視できない[17]．

急性呼吸促迫症候群（ARDS：Acute Respiratory Distress Syndrome）をはじめとする重症急性呼吸不全では，腹臥位によって70～80％の症例で酸素化の改善を認める[2]．欧州を中心としたいくつかの多施設試験[17〜20]では，酸素化は有意に改善するが，生命予後の改善は得られていなかった．しかし，2013年に行われた重症ARDSを対象に1日16時間の腹臥位管理を行う多施設試験[21]において，有意な死亡率の減少が示された．この介入は前述のごとく短時間の体位管理により酸素化を図るものではなく，腹臥位によって得られる換気分布の均一化による人工呼吸器関連肺損傷の予防，すなわち肺保護戦略に位置づけられるため，呼吸理学療法とは一線を画すべき介入方法であり注意が必要である．このように治療的体位管理における腹臥位は，短時間あるいは長時間の適用に大別して適用と効果判定を検討する必要がある．

b．片側性肺障害—側臥位

片側性肺障害における障害側を上側にする側臥位でも換気血流のマッチングによる酸素化の改善が得られる[22,23]．急性肺葉無気肺に対する病変部を上側にする側臥位では，換気と気道分泌物クリアランスが改善し，その解除に有効である[24]．障害側を下側にする側臥位では，酸素化は増悪し[25]，両側性の肺障害では酸素化を改善する証拠はない．また，中等度の右室機能障害が存在する急性呼吸不全患者では，左側臥位で心臓仕事量の増大が，右側臥位で前負荷の減少が報告されており[26]，側臥位が循環動態に影響を及ぼす可能性がある．ただし，この体位での酸素化の改善が予後に及ぼす影響は不明である．

最近では座位の有効性も報告されており，ARDSにおいて呼気終末肺容量の増大と酸素化の改善が得られている[27]．しかし，半座位では，背臥位と比較して酸素化の改善がなく，肺コンプライアンスを有意に低下させることが指摘されており[28]，注意が必要である．

治療的体位管理の有効性は確立されているが，前述のとおり実施時間，頻度，効果判定の指標などは確立されておらず，症例ごとに評価しながら行われているのが実状である．また，体位管理の効果を高めるための併用手技についても不明である．

2．気道クリアランス手技

気道クリアランス手技は，排痰法の名称で気道内に貯留する分泌物の除去を有意に促進するための物理的手段である．その今日的意義[29]は，気道分泌物貯留に伴う弊害が存在する（あるいは予測される）呼吸障害患者に適応を限定した気道管理にあり，有効な排出促進による換気や酸素化の改善を目標とする．適応は，気道分泌物貯留が明らかであり，自力での排出が十分に行えない場合に限られ，手技の選択には病態の相違に依存し，障害された分泌物排出機構の補助あるいは代用手段と位置づけられる．代表的な手技とその相互関係を図3にまとめた．急性呼吸障害では，

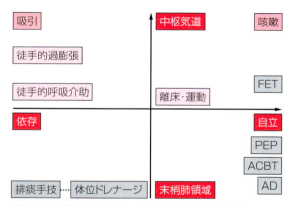

図3 気道クリアランス手技の種類と分類（文献29）より引用）

縦軸は分泌物貯留部位（末梢肺領域から中枢気道）を，横軸は各手技における対象者自身の努力の度合い（依存から自立）を示す．それぞれの手技は，この4つの仕切りの中に位置づけられている．気道クリアランス手技の適用にあたって，この分泌物貯留領域と対象者の自立度（意識状態，理解力，人工気道の有無なども含めた臨床状態）の関係から，各手技の選択基準として利用できる．ACBT：自動サイクル呼吸法，AD：自律性ドレナージ，FET：強制呼出手技，PEP：呼気陽圧，徒手的過膨張：蘇生バッグやジャクソンリース回路を使用して他動的に肺を膨らませる方法

咳嗽や強制呼出手技およびこれらの介助，気管吸引，体位ドレナージといった手技が多用されている[30]．

1）咳嗽とその関連手技

咳嗽，強制呼出手技，あるいは気管吸引といった中枢気道からの気道分泌物除去は，最も効果的かつ必要不可欠な方法であり，臨床的有効性を疑う余地はない．鎮静下や意識障害，呼吸筋力および咳嗽反射の弱化などの状態では，その十分な効果は期待できず，徒手的または機械的な咳嗽介助あるいは気管吸引が必要となる．また，徒手的あるいは機械的過膨張による吸気容量の補助も適用される．これらは欧州呼吸器学会・欧州集中治療医学会の急性期理学療法のガイドライン[30]でも推奨されているが，各手技のエビデンスは全体的に弱い．その背景には適応症例の選別と層別化，および手技の標準化が困難であり，研究デザインが設定困難であるということも考えられる．

咳嗽介助や気管吸引の適応基準としては，咳嗽時の最大呼気流速（CPF：Cough Peak Flow）の測定が有用である．CPFが240 L/min以上であれば咳嗽による自力去痰が可能であるが，100 L/min以下となると自己喀出が不可能となり，吸引が必要となる[31]．

2）徒手的排痰手技を併用した体位ドレナージ

体位ドレナージは，気道分泌物が貯留した末梢肺領域の誘導気管支の方向に重力の作用が一致する体位（排痰体位）を用いて，貯留分泌物の誘導排出を図る手段である．徒手的あるいは機械的排痰手技を併用し，分泌物の末梢から中枢気道への有意な移動を行う．具体的には，排痰体位を保ちながら，分泌物貯留部位に相当する胸壁上に排痰手技を加える．その方法として軽打法（percussion）や振動法（vibration）が古くから用いられてきた．これらはいずれも胸壁上に加えた振動刺激を気道壁に伝達させることによって，分泌物を振るい落とすことを，その作用原理として用いているが，明らかな効果は科学的に証明されていない[2]．

また，人工呼吸管理中の気道クリアランス手技の有効性を証明するには至っておらず，予後への影響も不明である．体位ドレナージによる分泌物のクリアランス改善の根拠は乏しく，その効果を支持する（しない）証拠が不十分である．酸素化の改善といった即時効果，呼吸障害の誘因の相違による人工呼吸期間の短縮や予後への影響などに関しても不明である．軽打法については重症患者で不整脈を誘発し[32]，肺コンプライアンスを悪化させるとされ[33]，振動法の併用も排痰効果はなく[34]，急性肺葉無気肺の改善にも寄与しない[24]．現在では，これらの手技を体位ドレナージに併用する付加価値はほとんどない．しかし，こ

れらの研究報告の多くは対象となった症例数が多くなく，生理学的指標の改善を効果判定指標として即時効果を検討したものである．研究デザインの問題からバイアスが加わっている可能性は否定できず，信頼に足るかどうか疑問の余地があり[35]，追試が必要である．

3）徒手的排痰手技としてのスクイージング

わが国ではスクイージング（squeezing）という排痰手技が前述の方法に代わって提唱された[36]．これは，排痰体位に併用して気道分泌物貯留部位に相当する胸壁上（各肺区域に一致させて）を呼気時に圧迫し，吸気時に圧迫を解放する手技であり[1]，通常は体位ドレナージと併用するため徒手的な排痰手技に位置づけられる．その作用原理は，胸壁圧迫に伴う呼気気流の増大による分泌物の押し出し効果を期待するものである．

本手技は安全性に優れ，貯留分泌物の移動に効果的であると考えられているが，十分な証拠は不足している．特に気道分泌物の除去に有効に作用するか否かが，ランダム化クロスオーバー試験によって検討されている．Unokiら[37]は，31例の人工呼吸患者を対象に，気管吸引の実施前に本手技を適用しても，吸引分泌物重量や酸素化およびコンプライアンスに及ぼす効果はないことを報告している．Guimaraesら[38]の追試も同様の成績であり，ポジショニングや吸引の効果を高めなかった．徒手的過膨張に併用しても，なんら変化を認めなかったことも報告されている[39]．しかし，これらの報告では体位ドレナージに併用して適用されてはいないため，本来のスクイージングの実施目的と異なることもあり，解釈には注意を必要とする．前述のとおり，スクイージングは体位ドレナージに併用する排痰手技であるため，その検証にあたっては末梢肺領域に貯留する分泌物が有意に移動したのかどうかを検討する必要がある．そのためには貯留分泌物を含めた厳密な呼吸状態のコントロールの設定，妥当な気道クリアランス効果指標の選択も必要であり，今後の課題である．

3．徒手的呼吸介助手技

徒手的呼吸介助手技（manual breathing assist technique）とは，対象者の胸郭に手掌面を当てて，呼気に合わせて胸郭を生理的な運動方向へ圧迫し，次の吸気時には圧迫を解放することを繰り返す手技と定義される[1]．すなわち，徒手的に胸郭運動を介助することであり，患者自身の努力に依存することなく，他動的な換気の改善（吸気および呼気量の増大，換気の不均等分布の是正）を主な目的とする[40]．その結果としてガス交換の促進，呼吸仕事量の軽減，気道分泌物の移動，呼吸困難の軽減を期待する．しかし，本手技の効果の大半は手技の適用中に限定され，手技を中止すると適用前の状態に戻ってしまうことが多い．そのため，換気の改善が期待できない，あるいは必要ない場合は適応外である．呼気時の胸壁圧迫という点では，スクイージングと共通点があり，類似した手技として両者はしばしば混乱や誤解を招いていたが，基本的に両者は異なる手技である．スクイージングは徒手的呼吸介助手技をより排痰手技として修正した方法であると解釈できる．**表1**にその特徴と相違点を比較した[2]．

急性呼吸障害における本手技の有効性に関する臨床研究はほとんどない．患者の努力に依存することなく，換気量の増加が得られたことが報告されているが[41]，特定の肺領域の換気を改善させるという証拠は得られていない．また，排痰促進および酸素化改善効果についてのエビデンスも十分な証拠はなく，手技的には前述のスクイージングとの相違は明確に記述されていない．

徒手的呼吸介助手技は臨床現場で多用され

表1 呼吸介助とスクイージングの相違

	呼吸介助	スクイージング
定　義	徒手的に胸郭運動を他動的に介助すること	排痰体位をとり気道分泌物の貯留する胸郭を呼気時に圧迫し，吸気時に圧迫を解放する手技
位置づけ	換気改善手技	徒手的排痰手技
目　的	換気の改善，気道分泌物の移動，呼吸仕事量および呼吸困難の軽減	気道分泌物の移動，換気の改善，無気肺の改善，肺酸素化能の改善，肺コンプライアンスの改善など
作用機序	呼気の促進，相対的吸気量増大	呼気流速の増大
排痰体位	必ずしも併用しない	併用する
肺区域	一致させない	一致させる
実施方法	圧迫介助は一定	徐々に圧迫を強める

ている手技であるが，どのように位置づけて適用すべきかについては，臨床現場における最近の急性呼吸障害の治療や管理との兼ね合いで考える必要である．そして，早期モビライゼーションとの関連（離床に伴って自然に換気が促進されるため，本手技を行った場合と同様の効果が期待できること）が重要である．超早期からの早期モビライゼーションも不可能ではない現状を鑑みると，本手技が必要となる場面は必ずしも多くないことが現実であり，離床が不可能で呼吸器合併症の発症リスクが高い（あるいは呼吸器合併症を生じている，時間的な余裕が少ない場合）場面で，この手技の目的，すなわち期待すべき効果が求められる呼吸障害に適応を限定されると考える[42]．

4．集学的呼吸理学療法とその有効性

集学的呼吸理学療法（multimodality respiratory physiotherapy）とは，体位管理，気道クリアランス手技，徒手的あるいは機械的過膨張を組み合わせて呼吸器合併症の予防および呼吸障害治療に関する短期的・長期的アウトカムの改善を試みる方法である[4]．これまで4篇のRCT[43～46]が報告されているが，ルーチンな集学的呼吸理学療法の有効性は相反する結果となっている（表2）．これらは人工呼吸管理中の患者を対象によくデザインされており，対象者数も十分である．対照群は通常管理のみ，介入群では体位管理および振動法を併用あるいは併用しない徒手的過膨張によって構成される集学的呼吸理学療法が適用されている．効果判定指標は，人工呼吸期間，VAP発症率，ICU在室期間および入院期間といった中間アウトカムであった．これらのうち，2つの研究ではいずれのアウトカムにおいても有意差を認めなかった[43,45]．Templetonら[44]，Pattanshettyら[46]は，それぞれ48時間以上の人工呼吸管理を要する成人患者を対象に気道クリアランス手技を中心とした呼吸理学療法を1日2回実施し，ICUおよび院内死亡率，人工呼吸およびICU在室期間に及ぼす影響を検討している．前者では，理学療法介入群で人工呼吸器が離脱できるまでに時間を要する結果となり，死亡率，ICU在室期間に関しては差がなかった．この報告は研究期間が3年と長期間にわたっており，治療介入をマスク化できず，介入スタッフへのバイアスの

表2 集学的呼吸理学療法に関するランダム化比較試験のサマリー（文献4）より引用）

研究報告	対象	介入内容	アウトカム	成績	結論
Patman, et al[43]	挿管・人工呼吸管理下にある心臓外科術後患者210例	対照群：標準管理 介入群：標準管理＋理学療法（体位管理，MH，吸引）	挿管期間，ICU在室および入院期間，術後肺合併症発症率	両群間でいずれのアウトカムも有意差なし	合併症のない心臓外科術後患者における挿管中のルーチンな理学療法介入はアウトカムを改善させない
Templeton and Palazzo[44]	>48時間の挿管・人工呼吸患者180例	対照群：標準管理 介入群：標準管理＋理学療法（体位管理，MH，振動法，吸引）	人工呼吸フリーまでの期間，ICUおよび院内死亡率，ICU在室期間	介入群で人工呼吸フリー期間の有意な延長，その他アウトカムには有意差なし	>48時間の挿管・人工呼吸患者においては標準治療に理学療法を追加しても効果は同様
Patman, et al[45]	>24時間の挿管・人工呼吸管理下にある脳損傷患者144例	対照群：標準管理 介入群：標準管理＋1日6回の理学療法（体位管理，MH，吸引）	VAP発症率，人工呼吸期間，ICU在室期間，CPIS，PaO_2/FiO_2	両群間でいずれのアウトカムも有意差なし	成人脳損傷患者において標準管理に加えた定期的な呼吸理学療法はVAPの減少，人工呼吸期間，ICU在室期間を有意に減少させない
Pattanshetty and Gaude[46]	>48時間の挿管・人工呼吸患者101例	対照群：MH＋吸引 介入群：MH＋吸引に加えて体位管理，振動法	CPIS，院内死亡率，人工呼吸離脱成功率，挿管期間，ICU在室期間	介入群でCPISの減少が有意に増大，離脱成功率が有意に増加，院内死亡率が有意に減少．挿管期間とICU在室期間には有意差なし	集学的呼吸理学療法はCPISを減少させ，VAPや死亡率の減少に寄与

MH：Manual Hyperinflation，CIPS：臨床肺感染症スコア，PaO_2/FiO_2：ratio of arterial partial pressure of oxygen to fraction of inspired oxygen

可能性が否定できない．後者では臨床肺感染症スコア（CPIS：Clinical Pulmonary Infection Score）で評価したVAP発生率は有意に減少し，院内死亡率の改善をも認めている．CPISで6点を超えるとVAPと良好に相関するとされるが，VAP診断におけるCPISの感度と特異度は満足のいくものではないこと，人工呼吸およびICU在室期間に有意差を認めていないため，この成績には偶然あるいはなんらかのバイアスが加わった可能性は否定できない．

前述以外ではNtoumenopoulios ら[47]が介入的観察研究を行っている．側臥位による体位ドレナージや気管吸引を含めた呼吸理学療法を積極的に行うことで，VAPが有意に減少したと報告されているが，人工呼吸期間やICU在室および入院期間には差を認めていない．

これらの介入は，1回ごとの介入がどのような効果を及ぼしていたのか，また介入の必要性も不明な部分も多い．現時点では呼吸理学療法がVAPを減少させることを示すという質の高い研究は存在しないため，さらなる研究が必要であると考える．集学的呼吸理学療法に関しては，ルーチンな予防的介入の有効性，必要性は低いことが示唆される．

課題と今後の展望

急性呼吸理学療法の適応が明確な病態として根拠のあるものは，急性肺葉無気肺や下側肺障害，片側性肺病変であり，ほかの呼吸障害あるいは肺病変については有効な証拠が不

足している[4]．また前述のとおり，新たな肺合併症の予防のためにすべての患者にルーチンの理学療法を行うべきか十分な証拠は存在しない[4]．しかし，理学療法は酸素化や肺コンプライアンスなどの呼吸機能を短期間改善させることができる．そのため，理学療法を適応してもよい前述以外の呼吸障害としては，短時間の改善でも有益であることが予測される場合や，比較的に速やかな改善が期待できる場合に限られるかもしれない．早期改善が望めず，より長時間を要する肺病変では，理学療法の適応外の可能性が高く，人工呼吸器の設定変更などで対応すべきである．理学療法士が長時間にわたって呼吸の介助や排痰手技を実施しなければならない状況は，本来，理学療法の適応から外れるものと考える．

現時点では，限られた証拠と事実に基づいた介入のあり方が必要である．理学療法の適応を慎重に検討したうえで，患者にとっての利益（効果）と不利益（リスク）の予測，特にその手技の副作用や侵襲の大きさを予測および評価して実施すべきである．

本法が有効な病態は限られており，今後，その適応あるいは臨床状態を明確に絞り込んでいく必要がある．そのためには，まずさまざまな呼吸理学療法手技が呼吸状態に及ぼす影響，その作用機序を生理学的な根拠に基づいてさらに明らかにする必要がある．しかし，最近では急性期病院における入院期間の短縮や対象となる症例が多様化・重症化し，介入条件の標準化や効果判定が難しく，臨床研究として一施設で均質な症例を集積することは困難となっている．基礎研究や多施設間での取り組みも必要であるが，まずは個々の症例に対して，どのような状況でどのような介入を行い，どのようなアウトカムが得られたかといった症例検討の原点に立ち返った吟味が必要である[48]．

おわりに

急性期医療では，さらなる低侵襲治療や新たな薬物療法，術後管理方法などが現場に投入されながら，これからも日々進歩を続けていく．呼吸管理の方法も発展し，患者への侵襲の減少や，臥床期間および入院期間はさらに短縮されていくものと予測される．対象者の重症度の二極化が進む中で，（従来の枠組みにおける手技としての）呼吸理学療法の適応はかなり限定され，より重症例に傾いていくかもしれない．前述のとおり，われわれは呼吸理学療法で用いられる手技を一つひとつ吟味し，そのエビデンスを示し続けることによって，有効性のある呼吸理学療法手技が急性期医療の現場から姿を消していかないように努める必要がある．早期モビライゼーションが介入の主体となる中で，常に呼吸理学療法の役割と意義を再考する必要がある．

Conclusion

現在までのエビデンスをまとめると，急性呼吸障害に対する呼吸理学療法の適応と有効性は限定されている．われわれ臨床家によって，呼吸管理を含めた治療や早期モビライゼーションとの関連性の中で，その意義を検討し続けることが「意味のある」呼吸理学療法のために必要不可欠であると考える．

文 献

1) 千住秀明, 他 (監), 石川 朗, 他 (編). 呼吸理学療法標準手技. 医学書院, 2008
2) Stiller K：Physiotherapy in intensive care：towards an evidence-based practice. *Chest* **118**：1801-1813, 2000
3) Herridge MS, et al：Functional disability 5 years after acute respiratory distress syndrome. *N Engl J Med* **364**：1293-1304, 2011
4) Stiller K：Physiotherapy in intensive care：an updated systematic review. *Chest* **144**：825-847, 2013
5) Kayambu G, et al：Physical therapy for the critically ill in the ICU：a systematic review and meta-analysis. *Crit Care Med* **41**：1543-1554, 2013
6) 神津 玲：呼吸理学療法のスタンダードと新たな展開. 理学療法学 **41**：222-225, 2014
7) Zeppos L, et al：Physiotherapy in intensive care is safe：an observational study. *Aust J Physiother* **53**：279-283, 2007
8) 高橋哲也, 他：人工呼吸器装着中の呼吸理学療法に関する全国調査. 理学療法学 **29**：230-236, 2002
9) Ueki J, et al：Evaluation of the Differences in Elements of Physiotherapy Techniques for Patients with Chronic Pulmonary Diseases Between Japan and UK. *Respirology* **14(Suppl 3)**：A191, 2009
10) Teasell R, et al：Complications of immobilization and bed rest. Part 2：Other complications. *Can Fam Physician* **39**：1440-1442, 1445-1446, 1993
11) Brower RG：Consequences of bed rest. *Crit Care Med* **37(10 Suppl)**：S422-428, 2009
12) Delaney A, et al：Kinetic bed therapy to prevent nosocomial pneumonia in mechanically ventilated patients：a systematic review and meta-analysis. *Crit Care* **10**：R70, 2006
13) Goldhill DR, et al：Rotational bed therapy to prevent and treat respiratory complications：a review and meta-analysis. *Am J Crit Care* **16**：50-61, 2007
14) Drakulovic MB, et al：Supine body position as a risk factor for nosocomial pneumonia in mechanically ventilated patients：a randomised trial. *Lancet* **354**：1851-1858, 1999
15) Alexiou VG, et al：Impact of patient position on the incidence of ventilator-associated pneumonia：a meta-analysis of randomized controlled trials. *J Crit Care* **24**：515-522, 2009
16) 神津 玲, 他：前傾側臥位が急性肺損傷および急性呼吸促迫症候群における肺酸素化能, 体位変換時のスタッフの労力および合併症発症に及ぼす影響. 人工呼吸 **26**：210-217, 2009
17) Gattinoni L, et al：Effect of prone positioning on the survival of patients with acute respiratory failure. *N Engl J Med* **345**：568-573, 2001
18) Guerin C, et al：Effects of systematic prone positioning in hypoxemic acute respiratory failure：a randomized controlled trial. *JAMA* **292**：2379-2387, 2004
19) Mancebo J, et al：A multicenter trial of prolonged prone ventilation in severe acute respiratory distress syndrome. *Am J Respir Crit Care Med* **173**：1233-1239, 2006
20) Taccone P, et al：Prone positioning in patients with moderate and severe acute respiratory distress syndrome：a randomized controlled trial. *JAMA* **302**：1977-1984, 2009
21) Guerin C, et al：Prone positioning in severe acute respiratory distress syndrome. *N Engl J Med* **368**：2159-2168, 2013
22) Ibanez J, et al：The effect of lateral positions on gas exchange in patients with unilateral lung disease during mechanical ventilation. *Intensive Care Med* **7**：231-234, 1981
23) Gillespie DJ, et al：Body position and ventilation-perfusion relationships in unilateral pulmonary disease. *Chest* **91**：75-79, 1987
24) Stiller K, et al：Acute lobar atelectasis：a comparison of five physiotherapy regimens. *Physiother Theory Pract* **12**：197-209, 1996
25) Rivara D, et al：Positional hypoxemia during artificial ventilation. *Crit Care Med* **12**：436-438, 1984
26) Bein T, et al：Effects of extreme lateral posture on hemodynamics and plasma atrial natriuretic peptide levels in critically ill patients. *Intensive Care Med* **22**：651-655, 1996
27) Richard JC, et al：Effects of vertical positioning on gas exchange and lung volumes in acute respiratory distress syndrome. *Intensive Care Med* **32**：1623-1626, 2006
28) Bittner E, et al：Changes in oxygenation and compliance as related to body position in acute lung injury. *Am Surg* **62**：1038-1041, 1996
29) 神津 玲, 他：吸引と呼吸理学療法. 理学療法学 **39**：141-146, 2012
30) Gosselink R, et al：Physiotherapy for adult patients with critical illness：recommendations of the European Respiratory Society and European Society of Intensive Care Medicine Task Force on Physiotherapy for Critically Ill Patients. *Intensive Care Med* **34**：1188-1199, 2008
31) 山川梨絵, 他：排痰能力を判別する cough peak flow の水準：中高齢患者における検討. 人工呼吸 **27**：260-266, 2010
32) Hammon WE, et al：Cardiac arrhythmias during postural drainage and chest percussion of critically ill patients. *Chest* **102**：1836-1841, 1992

33) Jones AYM, et al：Effects of bagging and percussion on total static compliance of the respiratory system. *Physiotherapy* **78**：661-666, 1992
34) Eales CJ, et al：Evaluation of a single chest physiotherapy treatment to post-operative, mechanically ventilated cardiac surgery patients. *Physiother Theory Pract* **11**：23-28, 1995
35) Hess DR：The evidence for secretion clearance techniques. *Respir Care* **46**：1276-1292, 2001
36) 宮川哲夫：呼吸管理における呼吸理学療法の意義．救急医学 **26**：1577-1583, 2002
37) Unoki T, et al：Effects of expiratory rib-cage compression on oxygenation, ventilation, and airway-secretion removal in patients receiving mechanical ventilation. *Respir Care* **50**：1430-1437, 2005
38) Guimaraes FS, et al：Expiratory rib cage Compression in mechanically ventilated subjects：a randomized crossover trial［corrected］. *Respir Care* **59**：678-685, 2014
39) Genc A, et al：The effects of manual hyperinflation with or without rib-cage compression in mechanically ventilated patients. *Ital J Physiother* **1**：48-54, 2011
40) 真寿田三葉，他：徒手的呼吸介助手技．呼吸器ケア **8**：148-154, 2010
41) 上村洋充，他：術後呼吸不全患者に対する徒手的呼吸介助時の換気変化について．理学療法学 **24(suppl 2)**：203, 1997
42) 矢野雄大：徒手的呼吸介助法．月刊ナーシング **34**：56-57, 2014
43) Patman S, et al：Physiotherapy following cardiac surgery：is it necessary during the intubation period? *Aust J Physiother* **47**：7-16, 2001
44) Templeton M, et al：Chest physiotherapy prolongs duration of ventilation in the critically ill ventilated for more than 48 hours. *Intensive Care Med* **33**：1938-1945, 2007
45) Patman S, et al：Physiotherapy does not prevent, or hasten recovery from, ventilator-associated pneumonia in patients with acquired brain injury. *Intensive Care Med* **35**：258-265, 2009
46) Pattanshetty RB, et al：Effect of multimodality chest physiotherapy in prevention of ventilator-associated pneumonia：A randomized clinical trial. *Indian J Crit Care Med* **14**：70-76, 2010
47) Ntoumenopoulos G, et al：Chest physiotherapy for the prevention of ventilator-associated pneumonia. *Intensive Care Med* **28**：850-856, 2002
48) 神津 玲，他：呼吸理学療法の発展と課題．PTジャーナル **40**：1168-1169, 2006

2 慢性呼吸障害に対する理学療法技術の検証

有薗信一[*1] 三川浩太郎[*2]

> **Key Questions**
> 1. 該当領域における理学療法技術の問題点は何か
> 2. 科学的な検証と反証，それに対する再検証はあるか
> 3. 今後の臨床と研究の方向性は何か

はじめに

慢性呼吸器疾患に対する理学療法は，ここ20年で対象疾患やアプローチなどが大きく変わった．20年前の対象患者は，結核の外科手術後に機能障害が残った肺結核後遺症や気管支拡張症患者などの痰が非常に多い疾患が多かった．そのため以前の理学療法は，いわゆる呼吸理学療法であり，排痰などが中心であった[1~3]．その後，内科的治療の発展や新薬の開発などで前者を対象にすることは少なくなり，慢性閉塞性肺疾患（COPD：Chronic Obstructive Pulmonary Disease）患者やびまん性肺疾患（ILD：Interstitial Lung Disease）患者の割合が多くなった[4~6]．理学療法は，持久力トレーニングや筋力トレーニングを含めた運動療法が中心になり，呼吸コントロールや排痰などのコンディショニングは必要に応じて行っている．COPD患者やILD患者に対する理学療法は，さまざまなエビデンスが蓄積され，呼吸リハビリテーションのガイドラインに示されている．

慢性呼吸器疾患における理学療法

わが国の呼吸器疾患における運動療法のガイドラインでは，2003年に日本呼吸管理学会（現：日本呼吸ケア・リハビリテーション学会）や日本呼吸器学会，日本理学療法士協会の3学会の合同で「呼吸リハビリテーションマニュアル─運動療法」が発表された．その後，2012年に第2版に改訂された[7]．諸外国での呼吸器疾患患者の運動療法，リハビリテーションのガイドラインは，米国心臓血管呼吸リハビリテーション協会（AACVPR：American Association of Cardiovascular and Pulmonary Rehabilitation）[6]，米国胸部医師学会（ACCP：American College of Chest Physicians）[8]，欧州呼吸器学会（ERS：European Respiratory Society）[9]，米国胸部疾患学会（ATS：American Thoracic Society）[9]，英国胸部疾患学会（BTS：British Thoracic Society）[10]が発表して

[*1] Shinichi Arizono/聖隷クリストファー大学 リハビリテーション学部
[*2] Kotaro Mikawa/中部学院大学 看護リハビリテーション学部

おり，運動療法の方法が詳細に記載されている．また，世界保健機関（WHO：World Health Organization）によりCOPDに対する診断・治療・予防に対するガイドライン（GOLD：Global Initiative for Chronic Obstructive Lung Disease）が発表されている[11]．これらの報告は，ほとんどがCOPD患者に対するリハビリテーションと理学療法のガイドラインである．

1．慢性閉塞性肺疾患に対する理学療法

2013年に発表された「COPD診断と治療のためのガイドライン」[12]では，①運動療法は呼吸リハビリテーションの中核である，②筋肉量は予後と関連しており，運動療法に加えて栄養療法の併用が望ましい，③身体活動レベルを毎日維持させることが重要であるとしている．ATSやERS，BTSなどの諸外国のガイドラインでは，持久力トレーニングをエビデンスレベルがA（強い）で，推奨レベルが1としており，筋力トレーニングにおいても同様である．エビデンスレベルと推奨レベルがきわめて高いCOPDに対する理学療法技術は，①COPDの運動療法は歩行に関わる筋群のトレーニングが必須である，②筋力トレーニングの追加により筋力増強と筋量が増加する，③上肢支持なしでの持久力トレーニングはCOPDに有用である，④低強度負荷および高強度負荷によるCOPDの運動療法は両者とも臨床的に有用である[13]．

2．持久力トレーニングの運動強度は

運動強度は，現時点では高強度負荷と低強度負荷のどちらがよいか，最適な運動負荷強度に関するコンセンサスは得られていない．ちなみに，高強度負荷は最大酸素摂取量の60〜80％の負荷量，低強度負荷は40〜60％の負荷量である．1991年，Casaburiら[14]は高強度トレーニングは運動中の血中乳酸濃度を有意に減少させ，二酸化炭素産生および換気需要が減少すること，乳酸産生の減少と換気需要の減少が有意に相関することを報告した．この報告から運動生理学的な観点で高強度トレーニングがより有効であるとされていた．しかし近年，低強度負荷の有用性に関する報告があり，ACCP/AACVPRのガイドラインにおいて，低強度負荷の運動療法がエビデンスレベルA，推奨レベル1と非常に高く評価されている[13]．低強度負荷の持久力トレーニングのほうは，トレーニングを継続しやすい利点もあり，両トレーニングの利点・欠点と患者の重症度を考慮して決めるのが望ましい[15]．重症例に関しては，高強度負荷は難しいとされているが，運動強度を下げずに運動と休息を交互に行うインターバルトレーニング（interval training）も薦められる．インターバルトレーニングはcontinuous trainingと比べ，心血管系の負担量が少なく，運動耐容能に及ぼす効果は同等と報告されている．また，continuous trainingと比べて長期効果が優れているかは不明であり，さまざまな指標の比較検討が必要である．

3．筋力トレーニング

COPD患者の骨格筋に対する筋力トレーニングは，上肢・下肢をターゲットにした報告が多くある．特に筋力トレーニングを単独で実施し，最大筋力や筋持久力，筋断面積の改善が報告されている．しかしながら，単独の筋力トレーニングにより運動耐容能や健康関連QOL（Quality of Life）を改善させるかについては，明確なエビデンスは得られていない．COPD患者における筋力トレーニングの効果の報告は，持久力トレーニングとの併用効果で示されており，最大筋力や筋断面積の改善や筋線維の変化が示されている．しかし，整形外科領域などのように，筋力トレーニングの実際の方法や負荷量などの違いの検討がされていない．わが国のCOPD患者は，諸外国

のCOPD患者と比べてBMI（body math index）が低く，栄養状態は悪いとされている．栄養状態で筋力トレーニングの方法などは変わってくるはずだが，わが国の報告では諸外国の方法とあまり変わっていない．

4．呼吸練習（口すぼめ呼吸，横隔膜呼吸）

コンディショニングである呼吸練習は，口すぼめ呼吸や腹式呼吸（横隔膜呼吸）などが行われる．呼吸練習はカナダ胸部学会（CTS：Canadian Thoracic Society）が2011年に発表した『進行したCOPD患者の呼吸困難対策—カナダ胸部学会臨床実践ガイドライン』[16]では，口すぼめ呼吸は呼吸困難を改善する効果的な方法であると勧告している．2012年に発表されたATSの『呼吸困難のメカニズム，評価と対策update』[17]では，口すぼめ呼吸や呼吸法によりCOPD患者の呼吸困難を改善するという可能性があるとしている．

2012年にコクランレビュー[18]によりCOPD患者に対する呼吸練習の効果についてメタ分析が行われている．そこでは，口すぼめ呼吸は運動時の呼吸困難の軽減，日常生活動作上の呼吸困難の軽減，運動耐容能の改善，健康関連QOLの改善にエビデンスの質はlowで，効果があるとしている（表1，2）．また，口すぼめ呼吸は非口すぼめ呼吸と比較しCOPD患者の呼吸困難を検討した報告がいくつかある．安静時の呼吸困難を検討した一つのランダム化比較試験（RCT：Randomized Controlled Trial）の報告[20]と2つの観察研究[21,22]では，口すぼめ呼吸により呼吸困難は軽減したとしている．しかし，運動時呼吸困難の軽減を検討した2つのRCTの報告[23,24]では，2つとも呼吸困難は軽減しなかったとしている．運動時呼吸困難の検討では，運動負荷量や運動の種類などによって呼吸困難を軽減できる効果量は異なったとしている．さらに，口すぼめ呼吸により安静時と運動時とともに呼吸数を軽減させ，一回換気量を増大させることはいくつかの報告で示されており[20,23]，今後，運動時の口すぼめ呼吸が呼吸数の軽減，一回換気量の増大による呼吸困難の軽減につながる根拠を示していくことが必要である．

COPD患者に対する呼吸練習の効果に関しては，口すぼめ呼吸のエビデンスは蓄積され，有効性は示されているが，腹式呼吸（横隔膜呼吸）は，十分なエビデンスが得られていない（表3）．わが国の呼吸リハビリテーションマニュアルでは，横隔膜の可動性がある症例には適応すると勧告している．その中で，重症度なCOPD患者は横隔膜が平低化し，可動性が低下して呼吸効率が悪くなるため，すべてのCOPD患者に実施すべきでないとしている．これを裏づけるエビデンスはなく，本当に腹式呼吸の有効性がないかはわかっておらず，エビデンスの蓄積は急務である．

5．呼吸筋トレーニング

ACCP/AACVPRのガイドラインでは，呼吸筋トレーニングはCOPDの呼吸リハビリテーションの必須の構成要素として支持するエビデンスは少ないとしている[13]．そのため推奨レベル1，エビデンスレベルBとなっている．わが国の呼吸リハビリテーションマニュアルでは，呼吸筋トレーニングは全身持久力トレーニングと併用することで効果的であると勧告し，エビデンスレベルCである．Lotters[25]によるメタ解析では，呼吸筋トレーニングの効果を認めるのは，吸気圧が60 cmH$_2$O以下の呼吸筋力低下群としている．呼吸筋トレーニングのほとんどが吸気筋をターゲットしており，器具を用いて圧による負荷を行っている．また，負荷量は最大吸気圧の30％負荷から開始して徐々に負荷量を上げている．負荷量を30％以外で検討した報告は少ない．塩谷ら[26]は，COPD患者に通常の運動

表1 口すぼめ呼吸の効果（文献19）より引用）

慢性閉塞性肺疾患（COPD）における口すぼめ呼吸と呼吸練習なしの比較					
対象：COPD患者，セッティング：外来，介入：口すぼめ呼吸，比較：呼吸練習なし					
アウトカム	リスク差の検証（95% CI）		相対的効果（95% CI）	対象数	エビデンスのクオリティー	注釈
	想定リスク 呼吸練習なし	対応リスク 口すぼめ呼吸				
運動時の呼吸困難感（修正ボルグスケール），尺度：0～10，スコアが少ないほど，息切れが少ない，介入期間：12週間	4 units	介入群における運動時の呼吸困難感の平均値は1 unit 低値であった（2.1～0.1）	−1.00 unit（−2.10～0.10）	19例（1 study）	low	95% CIが0を含んでいるが，小さな効果は除外しない
日常生活時の呼吸困難感（University of California San Diego shortness of breath questionnaire），尺度：0～120，スコアが少ないほど，息切れが少ない，介入期間：12週間	69 units	介入群における日常生活時の呼吸困難感の平均値は10 units 低値であった（28.89～8.89）	−10 units（−28.99～8.89）	19例（1 study）	low	95% CIが0を含んでいるが，小さな効果は除外しない
歩行能力（6分間歩行テスト），介入期間：8週間	233 m	介入群における歩行距離の平均値は50.1 meters 高値であった（37.21～62.99 m）	10.10 m（37.21～62.99 m）	30例（1 study）	low	これはMCIDの25～35を超えている
健康関連QOL（dyspnoea domain of Hiratsuka scale Scores）尺度：0～100，スコアが少ないほど，息切れが少ない，介入期間：8～12週間	46 units	介入群における健康関連QOLの平均値は12.94 units 低値であった（良好；22.29～3.6 m）	−12.94 units（−22.29～−3.60）	60例（2 studies）	low	

想定リスクの根拠（例：研究間におけるコントロール群のリスクの平均値）は，脚注に示されている．対応リスク（および95% CI）は介入群におけるアウトカム発生リスクのことであり，対照群での想定リスク，介入群の相対リスク（および95% CI）に基づいている

GRADE working group grades of evidence
・high quality：さらなる研究を実施しても，推定効果への確信が変わることはほとんどない
・moderate quality：さらなる研究が（もし実施されるなら），推定効果への確信に重要なインパクトをもつ可能性があり（likely），結果としてその推定が変わるかもしれない（may）
・low quality：さらなる研究が（もし実施されるなら），推定効果への確信に重要なインパクトをもつ可能性があり（likely），結果としてその推定が変わる可能性がある（likely）
・very low quality：どの推定効果も非常に不確かなものである

a−2 for risk of bias：評価者の盲検化がない，不完全な結果データ
b−2 for risk of bias：系列生成，割付の隠蔽，評価者の盲検化，治療分析の意図に関する詳細がない
MCID：Minimum Clinically Important Difference, CI：Confidence Interral

療法に最大吸気圧の20％および最大呼気圧の20％の負荷量で呼吸筋トレーニングの併用効果を検討している．呼吸筋トレーニング併用群では，呼気圧と吸気圧ともに改善を認めている．Hillら[27]は，最大吸気圧の60％負荷量の吸気筋トレーニング単独で，運動耐容能および健康関連QOLが改善したと報告している．呼吸筋トレーニングの効果は，運動療法との併用効果がほとんどであり，単独による効果が認めるエビデンスは少ない．また，呼吸筋に対する負荷量もほとんどが30％負荷量であり，それ以上の負荷量もしくはそれ以下の負荷量がよいかについてのコンセンサスは得られていない．

表2 口すぼめ呼吸と呼気トレーニングの効果の比較 (文献19)より引用)

慢性閉塞性肺疾患（COPD）における口すぼめ呼吸と呼吸筋トレーニングの比較

対象：COPD患者，セッティング：外来，介入：口すぼめ呼吸，比較：呼気筋トレーニング

アウトカム	リスク差の検証（95% CI）		相対的効果（95% CI）	患者数	エビデンスのクオリティー	注釈
	想定リスク 呼気筋トレーニング	対応リスク 口すぼめ呼吸				
運動時の呼吸困難感（6分間歩行テスト終了時の修正ボルグスケール）尺度：0～10，スコアが少ないほど，息切れが少ない，介入期間：12週間	3.9 units	介入群における6分間歩行テスト終了時の呼吸困難感の平均値は0.9 units低値であった（1.71～0.09）	−0.90 units（−1.71～0.09）	17例（1 study）	low	95% CI が0を含まない．小さい効果である
日常生活時の呼吸困難感（University of California San Diego shortness of breath questionnaire）尺度：0～120，スコアが少ないほど，息切れが少ない，12週間	68 units	介入群における日常生活時の呼吸困難感の平均値は9 units低値であった（28.41～10.41）	−9 units（−28.41～10.41）	17例（1 study）	low	95% CI が0を含んでいる．平均変化量は効果として除外しない

想定リスクの根拠（例：研究間におけるコントロール群のリスクの平均値）は，脚注に示している．対応リスク（および95% CI）は介入群におけるアウトカム発生リスクのことであり，対照群での想定リスク，介入群の相対リスク（および95% CI）に基づいている

GRADE working group grades of evidence
・high quality：さらなる研究を実施しても，推定効果への確信は変わることはほとんどない
・moderate quality：さらなる研究が（もし実施されるなら），推定効果への確信に重要なインパクトをもつ可能性があり（likely），結果としてその推定が変わるかもしれない（may）
・low quality：さらなる研究が（もし実施されるなら），推定効果への確信に重要なインパクトをもつ可能性があり（likely），結果としてその推定が変わる可能性がある（likely）
・very low quality：どの推定効果も非常に不確かなものである

a−2 for imprecision and risk of bias：一つの研究からの結果，評価者の盲検化の記載がない
CI：Confidence Interral

びまん性肺疾患に対する理学療法

1．びまん性肺疾患に対する理学療法の効果およびエビデンス

　ILD患者に対する理学療法や呼吸リハビリテーションはエビデンスが貯蓄され，ガイドラインに示されてきた．2011年にATS, ERS，日本呼吸器学会，南米胸部学会（ALAT：Latin American Thoracic Association）が合同に発表した間質性肺炎患者の診断と治療のガイドラインに理学療法を含めた呼吸リハビリテーションについて報告している[28]．そこでは，有効である薬物療法がないとしており，呼吸リハビリテーションと酸素療法だけが，弱い勧告ながら推奨している．ガイドラインではILDの呼吸リハビリテーションの効果を検討した2つのRCTにより示されている[29,30]．その一つの報告は，わが国のデータであり[30]，ILDの呼吸リハビリテーションのエビデンスはわが国から発信されている[30〜34]．また，2014年にコクランレビューからILDの理学療法を含めた呼吸リハビリテーションのメタ分析を行っている[18]．コクランレビューで解析された9論文の理学療法の内容は持久力トレーニングが中心であり，一部に筋力トレーニングを組み合わせたプログラムの報告もある．運動耐容能の改善の検討では，6分間歩行距離の改善のエビデンス

表3 横隔膜呼吸の効果 (文献19) より引用)

慢性閉塞性肺疾患（COPD）における横隔膜呼吸と呼吸練習なしの比較					
対象：COPD 患者，セッティング：外来，介入：横隔膜呼吸，比較：呼吸練習なし					
アウトカム	リスク差の検証（95% CI）		相対的効果（95% CI）	患者数	エビデンスのクオリティ	注釈
	想定リスク	対応リスク				
	呼吸練習なし	横隔膜呼吸				
呼吸困難感（MRCScoreの変化）尺度：1～5，スコアが少ないほど，息切れが少ない，介入期間：4週間	0.33 units の減少	介入群における運動時の呼吸困難感スコアの減少の平均値は 0.27 units 大きかった（0.76～0.22）	−0.27 units（−0.76～0.22）	30例（1 study）	moderate	
歩行能力（6分間歩行距離の変化），介入期間：4週間	8 m の減少	介入群における歩行距離の平均値は34.67 m 増加した（4.05～65.29 m）	34.67 m（4.05～65.29 m）	30例（1 study）	moderate	差の平均値はMCID 25～35 m を超えている.
健康関連 QOL（SGRQの総スコアの変化）尺度：0～100，スコアが少ないほど，QOL がよい，介入期間：4週間	0.8 units の増加	介入群における健康関連 QOL の平均値は10.51 units 低値であった（良好：17.77～3.25）	−10.51 units（−17.77～3.25 units）	30例（1 study）	moderate	差の平均値はMCID 25～35 m を超えている.

想定リスクの根拠（例：研究間におけるコントロール群のリスクの平均値）は，脚注に示されている．対応リスク（および95% CI）は介入群におけるアウトカム発生リスクのことであり，対照群での想定リスク，介入群の相対リスク（および95% CI）に基づいている

GRADE working group grades of evidence
・high quality：さらなる研究を実施しても，推定効果への確信は変わることはほとんどない
・moderate quality：さらなる研究が（もし実施されるなら），推定効果への確信に重要なインパクトをもつ可能性があり（likely），結果としてその推定が変わるかもしれない（may）
・low quality：さらなる研究が（もし実施されるなら），推定効果への確信に重要なインパクトをもつ可能性があり（likely），結果としてその推定が変わる可能性がある（likely）
・very low quality：どの推定効果も非常に不確かなものである

a −1 for imprecision：単一の研究からの推測
MRC：Medical Research Council, SGRQ：St. George's Respiratory Questionnaire, MCID：Minimum Clinically Important Difference, CI：Confidence Interral

は moderate（中等度）と示され，平均の改善量が 44.34 m（5論文）であった[18]．最高酸素摂取量（peak$\dot{V}O_2$：peak oxygen uptake）の改善のエビデンスは low と示され，平均の改善量が 1.24 ml/kg/min（2論文）としており，peak$\dot{V}O_2$ の改善は6分間歩行距離よりやや劣る結果であった[18]．息切れの改善のエビデンスは low と示され，medical research council scale の平均改善量が−0.66（3論文）としている[18]．QOL の改善のエビデンスも low と示され，平均改善量が 0.59（3論文）としている．ILD 患者の息切れと QOL の改善のエビデンスはまだ弱く，6分間歩行距離で示される運動耐容能の改善のエビデンスはやや強くなっている．数少ない論文であるがメタ分析においても ILD 患者に対する呼吸リハビリテーションの効果を示されている．2011年に発表された特発性肺線維症（IPF：Idiopathic Pulmonary Fibrosis）の合同ガイドラインより以前のガイドラインでは，呼吸リハビリテーションは一切記載されておらず，IPF を含めた ILD の治療の選択肢にはなかった．わが国の呼吸リハビリテーションマニュアルにおいても同様であり，2003年に発表された第1版では理学療法を推奨レベルはないとしているが，2012年の第2版では推奨と変更されている．この10年間で ILD に対する呼吸リハビリテーション，理学療法の効果を示す報告が

多く発表され，ガイドラインでの理学療法の立ち位置が変わってきている．ただ，これら呼吸リハビリテーションの報告の中で，理学療法の内容を詳細に検討した報告はみあたらない．理学療法は，持久力トレーニングと筋力トレーニングを中心に行っているが，運動強度や頻度，運動時間，運動の種類，筋力トレーニングなど，さまざまなプログラムがまだまだ明確になっていない．

2．持久力トレーニングの運動強度は

持久力トレーニングは，ほとんどの論文で最大仕事量の70％以上の高強度とトレーニングである．また，ILDはIPFも含まれるため，運動中の低酸素血症がきわめて強く出現するが，酸素療法を実施しながら高強度の持久力トレーニングを実施している．現在では，COPD患者に対する高強度トレーニングのエビデンスが多く報告されており，前述したように生理学的反応や症状の改善，QOLの改善にも貢献している．しかし，ILD患者においては高強度トレーニングがよいかは明確になっていない．臨床の場面での問題としては，ILDは低酸素血症に伴う肺高血圧症や右心不全を合併しやすく，高強度の持久力トレーニングによる右心不全増悪の懸念もある．また実際に，理学療法でみる患者は重症な患者が多い．Kozuら[31]の報告でILDが重症なほど，トレーニング効果は得難いとしている．安静時で酸素療法が適応なる重度なILD患者では，高強度の持久力トレーニングが適応できるかは不明確である．

3．びまん性肺疾患に対する骨格筋および呼吸筋のトレーニング

ILD患者に対する骨格筋に対する筋力トレーニングを単独効果で検討した報告はない．しかし，ILD患者に対する理学療法や呼吸リハビリテーションを検討した報告では，ほとんどで持久力トレーニングと筋力トレーニングを併用している．その際，COPD患者と同様な筋力トレーニングを実施しており，詳細な方法や負荷量などの検討を行っていく必要がある．

4．理学療法の頻度と期間

ILDの理学療法や呼吸リハビリテーションの実施頻度および期間，一つのプログラムの時間などはCOPD患者の内容に準じて行われている．頻度は週2回が多く，在宅プログラムの場合は週5～7回程度行われている．しかし，理学療法の実施頻度について比較した報告はなく，現状では実施施設に任せられているのが現状である．持久力トレーニングの時間は，ほとんどの報告で20～30分を目標に行われており，わが国の報告でも同様である．また，実施期間について報告されている中では，最も期間が長いのは6カ月間であり，1年以上の長期効果を検討した報告はまだ見当たらない．5～12週間のプログラムなどの短期効果の検討しかなく，1年以上の長期効果を検討した報告が今後の検討課題である．

5．びまん性肺疾患の慢性悪化に対する理学療法の効果

ILDは生命予後が悪く，特にIPFは生命予後が2～5年と報告されている．数カ月で肺機能の低下や症状の悪化が進み，理学療法や呼吸リハビリテーションの効果が得られる前に状態が悪くなることが多い．COPD患者と比べて疾患の増悪が多く，理学療法の介入を実施してもドロップアウトを起こしやすい．IPFにおける呼吸リハビリテーションや理学療法の効果を検討した報告では，10～20％程度ドロップアウトを起こしており，その理由が原疾患の急性増悪である．ILDやIPFの理学療法では，疾患の安定化が重要であるが，IPFにおいてはガイドラインで示されるよう

な有効な治療薬がないのが現状である．わが国の施設も参加したピルフェニドンの大規模研究の報告では，疾患の悪化を防ぐとされており，薬物療法とトレーニングの併用効果を検討することは，今後の検討である．

薬物療法のほかには，酸素療法とトレーニングの併用効果の検討も必要である．IPF患者は労作時に動脈血酸素飽和度（SpO_2：percutaneous oxygen saturation）が88％を容易に下回るため，呼吸リハビリテーション中に酸素療法が実施されている．IPF患者は安静時の動脈血酸素分圧（PaO_2：arterial oxygen tension）は正常でも，運動時に低酸素血症を認める患者が多く存在する．しかし，この労作時の低酸素血症がどの程度の運動制限因子になっているか，リスクになっているかは明確になっていない．運動耐容能における酸素療法の効果は，6分間歩行試験などの試験で行われ，酸素効果は乏しいと報告されている[35]．ILDやIPF患者の理学療法中の酸素療法の使用は明確な基準もなく，酸素療法の併用に肯定的な研究報告はないのが現状である．

6．理学療法の効果の予測因子

ILD患者の理学療法の効果に及ぼす因子は努力肺活量の低下，運動時の低酸素血症，右心室収縮期圧，IPFの確定診断と報告されている[36]．ILDの病態の悪化は，理学療法の効果が乏しくなることを示しており，理学療法の介入時はILDの病態の安定が望ましい．また，IPFの確定診断という予測因子は，理学療法の効果で得づらく，膠原病関連の間質性肺炎や非特異性間質性肺炎（NSIP：Non Specific Interstitial Pneumonia），肺過敏性肺臓炎などのIPF以外のILDで理学療法の効果が得やすい．しかし，IPFの場合は理学療法による効果量より，IPFの自然悪化のほうが大きく認め，運動耐容能や症状の改善に至らない可能性は大きい．これは前述した病態の安定と薬物療法および理学療法の併用の検討が，今後は必要である．

おわりに

慢性呼吸器疾患患者に対する理学療法の効果を示すエビデンスは示されてきており，わが国からもエビデンスが発信されている．しかし，詳細なプログラムや技術の検証ができるまでのエビデンスは蓄積されていない．これからも慢性呼吸器疾患に対する理学療法のエビデンスを発信していく必要がある．

Conclusion

COPD患者や間質性肺炎患者における呼吸練習などのコンディショニングや呼吸筋トレーニングなどの効果に対するエビデンスは，まだ少ない．コンディショニングなどの詳細な方法や負荷量などを検証する前に，慢性呼吸器疾患にコンディショニングが適応か否かは不明瞭である．慢性呼吸器疾患患者の持久力トレーニングにおける運動負荷量（高強度と低強度）の明確な適応基準などが詳細に検証する必要がある．また，在宅酸素療法に適応になる重症呼吸器疾患患者における運動療法の詳細なプログラムの検証についても，今後の課題である．

文　献

1) 長沢誠司, 他：肺機能療法. 克誠堂出版, 1958
2) 千住秀明：呼吸リハビリテーション入門第2版—理学療法士の立場から. 神陵文庫, 1993
3) 神津　玲：呼吸理学療法の歴史・定義・展望. 千住秀明, 他（監修）：呼吸理学療法標準手技. 医学書院, 2008, pp4-14
4) 里宇明元：呼吸リハビリテーションの動向. 石田暉, 他（編）：臨床リハ別冊　呼吸リハビリテーション. 医歯薬出版, 1999, pp6-19
5) Kida K, et al：Pulmonary rehabilitation program survey in North America, Europe, and Tokyo. *J Cardiopulm Rehabil*　**18**：301-308, 1998
6) American Association of Cardiovascular and Pulmonary Rehabilitation：Guidelines for Pulmonary Rehabilitation programs 4th edition. Human Kinetics. Campaign, 2010
7) 日本呼吸ケア・リハビリ学会, 他（編）：呼吸リハビリテーションマニュアル第2版—運動療法. 照林社, 2012
8) American Association for Respiratory Care：AARC Clinical Practice Guideline. *Pulmonary Rehabilitation Respir Care*　**47**：617-625, 2002
9) Spruit MA, et al：An official American Thoracic Society/European Respiratory Society statement：key concepts and advances in pulmonary rehabilitation. *Am J Respir Crit Care Med*　**188**：13-64, 2013
10) Nici L, et al：American Thoracic Society/European Respiratory Society statement on pulmonary rehabilitation. *Am J Respir Crit Care Med*　**173**：1390-413, 2006
    Bolton CE, et al：Commentary：British Thoracic Society guideline on pulmonary rehabilitation in adults. *Thorax*　**68**：887-888, 2013
11) Global Strategy for the Diagnosis, Management and Prevention of Chronic Obstructive Pulmonary Disease (Revised 2011). (http://www.goldcopd.org/guidelines-global-strategyfor-diagnosis-management.html. 2015年1月閲覧)
12) 日本呼吸器学会 COPDガイドライン 第4版作成委員会（編）：COPD（慢性閉塞性肺疾患）診断と治療のためのガイドライン 第4版. メディカルレビュー社, 2013
13) Ries AL, et al：Pulmonary Rehabilitation：Joint ACCP/AACVPR Evidence-Based Clmical Practical Guidelines. *Chest*　**131**：4S-42S, 2007
14) Casaburi R, et al：Reductions in exercies lactic acidosis and ventilation as a result of exercise training in patients with obstructive disease. *Am Rev Respir Dis*　**143**：9-18, 1991.
15) Nici L, et al：American Thoracic Society/European Respiratory Society statement on pulmonary rehabilitation. *Am J Respir Crit Care Med*　**173**：1390-1413, 2006
16) Marciniuk DD, et al：Managing dyspnea in patients with advanced chronic obstruc-tive pulmonary disease：a Canadian Thoracic Society clinical practice guideline. *Can Respir J*　**18**：69-78, 2011
17) Parshall MB, et al：An official American Thoracic Society statement：update on the mechanisms, assessment, and management of dyspnea. *Am J Respir Crit Care Med*　**185**：435-452, 2012
18) Dowman L, et al：Pulmonary rehabilitation for interstitial lung disease. *Cochrane Database Syst Rev*　**10**：CD006322, 2014
19) Holland AE, et al：Breathing exercises for chronic obstructive pulmonary disease. *Cochrane Database Syst Rev*　**10**：CD008250, 2012
20) Lötters F, et al：Effects of controlled inspiratory muscle training in patients with COPD；a meta-analysis. *Eur Respir J*　**20**：570-576, 2002
21) Bianchi R, et al：Patterns of chest wall kinematics during volitional pursed-lip breathing in COPD at rest. *Respir Med*　**101**：1412-1418, 2007
22) Bianchi R, et al：Chest wall kinematics and breathlessness during pursed-lip breathing in patients with COPD. *Chest*　**125**：459-465, 2004
23) Visser FJ, et al：Pursed-lips breathing improves inspiratory capacity in chronic obstructive pulmonary disease. *Respiration*　**81**：372-378, 2011
24) Garrod R, et al：An evaluation of the acute impact of pursed lips breathing on walking distance in nonspontaneous pursed lips breathing chronic obstructive pulmonary disease patients. *Chron Respir Dis*　**2**：67-72, 2005
25) Faager G, et al：Influence of sponta-neous pursed lips breathing on walking endurance and oxygen saturation in patients with moderate to severe chronic obstructive pulmonary disease. *Clin Rehabil*　**22**：675-683, 2008
26) 塩谷隆信, 他：安定期COPD患者における低強度呼吸リハビリテーションの有用性. 呼吸　**25**：242-248, 2000
27) Hill K, et al：High-intensity inspirometory muscle taining in COPD. *Eur Respir J*　**27**：1119-1128, 2006
28) Raghu G, et al：ATS, ERS, JRS, ALAT Committee on Idiopathic Pulmonary Fibrosis (2011) An official ATS/ERS/JRS/ALAT statement：idiopathic pulmonary fibrosis：evidence-based guidelines for diagnosis and management. *Am J Respir Crit Care Med*　**183**：788-824, 2011

29) Holland AE, et al：Short term improvement in exercise capacity and symptoms following exercise training in interstitial lung disease. *Thorax* **63**：549-554, 2008
30) Nishiyama O, et al：Effects of pulmonary rehabilitation in patients with idiopathic pulmonary fibrosis. *Respirology* **13**：394-399, 2008
31) Kozu R1, et al：Effect of disability level on response to pulmonary rehabilitation in patients with idiopathic pulmonary fibrosis. *Respirology* **16**：1196-202, 2011
32) Kozu R, et al：Differences in response to pulmonary rehabilitation in idiopathic pulmonary fibrosis and chronic obstructive pulmonary disease. *Respiration* **81**：196-205, 2011
33) Kozu R, et al：Evaluation of activity limitation in patients with idiopathic pulmonary fibrosis grouped according to Medical Research Council dyspnea grade. *Arch Phys Med Rehabil* **95**：950-955, 2014
34) Arizono S, et al：Endurance time is the most responsive exercise measurement in idiopathic pulmonary fibrosis. *Respir Care* **59**：1108-1115, 2014
35) Nishiyama O, et al：Effect of ambulatory oxygen on exertional dyspnea in IPF patients without resting hypoxemia. *Respir Med* **107**：1241-1246, 2013
36) Holland AE, et al：Predictors of benefit following pulmonary rehabilitation for interstitial lung disease. *Respir Med* **106**：429-435, 2012

3 心臓外科手術後における理学療法技術の検証

田屋雅信[*1]

Key Questions

1. 心臓外科手術後における理学療法技術の問題点は何か
2. 科学的な検証と反証，それに対する再検証はあるか
3. 今後の臨床と研究の方向性は何か

心臓外科手術後における理学療法の変遷

　1996年，「心疾患リハビリテーション料」の適用疾患に開心術後が追加されたが，当時は理学療法士が術後の離床から介入する施設が少なかった．術後の理学療法（離床）プログラムが構築されていないために漫然とした安静や鎮静で廃用性筋力低下を呈した後に理学療法の処方がなされていたこと，術後の体液貯留による酸素化障害に対し，今では第1選択にならない徒手的な呼吸理学療法を行って効果が得られなかったことなどが，理学療法技術の限界であった．2002年から「心臓外科手術後の理学療法」をテーマとした講習会が，毎年開催され（日本理学療法士協会 内部障害系理学療法専門領域研究部会主催），心臓外科手術後の離床基準や離床プログラムが報告された．ここから術後急性期の呼吸・循環・代謝を評価して離床プログラムを確実に進める理学療法技術が発展したといっても過言ではない．術後の離床プログラムが，ある一定のコンセンサスを得て2007年には日本循環器学会のガイドライン「心血管疾患におけるリハビリテーションに関するガイドライン」に明記されることとなった．そして，離床基準や離床プログラムが全国の施設に普及したことにより，各施設の離床基準が多様化を示したため，標準化した基準が検討された[1]（表1）．さらに，術後の離床プログラム進行の順調・遅延例に関する報告が散見されるようになり，離床プログラムの妥当性の検証がなされていった．その後，手術の低侵襲化，周術期管理の進歩，人工呼吸器の早期離脱，在院日数の短縮化などにより，海外のような術後の早期離床プログラム（fast track program）[2〜5]が発展した．現在，術後1日目から歩行を開始する super fast-track recovery program[6]が報告されるまでに至っている．このように，いかに早く起こすかを争点に議論が展開されることとなったのである．そこで，早く離床させるという医療者側の考えだけではなく，遅延因子となりうる患者自身のモチベーション低下に対し，達成感・自己効力感に働きかけた応用行動分析学的アプローチを

[*1] Masanobu Taya／東京大学医学部附属病院リハビリテーション部

表1　心臓外科手術後の離床基準（文献1）より一部改変引用）

評価項目	状態
意識レベル	清明〜JCS1桁（酸素化改善目的ならば2桁以上でも端座位まで可能）
バイタルサイン	収縮期血圧80〜160 mmHg（医師指示により変動あり），心拍数120回/分以下，呼吸数30回/分未満
強心薬	DOA（ドパミン）・DOB（ドブタミン）5γ以下，ノルアドレナリン・ボスミン投与なし
心嚢ドレーン	ドレーン挿入下でも歩行可能（離床により排液量の上昇を認めない場合）
スワンガンツカテーテル	抜去してから立位歩行開始
酸素化能	SpO_2 90％未満（FiO_2 増量後に改善すれば離床可能）
呼吸器合併症	（胸水などによる）受動無気肺は積極的に離床，気胸はトロッカー挿入後に肺虚脱の悪化がなければ立位あるいは歩行まで可能
不整脈	新たに出現した不整脈（心房細動，Lown Ⅳb以上のPVC）は投薬によるコントロール後に介入
水分in-outバランス	乏尿（0.5〜1.0 mL/kg/hr以下が2時間以上），極度の脱水（バイタルサインの基準を逸脱する程度）でないこと
血液データ	重度の肝（3桁）・腎機能障害（Cr＞2.5），カリウム異常，貧血（輸血が必要）がない
その他	心不全増悪，生命補助装置装着中（PCPS，IABP）は中止（VASは病態による）

JCS：Japan Coma Scale，SpO_2：動脈血酸素飽和度，FiO_2：吸入酸素濃度，PVC：心室性期外収縮，Cr：クレアチニン，PCPS：経皮的心肺補助装置，IABP：大動脈内バルーンパンピング，VAS：視覚的アナログスケール

もとに作成された離床プログラムが報告[7]され，他施設でも運用されている（図1）．

離床プログラムの進行が順調または遅延（逸脱）する要因に関する報告は，術前因子，術後因子，術式や手術状況[8〜12]にまで広がりをみせ，術後の離床プログラムの進行を予測しつつ介入するようになったことも技術の進歩といえよう．しかし，これらの報告は単施設のアウトカムであるため，エビデンスの構築には至らなかった．そこで，高橋ら[13]のグループ（CPN：Cardiovascular Surgery Physiotherapy Network）による多施設共同研究から，わが国の心臓外科手術後の離床プログラム進行の目安が報告され，2012年に改訂されたガイドライン[14]に反映されることとなった（表2）．これは理学療法士により構築された非常に有用なエビデンスである．

離床プログラムを進めた後の回復期の運動療法は，先に確立されてきた虚血性心疾患の運動療法に準じて行われた．近年，心不全を呈する症例（心不全に対する手術）も増加し，心不全に準じた安全で効果的な運動療法を選択する技術も問われている．

確かに術後の早期離床は，術後合併症を減少させ在院日数を短縮させることがわかってきた．一方で，十分な運動療法や教育を入院中に行えず，施設によっては回復期での心臓リハビリテーション（以下，心リハ）ができない弊害も考えられるため，早期離床プログラムの長期予後に関しては，今後の検討課題であるといえる．現在，心臓外科手術後の領域で検証されていることは，術前・術後（超急性期〜回復期）と大きく2つに分けられる．維持期以降は後述するが，エビデンスがほとんどないのが現状である．

術前の理学療法に関する検証

1. 術前の介入は必要か

術前からの理学療法介入は，患者や家族の不安解消や信頼関係の構築，術後の鎮痛薬依存の軽減などにより術後の離床プログラムを円滑に進められるという報告がなされている[15,16]．術前介入の内容は，身体的な理学療

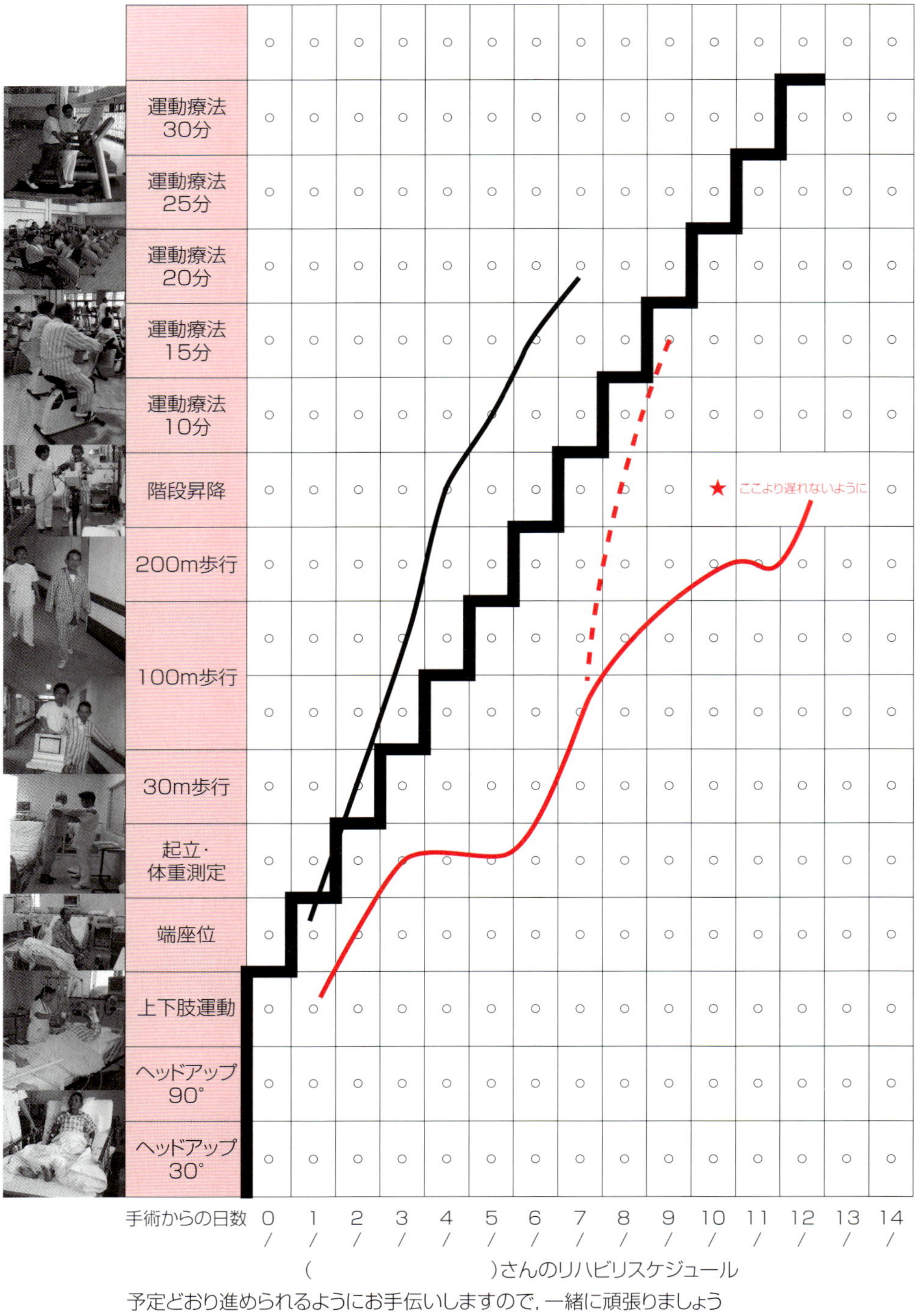

図1　階段パスを用いた開心術後の離床に対する応用行動分析学的アプローチ

縦軸を離床段階，横軸を術後日数とした術後2週間のパスで，術後日数ごとに達成した離床段階にチェックをして棒グラフでつなげていく．また，階段パスを病室に掲示することで患者，家族，医師，看護師などが現状の離床段階を確認することができるようになっている．離床達成段階が遅れてしまう場合，階段パス上では目標から離れてしまっていることが視覚的に確認できるため，患者の意欲を促通させるとともに，遅れを取り戻した時の患者の達成感という正の強化刺激を付加できる

表2 心臓外科手術後のリハビリテーション進行表の例（日本の複数の施設を参考）

ステージ	実施日	運動内容	病棟リハビリ	排泄	その他
0		手足の自他動運動，受動座位，呼吸練習	手足の自動運動，呼吸練習	ベッド上	嚥下障害の確認
I		端座位	端座位10分×___回	ベッド上	
II		立位，足踏み（体重測定）	立位，足踏み×___回	ポータブル	
III		室内歩行	室内歩行×___回	室内トイレ可	室内フリー
IV-1		病棟内歩行（100 m）	100 m歩行×___回	病棟内トイレ可	棟内フリー
IV-2		病棟内歩行（200～500 m）	200～500 m歩行×___回	院内トイレ可	院内フリー，運動負荷試験
V		階段昇降（1階分）	運動療法室へ		有酸素運動を中心とした運動療法

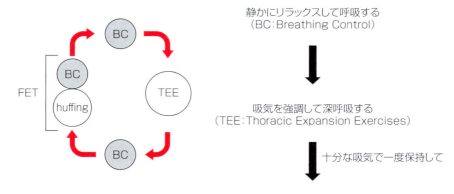

図2 アクティブサイクル呼吸法（ACBT）

法介入（胸骨保護を意識した起居動作練習や自重を利用したレジスタンストレーニングなど），アクティブサイクル呼吸法（ACBT：Active Cycle of Breathing Technique）に代表される徒手的ではない呼吸理学療法があげられている[17]（図2）．一方，DPCの影響により術前検査を外来で行うなど，術前は理学療法介入期間が限定的であることから術前のオリエンテーション（担当者自己紹介，理学療法評価，術後の離床プログラム説明）のみ介入する場合もある．

術前の身体機能評価項目を表3に示す．筋力評価など術前に過度の運動負荷を避けたい症例は除外する（ガイドライン[14]上の運動負荷試験の禁忌に準ずる）．近年，重複障害により日常生活動作能力の低下を有する症例，サルコペニアやフレイル（虚弱）を呈する高齢者は，術後の離床プログラムの進行や予後に影響する[18]ので，術前から身体機能評価を行うことが重要である．テストバッテリーとして，Short Physical Performance Battery[19]（SPPB；表4）やフレイルを評価するCardiovascular Health Study（CHS；表5）基準[20]などが報告されている．現状は，術前と退院時の機能評価を比較する報告が多く，術後の経時的な変化についてのデータは皆無である．筆者ら[21]のデータでは，術前に比べ術後7日目，退院前（術後約2週間）の握力は有意に低下

表3 主な術前評価項目

評価項目	評価指標・評価法
筋力	握力，膝伸展筋力，（呼吸筋力）
バランス能力	片脚立位テスト，functional reach test
運動耐容能	6分間歩行試験，心肺運動負荷試験（CPX）
呼吸機能	肺機能（%VC，FEV1.0%），咳嗽力（PCF）

%VC：%肺活量，FEV1.0％：1秒率，PCF：最大呼気流速

表4 Short Physical Performance Battery（SPPB）

	0点	1点	2点	3点	4点
バランス	閉脚立位10秒以下	閉脚立位10秒保持	セミタンデム10秒保持	タンデム3〜9.99秒保持	タンデム10秒保持
4m歩行	不可	8.71秒以上	6.21〜8.70秒	4.82〜6.20秒	4.81秒以下
立ち座り	60秒以上または不可	16.7秒以上	13.70〜16.69秒	11.20〜13.69秒	11.19秒以下

バランステスト（閉脚立位，セミタンデム肢位，タンデム肢位），4m歩行，立ち座りテストの3項目から構成されている．各項目は0〜4点，合計0〜12点で，合計得点が高いと身体能力（移動動作能力）が高い

表5 フレイル（虚弱）の評価法（CHS基準）

項目	定義		
体重減少	1年間で体重が4.5kg以上減少		
易疲労性	自己評価 ①先月ごろよりいつも以上に疲労感がある ②ここ1カ月弱くなった		
活動性低下	生活活動量評価（レクリエーションなどの評価）		
歩行速度低下 15 feet（4.57 m）	女	≦身長159 cm	7秒以上
		＞身長159 cm	6秒以上
	男	≦身長173 cm	7秒以上
		＞身長173 cm	6秒以上
握力低下	女	BMI≦23	≦17 kg
		BMI 23.1〜26	≦17.3 kg
		BMI 26.1〜29	≦18 kg
		BMI＞29	≦21 kg
	男	BMI≦24	≦29 kg
		BMI 24.1〜26	≦30 kg
		BMI 26.1〜28	≦30 kg
		BMI＞28	≦32 kg

5つの徴候（体重減少，低エネルギー状態，活動性低下，歩行速度低下，筋力低下）のうち3つ有するとフレイルと評価される

し，膝関節伸展筋力や10m歩行速度は術前に比し，術後7日目で低下していたが，退院前では有意差を認めなかった．これにより，早期離床により一時低下した下肢筋力は，退

院までに改善できることが示唆される.

2. 術前の因子が術後の離床プログラムに与える影響について

術前の状態(かつ手術状況)から術後の離床プログラムの100m歩行自立日を予測することが可能であるという報告がなされている[22]. また,主に栄養状態の程度,心不全・腎機能障害の重症度,高齢者における歩行速度などが遅延因子となるエビデンスが報告されている[23〜26]. 今後の臨床における課題は,腎機能障害は重症になればなるほど筋力と運動耐容能が低下するので,身体的な術前介入や栄養補給などにより術前の遅延因子を改善させることで,術後のアウトカムが改善するかどうか,予後に影響を与えるかどうかの検証が必要であると考えられる.

術後の理学療法に関する検証(回復期まで)

1. 早期離床の効果とは

離床プログラムの目的は,術後の呼吸器合併症,せん妄などの精神機能,安静臥床に伴う廃用性筋力低下の予防である. 集中治療室(ICU:Intensive Care Unit)における早期理学療法の効果(表6)は2000年代から報告されるようになった[27]. なかには歩行練習だけではなく,臥位でエルゴメータを用いた運動療法の効果も報告されている. 心臓外科手術後で個別プログラムを必要とする遅延例に対しては,起立・歩行練習を行えない場合も多く,エルゴメータなどの機器を用いた介入の効果も検証される必要があるだろう.

わが国のガイドライン[14]では,可及的に早期に離床を進め,術後4日〜1週間で病棟内歩行を自立させることは,クラスⅡa,エビデンスレベルBとなっている. ガイドラインに引用された多施設共同研究[13]では,約8割の

表6 ICUにおける早期運動療法の効果

- ✓ 日常生活機能の改善
- ✓ せん妄の軽減
- ✓ 人工呼吸器の装着期間の短縮
- ✓ ICU滞在期間の短縮
- ✓ 入院期間の短縮
- ✓ 6分間歩行距離の延長
- ✓ 健康関連QOLの改善
- ✓ 筋力の改善

症例で術後平均4日での100m歩行の達成および病棟内歩行の自立が報告されている.

2. 離床プログラムが遅延する要因とは

術後の離床プログラムの遅延例は,合併症の影響が大きい. 術後起こりうる合併症を表7[28]に示す. 術後の離床プログラムが遅延する因子は,心不全の遷延・増悪,(新たな)不整脈,労作時息切れ,感染(熱発),急性腎障害(AKI:Acute Kidney Injury)など他覚的所見や自覚症状を伴うため,中止基準として設定できる. AKIに関しては,持続的血液濾過透析(CHDF:Continuous Hemodiafiltration)などの医学的な治療が施行されることが多く,術後の理学療法の併用基準や介入内容も含めて今後の検証が必要である.

術後の栄養状態(食欲低下,食事量低下)も離床プログラムの進行を妨げる. 術後の超急性期(24〜48時間)は,体内で生命維持が優先されエネルギー消費を少なくするよう体が反応する(血圧,心拍数,体温低下). 循環血液量が安定すると体内のエネルギーを消費する離床プログラムの進行期となるが,同時期に異化作用が優位となり,異化ストレスホルモン(カテコラミン,グルカゴンなど)が増加することによるエネルギー消費も亢進する. この異化作用は,血液中のグルコースや肝臓のグリコーゲンが消費されるものの,すぐに枯渇するため脂肪や骨格筋が動員される(内因性のエネルギー). この内因性エネルギーによる代謝亢進はC反応性蛋白(CRP:

表7 開心術後の症状と合併症

症状	合併症	評価・状態
胸痛	心筋虚血，周術期心筋梗塞	12誘導心電図，CKならびにCK-MBの上昇，CAGなど
	不整脈	心電図など
	胸骨創感染	創の状態，胸部CT（胸骨縫合部），CRP，WBCなど
	心膜炎	心膜摩擦音，12誘導心電図など
	気胸	皮下気腫，X線，胸部CTなど
	肺炎	X線，胸部CT，CRP，WBCなど
	肺塞栓	肺血流シンチ，ヘリカルCTなど
	胃食道逆流	胃カメラなど
息切れ	胸膜，肺の問題	痰の貯留，気胸，肺炎，気管支攣縮，胸水の増加，肺塞栓
	心臓，肺の問題	急性心筋虚血・梗塞，心タンポナーデ，弁膜症や中隔欠損の再発，過剰輸液，重篤な拡張機能障害，心房性・心室性頻脈性不整脈
	代謝性アシドーシス，LOS	血液ガス（BE，Lac），乏尿，心原性ショック
	敗血症	培養検査，ARDSの合併の有無など
発熱	無気肺，肺炎	胸部CT，X線など
	尿路感染症	尿検査など
	創部感染（縦隔炎など）	培養検査，胸部CTなど
	薬物性の発熱	WBC，薬物療法の変更後の評価など
	副鼻腔炎	頭部CTなど
	腹腔内の病変	腹部CTなど
	心内膜炎（人工弁）	経食道心エコー法など
	褥瘡	視診
	深部静脈血栓症，肺塞栓	下腿浮腫・疼痛，肺血流シンチ，ヘリカルCTなど
	心膜切開後症候群	心膜炎の有無

CK：クレアチンキナーゼ，CAG：冠動脈造影，CRP：C反応性蛋白，WBC：白血球，LOS：低心拍出量症候群，BE：塩基過剰，Lac：乳酸値，ARDS：急性呼吸窮迫症候群

C-Reactive Protein）の急激な上昇として現われ，必要なエネルギーを補給しなければ筋肉量が減少し，予後に影響するとされている[29]．CRPのpeak outを確認しつつ離床を進め，かつ食事量・食欲などの栄養状態についての評価も必要であると考えられるが，どの時期に，どれくらいのエネルギー摂取が必要かは，今後の検討課題となるだろう．近年，リハビリテーション栄養という概念が注目されている．低栄養により異化亢進が生じ，骨格筋量を減少させることがいわれていることからも，筋力だけでなく骨格筋量の評価が重要であると考える．骨格筋量の評価として超音波診断装置を用いて筋組織厚を測定することが標準化されつつある．術後急性期は水分バランスの変動によって筋組織厚を厳密に評価することは難しいが，術前と回復期に評価して比較することが必要ではないかと考えている．

3．術後に発生した合併症に対しては何が効果的なのか

術後の合併症は，呼吸器合併症，せん妄などがあげられる．術後1日目の肺活量は，術前の約47％まで低下し，1週目で約71％，2週目で約80％に低下することが報告されている[30]が，術後の翌日までに積極的な肺の拡張と咳嗽を促す呼吸理学療法と早期離床により呼吸器合併症を予防できるという報告がなされている[30]．心臓外科手術後のインセンティブスパイロメータを用いた呼吸理学療法は，術前から呼吸機能が低下した（閉塞性換気障害）症例を含めた報告でも効果がないとしている[30,31]．そのため，全例に呼吸練習用器具の購入を勧めることははばかれると思われる．しかし，術後の自己排痰ができない場

表8　心臓外科手術後の運動療法の効果

運動耐容能（peak $\dot{V}O_2$）	改善
運動時の換気亢進，換気効率（$\dot{V}E$ vs. $\dot{V}CO_2$ slope）	改善
自律神経活性，安静時心拍数	安定化
心機能	改善
血管内皮細胞機能	改善
冠危険因子	改善
骨格筋機能	改善
身体活動量	増加
QOL	改善
うつ状態	改善

合や深呼吸を十分に促せない場合は，ACBTも難しいことが多く経験的に悩むことがある．その場合は，早期離床とともに器具を使用して瞬間的に咳嗽力を発揮させる機能的なトレーニングが有効であるかもしれない．

せん妄の予防に対しては，早期離床が有効であることは報告されているが，せん妄が発生した後の効果的な介入手段については報告がほとんどない．経験的には車いすに移乗してICUから外界の刺激を与えることで，日中の外界の環境に触れて体内リズム（体内時計）を整える個別プログラムが有効であると考えている．

いずれにせよ，術後に発生した合併症は，離床プログラムを遅延または逸脱させてしまうので，効果的な個別プログラムの検討が必要である．

4．術後急性期は棟内での歩行自立だけが目標なのか

術後の早期離床プログラムは歩行距離の増加で規定され，100 m歩行自立が病棟内での歩行自立の基準とされている．しかし，歩行距離が拡大できても日中の身体活動量が少なければ心血管イベント発症を予防することはできないことが考えられる．最近では，心臓外科手術後の身体活動量に注目した報告がなされるようになってきている[32]．特に高齢者において術前から身体活動量が少ないと術後も少なくなることが認められており，術後の適正な目標身体活動量を含め検討が期待される．

5．回復期の運動療法について

わが国のガイドラインでは，心臓外科手術後の運動療法はクラスⅠ，エビデンスAとして禁忌症例でなければ積極的に推奨されている．手術様式により原疾患も異なるため，効果に差は認めるが，自覚症状と運動耐容能の改善が期待できる．また，QOL（Quality of Life）や心血管イベントリスクの軽減により回復期の予後改善に寄与する．運動療法の効果を表8に示す．術後の運動療法効果が短期的にも報告されていること[33,34]は，術後の運動療法に対するコンプライアンスの向上にもつながると考える．術後の運動療法は，再入院率やそれに伴う医療費を減少させ，医療経済学的にも従来の心リハの運動療法と同等の効果を得ている．しかし，これらの報告は術後の離床プログラムが順調に遂行できた場合で適用されるため，遅延例に対して運動療法を個別に導入した場合のエビデンスは構築されていない．

レジスタンストレーニングの導入は，American Association of Cardiovascular and Pulmonary Rehabilitation（AACVPR）のガイドライン[35]によると，術後最低5週後（4週間の継続した心リハの参加後）としている．

また，上肢のレジスタンストレーニングに関する諸説では，胸骨正中切開創が癒合するまで術後8～12週は行わず，施設間で差が出ている．

急性大動脈解離（または解離性大動脈瘤）に対する術後の理学療法の安全性と効果については報告が少ない[36]．運動療法を推奨しない施設も存在し，施設間の介入の差が影響していると思われる．最近，偽腔開存型stanford type Aの急性大動脈解離術後に関して多施設共同研究[37]で検証がなされた．重篤な合併症を呈する症例も含めて，離床プログラムが順調に進む割合は64％で，ほかの心疾患の緊急手術症例と同等の成績を認めたことが報告されている．

今後の臨床と研究の方向性は何か

1．長期予後のエビデンス

「開心術後」が心疾患リハビリテーション料に追加されて約20年経過しているが，わが国の心臓外科手術後の理学療法，さらに心リハ分野に広げてみても長期予後の報告は皆無であった．わが国では，術後の心リハを行っていても外来心リハを開設していない施設が多いことや外来心リハを提供していても患者の環境要因（通院距離が遠い）で参加できないことが背景にあると思われる[38,39]．特に地方では車の運転が不可欠であるが，創部保護の観点から車をある一定期間中止せざるを得ないことや送迎する家族のサポートが少ないことがあげられる．海外のエビデンスは，冠動脈バイパス術（CABG：Coronary Artery Bypass Grafting）後の心リハ施行群において心血管イベント，再入院が有意に少なかったこと，心リハ施行によって10年後の死亡率を46％減少したことが報告されている[40,41]．2014年，折口ら[42]のグループによる「CABG後外来心リハの有効性に関するJ-REHAB後ろ向き調査（J-REHAB CABG study）」が報告された．そこでは，回復期の心リハ施行群は非施行群に比べて運動耐容能が良好で，長期予後（心事故回避率，再入院回避率）が有意に良好であるという国内初のエビデンスである．

今後は術式別の長期予後成績や前向き研究によるエビデンスの確立が課題となっている．

2．高齢者に対するプログラム

近年，わが国での心臓外科手術は5～6万件と増加傾向にあるが，高齢者の手術も増加し理学療法成績も向上している[43～47]．しかし，高齢者は重複障害を有するため遅延因子も多く，プログラムが遅延する確率も高い．順調例には，安全かつ確実な理学療法を提供し，遅延例に対しては効果的な個別プログラムを構築することが課題である．

Conclusion

心臓外科手術前後の後ろ向き研究によって，わが国の術後理学療法（離床）プログラム，技術は，特に急性期分野で急速に発展してきた．離床プログラムが順調に進行できる症例に対しては，安全かつ確実に離床プログラムを進めることが理学療法士の義務となっている．一方，なんらかの理由で離床プログラムが遅延する症例も存在し，個別プログラムの確立が必要である．術後の離床プログラムの遅延・逸脱因子に対する効果的な理学療法介入については，前向き研究による短期的および長期的な検証が課題である．

文 献

1) 熊丸めぐみ，他：心臓外科手術後の離床基準について—全国調査から見た検討．心臓リハ　13：336-339，2008
2) Pande RU, et al：Fast Tracking Cardiac Surgery. *Heart Surgery Forum*　6：244-248, 2003
3) Toraman F, et al：Fast-Track Recovery in Noncoronary Cardiac Surgery Patients. *Heart Surg Forum*　8：E61-65, 2005
4) Yanatori M, et al：Feasibility of the fast-track recovery program after cardiac surgery in Japan. *Gen Thorac Cardiovasc Surg*　55：445-449, 2007
5) 田屋雅信，他：心臓血管外科手術後のリハビリテーションプログラム改訂前後での成績比較．理学療法学　35：56-61，2008
6) 澁川武志：心臓外科手術後の Super Fast-Track Recovery Program と理学療法．PT ジャーナル　46：790-797，2012
7) 宮澤寛子，他：心臓外科手術後の離床に対する応用行動分析学的アプローチ—段パス導入についての紹介．心臓リハ　13：100-104，2008
8) 熊丸めぐみ，他：心臓血管外科手術後のリハビリテーション遅延例の検討．心臓リハ　7：109-112，2002
9) 高橋哲也，他：心臓外科手術後のリハビリテーション遅延例の疾患別検討．理学療法群馬　13：52-54，2002
10) 西村真人，他：冠動脈バイパス術症例の術式の差による離床期間の検討—on-pump，off-pump，on-pump beating の比較．総合リハ　37：1155-1162，2009
11) 川田　稔，他：大動脈人工血管置換手術後のリハビリテーションプログラム遅延例の検討．心臓リハ　16：132-134，2011
12) 西村真人，他：心臓手術前より歩行が困難な症例の特徴．心臓リハ　19：70-77，2014
13) 高橋哲也，他：心臓血管外科手術後リハビリテーション進行目安の検討．心臓リハ　17：103-109，2012
14) 日本循環器学会，他：心血管疾患におけるリハビリテーションに関するガイドライン（2012 改訂版）．(http://square.umin.ac.jp/jacr/link/doc/JCS2012_nohara_h.pdf) 2015 年 1 月 15 日閲覧
15) 熊丸めぐみ，他：心臓外科手術患者に対する理学療法士の術前介入が手術後の ADL 獲得に及ぼす影響．心臓リハ　14：180-183，2009
16) 澁川武志，他：心臓血管外科手術における術前のリハビリテーション介入効果—Fast Track Recovery Program を対象とした術前指導の有用性．心臓リハ　19：224-230，2014
17) 高橋哲也：術前指導・術後急性期の理学療法．山田純生（責任編集）：理学療法 MOOK12　循環器疾患のリハビリテーション．三輪書店，2005，pp115-132
18) Lee DH, et al：Frail patients are at increased risk for mortality and prolonged institutional care after cardiac surgery. *Circulation*　121：973-978, 2010
19) Guralnik JM, et al：A short physical performance battery assessing lower extremity function：association with self-reported disability and prediction of mortality and nursing home admission. *J Gerontol*　49：M85-94, 1994
20) Fried LP, et al：Frailty in Older Adults：Evidence for a Phenotype. *J Gerontol A Biol Sci Med Sci*　56：M146-156, 2001
21) 田屋雅信，他：心臓外科手術後の四肢筋力，大腿前面の筋組織厚および歩行能力の経時的変化について．第 20 回日本心臓リハビリテーション学会学術集会，2014
22) 湯口　聡，他：心臓外科手術後の 100 m 歩行自立日は術前情報や手術情報から予測可能か？ PT ジャーナル　48：989-994，2014
23) 櫻田弘治，他：術前栄養状態と心大血管手術後リハビリテーション進行の関連—Geriatiric Nurtritional Risk Index を用いた検証．理学療法学　40：401-406，2013
24) 齊藤正和，他：心臓外科手術後のカテコラミン投与量およびリハビリテーション進行に対する術前腎機能障害ならびに術後急性腎障害の影響の検討．理学療法学　39：410-417，2012
25) Saitoh M, et al：Factors determining achievement of early postoperative cardiac rehabilitation goal in patients with or without preoperative kidney dysfunction undergoing isolated cardiac surgery. *J Cardiol*　61：299-303, 2013
26) Afilalo J, et al：Gait speed as an incremental predictor of mortality and major morbidity in elderly patients undergoing cardiac surgery. *J Am Coll Cardiol*　56：1668-1676, 2010
27) Schweickert WD, et al：Implementing early mobilization interventions in mechanically ventilated patients in the ICU. *Chest*　140：1612-1617, 2011
28) Bojar RM（著），天野　篤（監訳）：心臓手術の周術期管理．メディカル・サイエンス・インターナショナル，2008，pp477-479
29) 稲川利光：急性期リハビリテーションにおける栄養評価と管理．臨床リハ　20：1009-1018，2011
30) 高橋哲也，他：心臓外科手術後の呼吸機能の回復について—経時的変化とインセンティブスパイロメータの効果．理学療法学　30：335-342，2003
31) Crowe JM, et al：The effectiveness of incentive spirometry with physical therapy for high-risk patients after coronary artery bypass surgery. *Phy Ther*　77：260-268, 1997

32) 塩谷洋平, 他：心大血管手術患者における入院期身体活動量と年齢の関連. 心臓リハ **18**：69-73, 2013
33) Adachi H, et al：Short-term physical training improves ventilatory response to exercise after coronary arterial bypass surgery. *Jpn Circ J* **65**：429-423, 2011
34) Takeyama J, et al：Effects of physical training on the recovery of the autonomic nervous activity during exercise after coronary artery bypass grafting：effects of physical training after CABG. *Jpn Circ J* **64**：809-813, 2000
35) American Association of Cardiovascular and Pulmonary Rehabilitation：Guideline for Cardiac Rehabilitation and Secondary Prevention 4th ed. Human Kinetics, Champaign 2004
36) 齊藤正和, 他：急性大動脈解離術後患者に対する入院期および回復期心大血管疾患リハビリテーションの安全性と効果. 心臓リハ **14**：174-179, 2009
37) 齊藤正和, 他：多施設共同研究による偽腔開存型 Stanford type A 急性大動脈解離術後患者の術後リハビリテーション進行の検討. 心臓リハ **19**：84-89, 2014
38) Goto Y, et al：Poor implementation of cardiac rehabilitation despite broad dissemination of coronary interventions for myocardial infarction in Japan：a nationwide survey. *Circ J* **71**：173-179, 2007
39) 立石真純, 他：外来心臓リハビリテーションプログラム参加関連因子の検討. 心臓リハ **11**：151-154, 2006
40) Hedbäck B, et al：Cardiac rehabilitation after coronary artery bypass surgery：10-year results on mortality, morbidity and readmissions to hospital. *J Cardiovasc Risk* **8**：153-158, 2001
41) Pack QR, et al：Participation in cardiac rehabilitation and survival after coronary artery bypass graft surgery：a community-based study. *Circulation* **128**：590-597, 2013
42) 折口秀樹, 他：日本における CABG 後外来心臓リハビリテーションの有効性：J-REHAB 後ろ向き調査. 心臓リハ **19**：33-37, 2014
43) Nakamura K, et al：Outcome after valve surgery in octogenarians and efficacy of early mobilization with early cardiac rehabilitation. *Gen Thorac Cardiovasc Surg* **58**：606-611, 2010
44) 棟近麻衣, 他：高齢者冠動脈バイパス術後症例における心臓リハビリテーションプログラムについての検討. 心臓 **43**：167-173, 2011
45) 飯井克明, 他：高齢者（80歳以上）に対する冠動脈バイパス術における早期抜管と早期離床の試み. 日本冠疾患学会雑誌 **20**：1341-7703, 2011
46) 古川博史, 他：高齢者85歳以上超高齢者開心術後の早期心臓リハビリテーション介入. 胸部外科 **65**：440-445, 2012
47) 森岡広嗣, 他：超高齢者（80歳以上）弁膜症手術の成績. 心臓 **44**：142-150, 2012

4 心不全に対する理学療法技術の検証

神谷健太郎[*1]

> **Key Questions**
> 1. 該当領域における理学療法技術の問題点は何か
> 2. 科学的な検証と反証，それに対する再検証はあるか
> 3. 今後の臨床と研究の方向性は何か

心不全の定義と疫学

慢性心不全は，慢性の心筋障害により心臓のポンプ機能が低下し，末梢主要臓器の酸素需要量に見合うだけの血液量を絶対的に，また相対的に拍出できない状態であり，肺，体静脈系または両系にうっ血をきたし，日常生活に障害を生じた病態と定義される[1]。従来，心不全というと左室駆出率（LVEF：Left Ventricular Ejection Fraction）が低下した心不全（HFrEF：Heart Failure with Reduced Ejection Fraction）が主体であると考えられていたが，LVEFが保たれた心不全（HFpEF：Heart Failure with Preserved Ejection Fraction）も多く存在することがわかってきた。2013年のACCF/AHAガイドライン[2]では，HFrEFをLVEF≦40％の心不全，HFpEFをLVEF≧50％の心不全とし，LVEF 40～49％の心不全はHFpEF，borderlineと定義している。

心不全患者の平均年齢は約70歳と高齢である[3]。加齢とともに心不全の発症率は増加し，80代の発症率は10％に上る[4]。人口の高齢化，生活習慣の欧米化に伴う虚血性心疾患の増加，急性期治療の進歩により，わが国の慢性心不全患者は，今後もますます増加していくことが予測されている[5]。

長期的には，慢性心不全は慢性かつ進行性に心機能が低下し入退院を繰り返す。日本人を対象とした前向きの登録観察研究であるJCARE-CARD（The Japanese Cardiac Registry of Heart Failure in Cardiology）からの報告[3]では，心不全の増悪によって入院した患者の1年以内の再入院率はHFrEF患者では23.7％，HFpEF患者では25.7％，死亡率はそれぞれ8.9％と11.6％と報告されている。本データからわかるように4人に1人はLVEFの高低にかかわらず1年以内に再入院にしてくる。

心不全に対する治療と運動療法の変遷

慢性心不全に対する運動療法はβ遮断薬と同様に昔は禁忌の治療法であった。しかし，この30年間に数々の検証が繰り返され，今

[*1] Kentaro Kamiya/北里大学病院リハビリテーション部

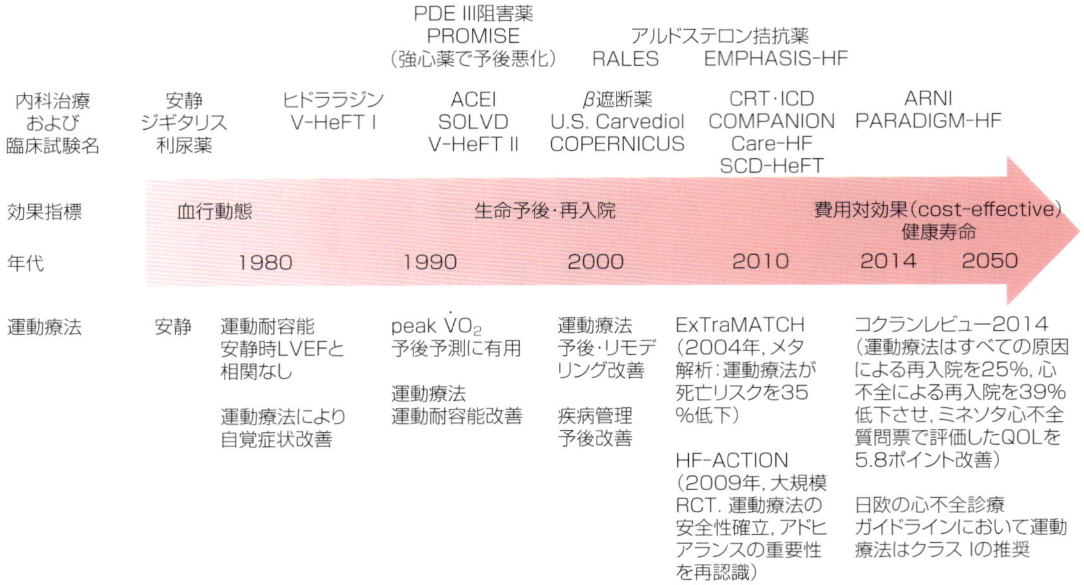

内科治療 および 臨床試験名	安静 ジギタリス 利尿薬	ヒドララジン V-HeFT I	ACEI SOLVD V-HeFT II	PDE III阻害薬 PROMISE (強心薬で予後悪化) β遮断薬 U.S. Carvedilol COPERNICUS	アルドステロン拮抗薬 RALES　EMPHASIS-HF CRT・ICD COMPANION Care-HF SCD-HeFT	ARNI PARADIGM-HF
効果指標	血行動態			生命予後・再入院		費用対効果(cost-effective) 健康寿命
年代	1980	1990		2000	2010	2014　　2050
運動療法	安静	運動耐容能 安静時LVEFと 相関なし 運動療法により 自覚症状改善	peak V̇O₂ 予後予測に有用 運動療法 運動耐容能改善	運動療法 予後・リモデ リング改善 疾病管理 予後改善	ExTraMATCH (2004年, メタ 解析:運動療法が 死亡リスクを35 %低下) HF-ACTION (2009年, 大規模 RCT. 運動療法の 安全性確立, アドヒ アランスの重要性 を再認識)	コクランレビュー2014 (運動療法はすべての原因 による再入院を25%, 心 不全による再入院を39% 低下させ, ミネソタ心不全 質問票で評価したQOLを 5.8ポイント改善) 日欧の心不全診療 ガイドラインにおいて運動 療法はクラスIの推奨

図1　慢性心不全治療と運動療法のタイムライン

PDE：ホスホジエステラーゼ，ACEI：アンジオテンシン変換酵素阻害薬，CRT：心臓再同期療法，ICD：植え込み型除細動器，ARNI：アンジオテンシン受容体ネプリライシン阻害薬，LVEF：左室駆出率，peak V̇O₂：最高酸素摂取量

日では運動療法，β遮断薬ともに日米欧の心不全治療ガイドラインでクラスIの推奨を得る治療として確立されてきた[1,2,6]．これは，大きなパラダイム転換である．加えて，2014年のヨーロッパ心臓病学会でPARADIGM-HF試験という心不全の標準治療薬を変えうる臨床試験結果が報告された．本試験は8,442名のHFrEF患者を47カ国1,043施設から募り，アンジオテンシン受容体ネプリライシン阻害薬（ARNI：Angiotensin Receptor Neprilysin Inhibitor）という新しいクラスの薬が，アンジオテンシン変換酵素（ACE：Angiotensin Converting Enzyme）阻害薬と比較して死亡リスクを20%低下させることを示したグローバル臨床試験である．本結果を踏まえ，多くの研究者が近い将来ARNIがACE阻害薬にとって替わる薬になると述べている．これにより心不全治療薬は20年ぶりの大きな転換点を迎えたといえる．

慢性心不全に対する理学療法技術の再検証を考えるにあたり，心不全に対する疾患概念と治療や運動療法の変遷を振り返ってみたい（図1）．

1970年代中ごろまで，慢性心不全に対する運動負荷試験や運動療法は，心不全の増悪や心機能の悪化，重症不整脈や心停止などを助長するおそれがあるため行われなかった．心臓病学のグローバルスタンダードの教科書となっているブラウンワルドの心臓病学やその他の成書においても，1960年代から1990年前半までは心不全治療としての安静に多くのページが割かれていたようである（図2）[7]．

1970年代後半から，心不全に対する運動負荷試験や運動療法が安全に行えるのではないかという研究結果が発表され始めた．Leeら[8]は，1979年に心筋梗塞後の心不全患者18名に運動療法を行い，心機能の悪化を認めることなく運動耐容能やニューヨーク心臓協会（NYHA：New York Heart Association）心機能分類クラスの改善を認めたと報告した（図

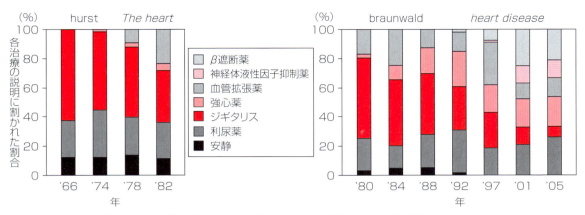

図2 代表的な心臓病学のテキストにおける各種治療の占有配分（文献7）より引用）

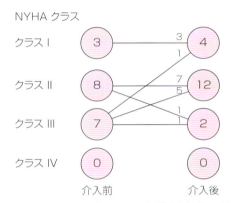

図3 1979年に報告された心筋梗塞後の慢性心不全患者に対する運動療法の効果（文献8）より引用）

3）．驚くべきことに，この初期の報告ですでに最高心拍数の70～85％と比較的高強度の運動強度を用いていること，運動負荷試験や心臓カテーテル検査で繰り返し評価し，運動耐容能の改善は心機能の改善に依存しないことを指摘している．その後，1980年代の前半には運動耐容能の指標である最高酸素摂取量（peak $\dot{V}O_2$：peak oxygen uptake）が安静時のLVEFでは推定できないこと[9]，後半には骨格筋の変化が運動耐容能の制限因子となっていることが明らかとなり[10]，運動療法の重要性が認識されるようになった．1990年代に入り，Manciniら[11]によってpeak $\dot{V}O_2$が予後予測や心移植時期の決定に有用であることが提唱された．また，単施設でのランダム化比較試験（RCT：Randomized Controlled Trial）によって，低強度から中強度の有酸素運動を主体とした運動療法の効果を検証する試験が次々と発表されるようになった．1991年にはV-HeFT II試験が発表され[12]，ACE阻害薬が生命予後を改善することが明らかとなり，心不全治療のアウトカムは血行動態の改善から生命予後の改善へとシフトしていった．1990年代中ごろからは，運動療法の介入試験も運動耐容能だけでなく，生命予後や再入院，心臓リモデリング抑制効果などの効果検証が行われるようになった．なかでも，1999年のBelardinelliら[13]の報告は運動療法により心臓死のリスクを63％低下させるというインパクトのあるものであった．また，同時期の1996年に発表されたU. S. carvedirol試験で，β遮断薬が死亡リスクを65％低下させることが明らかとなり[14]，ACE阻害薬とともにβ遮断薬が心不全の標準治療薬として確立されるきっかけとなった．

21世紀に入り，2001年には，米国心臓協会から運動療法と運動負荷試験に関する声明が発表され，慢性心不全に対する運動療法が心不全に対する包括的なアプローチの一つとして推奨されるに至った[15]．2004年には，多数の研究を集めた重要なメタ解析が2つ報告さ

れた．コクランレビュー[16]とExTraMATCH[17]である．コクランレビューでは，1,126名を対象に含むメタ解析によって，運動療法がpeak $\dot{V}O_2$を2.16 mL/kg/min，6分間歩行距離を40.9 m改善させること，ExTraMATCHでは全死亡のリスクを35%低下させることが報告された．それまでの運動療法介入試験は，薬物療法の試験と比較して規模の小さいものが多かったため，2003〜2007年にかけて米国，カナダ，フランスで82施設，2,331名の慢性心不全患者を対象とした運動療法の多施設無作為化比較対象試験（HF-ACTION：Heart Failure-A Controlled Trial Investigating Outcomes of Exercise Training）が行われ，その結果が2009年に報告された．非常に期待され，注目された結果であったが，一次エンドポイントである全死亡＋再入院率には有意な差を見出すことができず（ハザード比0.93，95%信頼区間0.84〜1.02，$p=0.13$），多変量で調整したのちに差を見出したのみであった（調整ハザード比0.89，95%信頼区間0.81〜0.99，$p=0.03$）[18]．HF-ACTIONと過去の試験結果が大きく異なるため，この原因について多くのディスカッションが行われた．HF-ACTIONの対象患者はβ遮断薬の処方率が高く，植込型除細動器挿入患者が40%程度含まれているなど，現在における最善の心不全治療が施された対象であった点，非監視型運動療法を中心としているなどの点で，過去の研究と異なるが，最も大きな原因は運動療法に対するアドヒアランス（adherence）であると考えられている．HF-ACTIONの介入群において，目標とした運動量を達成できた患者は，約3割ときわめて不良であったため，運動耐容能や生命予後への効果も小さいものになったと解釈されている．しかし，HF-ACTIONは2,000名を超えるLVEF＜35%の心不全患者を対象に運動療法の安全性やQOL（Quality of Life）への効果を証明した点で重要であり，その後，心不全に対する運動療法が米国で保険償還を得るにいたった礎となっている．

2014年現在，最新のコクランレビューでは，NYHAクラスⅡ〜ⅢのLVEFが低下した心不全患者4,740名を対象に含む33のRCTをメタ解析し，運動療法は死亡率には影響を及ぼさないが，すべての原因による再入院を25%，心不全による再入院を39%低下させ，ミネソタ心不全QOL質問票で評価したQOLを5.8ポイント改善させることが明らかとなっている[19]．

こうして慢性心不全に対する治療の変遷を振り返ってみると，介入のターゲットは血行動態から神経体液性因子へ，治療内容は心臓に鞭を打つ治療からより負担を減らす治療へと変遷を遂げてきたことがわかる．また，身体活動に対する考え方についても，安静が心不全の重要な治療であった時代から，運動療法が自覚症状や運動耐容能の改善だけでなく，予後改善のための重要な治療であるという位置づけに180°転換してきたことがわかる．

エビデンスは日常臨床の疑問に答えてくれるか

心不全に対する運動療法介入を考えるにあたり，確立されているエビデンスが目の前の患者に適応できるかについて考える．それを読み解くポイントとして，①心不全の原因疾患，②年齢や性別，③重症度（NYHA，LVEF），④時期（急性増悪期か，安定期か），⑤除外基準は何か，⑥介入手段は何か，⑦アウトカムは何か，が重要である．

1．対象者は誰か

多くの介入試験では，少なくとも8〜12週間心不全が安定した，NYHAクラスⅡ〜Ⅲの

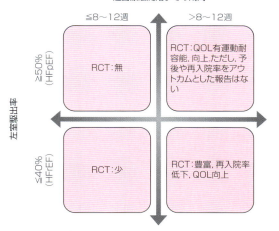

図4 心不全の運動療法介入試験における対象者のカテゴリーと概要
HFpEF：左室駆出率が保たれた心不全，HFrEF：左室駆出率が低下した心不全，RCT：ランダム化比較対象試験

LVEFが低下した，虚血性心不全もしくは拡張型心筋症を対象とした試験となっている（図3）．また，過去の運動療法の介入試験の対象者が，実臨床の心不全患者と比較して，年齢が若く，合併症の保有割合が低いことも指摘されている[20]．つまり，心不全の急性増悪後，多疾患有病の高齢患者におけるエビデンスは十分でないことがうかがえる．わが国においては，急性期病院において心臓リハビリテーションを導入している施設が多いことから，急性増悪期に運動療法を施行している施設が多いものと思われる．廃用症候群の予防は当然必要なことはいうまでもないが，急性期から積極的に中強度の有酸素運動を行うことが，心不全の病態や予後の改善につながるか否かは，今のところわかっていない．筆者の経験では，心不全徴候と自覚的運動強度のモニタリングを行いながら，少しずつ運動療法を導入すれば，運動耐容能の早期回復や疾病管理指導の併用によるメリットも十分にあると考えている．

近年，HFpEFに対する運動療法の効果についても次第に明らかになってきた．Garyら[21]は32名のLVEF>45%の高齢女性を在宅で中強度の有酸素運動＋教育介入群と教育介入群のみのコントロール群に分けて比較し，6分間歩行距離，QOL，うつ状態の改善に有効であったと報告している．その後，Kitzmanら[22]が単施設でのRCTを行い，週3回の有酸素運動を主体とした監視型運動療法も運動耐容能や身体機能に関するQOLの向上に効果があることを報告した．さらに，2011年にはEdelmannら[23]によってHFpEFに対するはじめての多施設RCT研究であるEx-DHFの結果が報告され，中強度の有酸素運動を主体とした監視型運動療法が運動耐容能やQOL，左室拡張能の改善に有効であることが報告された．この報告ではpeak $\dot{V}O_2$やQOLの改善度合いが左室拡張能の改善度合いと関連していることが指摘されている．また，HFpEF患者の運動耐容能改善をもたらす主要な因子に関する検討がいくつかなされており，現在のところ骨格筋での酸素利用能の改善が主体であるとのデータが多い[24～26]．これら報告の対象患者は，平均年齢が70歳前後であるものが多く，HFpEF患者の主体である75歳以上の高齢女性患者におけるデータは少ないのが現状である．

2．適切な運動強度とは

過去の臨床試験で用いられた運動強度は，低強度から中強度の有酸素運動を運動処方の基本としていた．これは，嫌気性代謝閾値を超える運動強度では，交感神経の過剰な亢進，心ポンプ機能の低下が惹起されるとのデータに基づくものである．近年，高強度運動と中強度運動を交互に行うインターバルトレーニングの有効性が報告されている．168名を対象とした安定した慢性心不全患者に対するインターバルトレーニングのメタ解析によれば，中強度から高強度インターバルトレーニ

ングは，中強度の持続的有酸素運動と比較し peak $\dot{V}O_2$ を 2.14 mL/kg/min 多く改善させることが報告されている[27]．また，HFrEF 患者における運動強度と酸素摂取量の改善量との関連を比較したメタ解析においても，強度依存性に高強度運動ほど高い酸素摂取量の改善が得られることが報告されている．このように，peak $\dot{V}O_2$ の短期的な改善をアウトカムとして考えれば，高強度運動に分があるように思われるが，アウトカムを再入院，生命予後，運動中の心イベント発生率，コストベネフィット（cost benefit），患者のアドヒアランスなどとすればどちらが適切な運動強度であるかは検証の余地がある．現在のところ日米欧のいずれのガイドラインにおいても，高強度運動の安全性に関する十分なデータがないため，ルーチンに日常の臨床に適応することは推奨していない[28,29]．

3．その他の介入手段はあるか

有酸素運動は，心不全患者の運動耐容能や自律神経不均衡の是正，血管内皮機能の改善などを介して予後を改善させると考えられており，運動療法介入の主軸となるものである．加えて，吸気筋力や下肢の骨格筋を主なターゲットとした介入手段も運動耐容能や QOL の向上に有効であることが指摘されている．

1）吸気筋トレーニング

1995 年以降，吸気筋力が低下した HFrEF 患者に対する吸気筋トレーニングが運動耐容能や QOL の改善に有効であるという報告が数多くなされている．NYHA クラスⅡ～Ⅲの HFrEF 患者 287 名を対象とした 11 の RCT をメタ解析した報告によると，吸気筋トレーニングはコントロール群と比較して，peak $\dot{V}O_2$，6 分間歩行距離，QOL，吸気筋力，$\dot{V}E/\dot{V}CO_2$ slope を改善させることが示されている[30]．また，その後に報告された通常の運動療法に吸気筋トレーニングを追加した介入試験でも吸気筋力や呼吸困難スケール，QOL の改善に有効であったとされている[31]．本トレーニングは，特に吸気筋力が低下した患者（最大吸気圧＜60 cmH$_2$O または年齢予測値の＜70%）に有効性が高いと考えられている[32]．具体的には，最大吸気圧の 30〜60% の強度で 1 日 20〜30 分，週 3〜7 日間施行するというものである[33]．

2）神経筋電気刺激療法

1998 年以降，NYHA クラスⅣの症例を含め十分な運動療法が困難な症例に対する神経筋電気刺激療法の有効性が報告されてきている．NYHA クラスⅡ～Ⅳの HFrEF 患者 301 名を対象とした 10 の RCT をメタ解析した報告によると，神経筋電気刺激療法はコントロール群と比較して，peak $\dot{V}O_2$，6 分間歩行距離，QOL を改善させることが示されている[34]．具体的には，10〜50 Hz の電気刺激を大腿四頭筋や下腿三頭筋などに 1 日 30〜240 分，週 3〜7 日間施行するというものである．一方で，神経筋電気刺激療法と有酸素運動介入を比較したメタ解析では，peak $\dot{V}O_2$ は有酸素運動群で改善が大きく，6 分間歩行距離および QOL の改善には差を認めていない．これらの結果から，従来の有酸素運動やレジスタンストレーニングが可能な患者では，神経筋電気刺激療法がそれらにとって代わる手段とはならないと，現在のところは考えられている．ただし，NYHA クラスⅣを含むより重症度の高い心不全患者に有効性が高いことも報告されており[35]，十分な運動療法が困難な症例に対する介入手段の一つになると考えられている[36]．

Conclusion

　心不全に対する運動療法の考え方は，安静が常識であった時代から治療としての運動療法へと大きく転換してきた．しかし，依然として安静が必要と思われる重症心不全患者が目の前にいることも事実である．どのような患者にどのような運動がいつから適応可能なのか，不明な点はまだまだ多い．また，健康寿命や disability free survival（介護を受けずに生存できる期間）の延伸は患者本人だけでなく家族や社会全体にとっても大きな関心事である．そして，多疾患有病の高齢患者，フレイル（虚弱）患者への有効な介入手段の検証，テーラーメイド型理学療法の有効性など検証すべき課題は多い．

文　献

1) 日本循環器学会, 他：慢性心不全治療ガイドライン 2010 年改訂版（http://www.j-circ.or.jp/guideline/pdf/JCS2010_matsuzaki_h.pdf）2015 年 1 月 15 日閲覧
2) Yancy CW, et al：2013 accf/aha guideline for the management of heart failure：A report of the american college of cardiology foundation/american heart association task force on practice guidelines. *Circulation* **128**：e240-327, 2013
3) Tsuchihashi-Makaya M, et al：Characteristics and outcomes of hospitalized patients with heart failure and reduced vs preserved ejection fraction. Report from the japanese cardiac registry of heart failure in cardiology (jcare-card). *Circ J* **73**：1893-1900, 2009
4) McMurray JJ, et al：Heart failure. *Lancet* **365**：1877-1889, 2005
5) Okura Y, et al：Impending epidemic：Future projection of heart failure in japan to the year 2055. *Circ J* **72**：489-491, 2008
6) Members ATF, et al：Esc guidelines for the diagnosis and treatment of acute and chronic heart failure 2012. *Eur Heart J* **33**：1787-1847, 2012
7) Katz, AM, et al：Heart failure—pathophysiology, molecular biology, clinical management 2nd ed. Lippincott Williams & Wilkins, Philadelphia, 2000
8) Lee AP, et al：Long-term effects of physical training on coronary patients with impaired ventricular function. *Circulation* **60**：1519-1526, 1979
9) Franciosa JA, et al：Lack of correlation between exercise capacity and indexes of resting left ventricular performance in heart failure. *Am J Cardiol* **47**：33-39, 1981
10) Massie B, et al：Skeletal muscle metabolism in patients with congestive heart failure：Relation to clinical severity and blood flow. *Circulation* **76**：1009-1019, 1987
11) Mancini D, et al：Value of peak exercise oxygen consumption for optimal timing of cardiac transplantation in ambulatory patients with heart failure. *Circulation* **83**：778-786, 1991
12) Cohn JN, et al：A comparison of enalapril with hydralazine-isosorbide dinitrate in the treatment of chronic congestive heart failure. *N Engl J Med* **325**：303-310, 1991
13) Belardinelli R, et al：Randomized, controlled trial of long-term moderate exercise training in chronic heart failure：Effects on functional capacity, quality of life, and clinical outcome. *Circulation* **99**：1173-1182, 1999
14) Packer M, et al：The effect of carvedilol on morbidity and mortality in patients with chronic heart failure. U. S. Carvedilol heart failure study group. *N Engl J Med* **334**：1349-1355, 1996
15) Fletcher GF, et al：Exercise standards for testing and training：A statement for healthcare professionals from the american heart association. *Circulation* **104**：1694-1740, 2001
16) Rees K, et al：Exercise based rehabilitation for heart failure. *Cochrane Database Syst Rev* **3**：Cd003331, 2004
17) Piepoli MF, et al：Exercise training meta-analysis of trials in patients with chronic heart failure (extramatch). *BMJ* **328**：189-192, 204
18) O'Connor CM, et al：Efficacy and safety of exercise training in patients with chronic heart failure. *JAMA* **301**：1439-1450, 2009
19) Taylor RS, et al：Exercise-based rehabilitation for heart failure. *Cochrane Database Syst Rev* **4**：CD003331, 2004
20) Niederseer D, et al：Mismatch between heart failure patients in clinical trials and the real world. *Int J Cardiol* **168**：1859-1865, 2013
21) Gary RA, et al：Home-based exercise improves functional performance and quality of life in wonen with

diastolic heart failure. *Heart Lung* **33**：210-218, 2004.
22) Kitzman DW, et al：Exercise training in older patients with heart failure and preserved ejection fraction/clinical perspective. *Circ Heart Fail* **3**：659-667, 2010
23) Edelmann F, et al：Exercise training improves exercise capacity and diastolic function in patients with heart failure with preserved ejection fraction：Results of the ex-dhf (exercise training in diastolic heart failure) pilot study. *J Am Coll Cardiol* **58**：1780-1791, 2011
24) Haykowsky MJ, et al：Effect of endurance training on the determinants of peak exercise oxygen consumption in elderly patients with stable compensated heart failure and preserved ejection fraction. *J Am Coll Cardiol* **60**：120-128, 2012
25) Maurer MS, et al：Exercise intolerance in heart failure with preserved ejection fraction：Shifting focus from the heart to peripheral skeletal muscle. *J Am Coll Cardiol* **60**：129-131, 2012
26) Kitzman DW, et al：Effect of endurance exercise training on endothelial function and arterial stiffness in older patients with heart failure and preserved ejection fraction：A randomized, controlled, single-blind trial. *J Am Coll Cardiol* **62**：584-592, 2013
27) Haykowsky MJ, et al：Meta-analysis of aerobic interval training on exercise capacity and systolic function in patients with heart failure and reduced ejection fractions. *Am J Cardiol* **111**：1466-1469, 2013
28) 日本循環器学会, 他：心血管疾患におけるリハビリテーションに関するガイドライン 2012 年改訂版 (http://square.umin.ac.jp/jacr/link/doc/JCS2012_nohara_h.pdf) 2015 年 1 月 15 日閲覧
29) Fletcher GF, et al：Exercise standards for testing and training：A scientific statement from the american heart association. *Circulation* **128**：873-934
30) Smart NA, et al：Efficacy of inspiratory muscle training in chronic heart failure patients：A systematic review and meta-analysis. *Int J Cardiol* **167**：1502-1507, 2013
31) Adamopoulos S, et al：Combined aerobic/inspiratory muscle training vs. Aerobic training in patients with chronic heart failure：The vent-heft trial：A european prospective multicentre randomized trial. *Eur J Heart Fail* **16**：574-582, 2014
32) Montemezzo D, et al：Influence of inspiratory muscle weakness on inspiratory muscle training responses in chronic heart failure patients：A systematic review and meta-analysis. *Arch Phys Med Rehabil* **95**：1398-1407, 2014
33) Arena R, et al：Neuromuscular electrical stimulation and inspiratory muscle training as potential adjunctive rehabilitation options for patients with heart failure. *J Cardiopulm Rehabil Prev* **30**：209-223, 2010
34) Smart NA, et al：Functional electrical stimulation for chronic heart failure：A meta-analysis. *Int J Cardiol* **167**：80-86, 2013
35) Karavidas A, et al：Functional electrical stimulation is more effective in severe symptomatic heart failure patients and improves their adherence to rehabilitation programs. *J Card Fail* **16**：244-249, 2010
36) Arena R, et al：Improving functional capacity in heart failure：The need for a multifaceted approach. *Curr Opin Cardiol* **29**：467-474, 2014

5 糖尿病に対する理学療法技術の検証

井垣 誠[*1]

> **Key Questions**
> 1. 糖尿病における理学療法技術の問題点は何か
> 2. 科学的な検証と反証，それに対する再検証はあるか
> 3. 今後の臨床と研究の方向性は何か

はじめに

元来，運動することは，経験的にも科学的にも身体にとって多くの利益をもたらす．近年，糖尿病の病態の解明や運動療法の生理学的な効果に関する多くの知見が集積されてきた．糖尿病患者に対する運動療法は，血糖コントロールの改善，体重・体脂肪の減少，インスリン抵抗性の改善，脂質プロフィールの改善，血管内皮機能の改善など，さまざまな効果が報告されている．限られた時間・空間の中で至適な運動を負荷すれば，これらのような予測された結果は容易に求められるのかもしれない．しかし，人間を取り巻く生活環境は複雑であり，食事内容が一定でないことや薬物使用の違い，病態，合併症，身体機能，性格なども異なることから，効果を生むための運動方法は，より一層の工夫が必要となる．糖尿病患者への介入の成果は，血糖値やHbA1cなどの数値化されたデータを扱うことが多いので，効果の有無は判定しやすい．ところが，前述のように交絡因子が多いために，新たな方法で運動の介入を行ったとしても，運動のみの効果を検証することは困難な場合が多くなってしまう．

糖尿病患者に対する運動療法は，運動の「種類」「強度」「時間」「頻度」「時間帯（タイミング）」によって，その効果が異なってくる．これらの要素について，多様な考え方が提案されてきており，患者に応じた運動処方を立案していく作業が求められる．これまでの運動療法の基本とされてきた方法から近年の考え方への変遷を踏まえ，糖尿病に対する理学療法技術を検証する．

運動療法に何を求めるか

まず，糖尿病に対する運動療法の方法を検証する前に，運動療法に期待する代表的な効果について述べる．

1. 体重・体脂肪の減少

「運動すれば痩せる」ということは社会的にも定説になっているが，運動によって本当に痩せることができるのであろうか．体重・脂肪減少を目的とする運動療法は，運動によ

[*1] Makoto Igaki／公立豊岡病院日高医療センター

る消費エネルギー量を増やすという理論に基づく．摂取エネルギー量よりも消費エネルギー量が増えれば，その目標を達成できると考えられるが，食事によるエネルギー量の調節と比べて，運動による消費エネルギー量の増大は容易なことではない．糖尿病患者にとって脂肪の減量は重要な要素であり，特に内臓脂肪の減少は，アディポカイン（adipokine）と呼ばれる脂肪細胞からの腫瘍壊死性因子（TNF-α：Tumor Necrosis Factor-α）や遊離脂肪酸などの分泌が減少し，またアディポネクチン（adiponectin）の分泌が増加することによってインスリン抵抗性が改善する[1]．糖尿病患者に対する運動療法の体重・体脂肪減少への効果は，多くの研究で検証されており，内臓脂肪は減少するものの体重は有意な減少が得られないという報告が多い[2,3]．これは，運動だけでエネルギーの出納バランスを調節することは難しいこと，運動によって除脂肪体重の増加が起こることを示唆しているのかもしれない．運動と内臓脂肪の減少については，交感神経刺激による脂肪分解能は皮下脂肪よりも内臓脂肪のほうが大きいことが関与する．また，糖尿病患者の場合，インスリン注射やスルホニル尿素薬の使用によって減量効果が得られにくいことも理解する必要がある．

標準体重を示して患者教育を行うことが多いが，そのレベルまでいかなくても僅かな体重減少で血糖がコントロールされることはよく経験する．近年，2型糖尿病の異所性脂肪の重要性が注目されている．異所性脂肪とは，脂肪組織以外の異所，特に肝臓・骨格筋の細胞内にとどまる脂肪のことである．Tamuraら[4]は，2型糖尿病患者14名を食事療法単独群と食事療法＋運動療法併用群の2群に分けて，2週間の糖尿病教育入院の前後に脂肪筋・脂肪肝の定量評価を行い，同時に末梢インスリン感受性，肝糖取り込み率を測定している．その結果，脂肪肝は両群ともに同等に減少し，肝糖取り込みは増加していた．そして，食事療法＋運動療法併用群でのみ有意な脂肪筋の減少とインスリン感受性の増加がみられた（図1）．この2週間の介入による体重減少は2％であったことから，短期の介入による僅かな体重減少で代謝が改善されるメカニズムの一つとして，脂肪筋・脂肪肝とインスリン抵抗性の改善があることを報告している．したがって肥満の場合，大幅な体重減少が得られなくても血糖コントロールは改善できるものと考えられる．

2．血糖降下作用

運動療法は，急性効果として血糖降下作用を期待できる．近年，食後高血糖は血管内皮に影響を与え，動脈硬化の進展リスクへとつながるため，食後の血糖上昇を抑制して血糖値の日内変動を少なくすることが重要であるとされる．食後高血糖を是正するための運動療法は，インスリンの代わりに運動するということであり，膵臓に休息を与えることになるのかもしれない．運動による急性効果のメカニズムは，筋におけるインスリン非依存的糖取り込みが関与していると考えられている．すなわち，筋収縮によって骨格筋のAMP活性化プロテインキナーゼ（AMPK：AMP-activated protein kinase）が活性化し，糖輸送担体（GLUT4：Glucose Trunsporter 4）が筋細胞膜へトランスロケーションされて糖取り込みが促進される[1]（図2）．

3．インスリン抵抗性の改善

運動療法の積み重ねによるトレーニング効果，すなわちインスリン抵抗性の改善は運動療法の最も重要な目的となる．インスリン抵抗性の改善は，糖尿病だけでなくメタボリックシンドローム，高血圧，脂質異常症，非アルコール性脂肪性肝炎などの生活習慣病の予

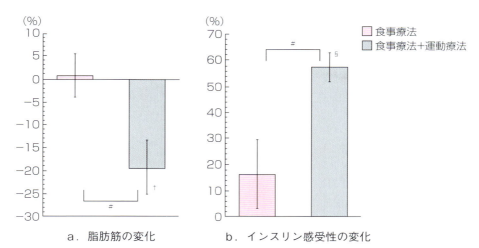

a．脂肪筋の変化　　　b．インスリン感受性の変化

図1　食事療法・運動療法による脂肪筋とインスリン感受性の変化（文献4）より改変引用）

　2型糖尿病患者14名を食事療法単独群と食事療法＋運動療法併用群の2群に分けて，2週間の入院による介入を行った．食事療法単独では脂肪筋とインスリン感受性は有意に変化しなかったが，食事療法＋運動療法併用群では脂肪筋が19％減少し，インスリン感受性は57％増加した〔脂肪筋は proton magnetic resonance spectroscopy (^{1}H-MRS）法，インスリン感受性は高インスリン正常血糖クランプ法により測定〕．§：p＜0.0001，†：p＜0.03（vs 開始時），＃：p＜0.03（食事療法 vs 食事療法＋運動療法）

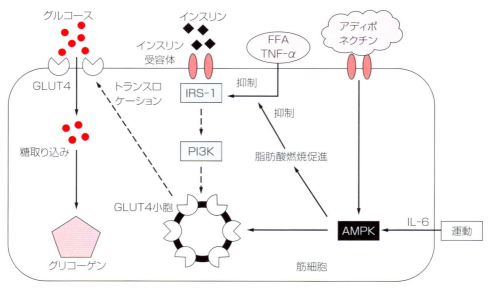

図2　骨格筋細胞における糖取り込みのメカニズム

　筋細胞への糖取り込みには，インスリンシグナル伝達系を介する経路，運動による AMPK を介する経路がある．アディポカインと呼ばれる脂肪組織からの FFA や TNF-α はインスリンシグナルを阻害し，アディポネクチンは AMPK を活性化させる．GLUT4：糖輸送担体，IRS-1：Insulin Receptor Substrate-1，PI3K：Phosphoinositide 3-Kinase，FFA：Free Fatty Acid，TNF-α：Tumor Necrosis Factor-α，AMPK：AMP 活性化プロテインキナーゼ，IL-6：Interleukin-6

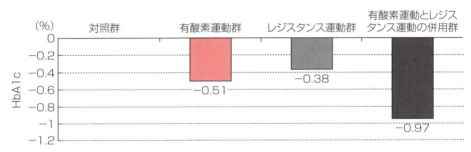

図3　有酸素運動とレジスタンス運動におけるHbA1c値の変化（文献8）より改変引用）

2型糖尿病患者251名を対象に，有酸素運動あるいはレジスタンス運動のそれぞれの単独群と両者の併用群，運動を行わない対照群を設定し，週3回，22週間の運動介入を実施した．有酸素運動とレジスタンス運動の併用群では，有酸素運動単独群と比較して−0.46％（95％信頼区間：−0.83〜−0.09），レジスタンス運動単独群と比較して−0.59％（95％信頼区間：−0.95〜−0.23），それぞれさらにHbA1c値の改善が認められた．すなわち有酸素運動とレジスタンス運動の併用が，最も血糖コントロールが改善することが明らかにされた

防と改善に寄与する．インスリン抵抗性の改善の機序は，前述の脂肪組織の要因のほか，筋性の要因がある．GLUT4蛋白量の増加，インスリンシグナル伝達系の活性化，毛細血管密度の増加，筋線維組成の変化などによって筋での糖取り込み能力が向上することが知られている[5]．

最近では，骨格筋から産生・分泌されるマイオカイン（myokine）に関する研究が進んでいる．筋での糖取り込みの増加には，マイオカインの一つであるIL-6（Interleukin-6）がAMPKの活性化に関与していることが示唆されている[6]．このほか，運動はインクレチン〔GIP（Gastric Inhibitory Polypeptide），GLP-1（Glucagon-Like peptide-1）〕分泌を促進し，グルコースに対するインスリン分泌を増加させ，糖代謝を改善させることが報告されている[7]．

適切な運動療法の種類は何か

従来から糖尿病患者に対する運動療法において，運動の種類は有酸素運動が基本とされてきた．その代表としてウォーキングや自転車運動は，血糖降下作用，体脂肪量の減少，運動耐容能の改善など，さまざまな効果が確認され，現在でも臨床や研究で多用されている．近年は，レジスタンス運動の血糖コントロールに対する効果が検証され，糖尿病患者でもレジスタンス運動が推奨されるようになった．Sigalら[8]の研究では，39〜70歳の2型糖尿病患者251名を対象に，有酸素運動あるいはレジスタンス運動のそれぞれの単独群と両者の併用群，運動を行わない対照群を設定し，週3回，22週間の運動介入を実施している．対照群と比較したHbA1c値の変化は，有酸素運動単独群では−0.51％（95％信頼区間：−0.87〜−0.14）であり，レジスタンス運動単独群では−0.38％（95％信頼区間：−0.72〜−0.22）であった．また，有酸素運動とレジスタンス運動の併用群においては，有酸素運動単独群と比較して−0.46％（95％信頼区間：−0.83〜−0.09），レジスタンス運動単独群と比較して−0.59％（95％信頼区間：−0.95〜−0.23），それぞれさらにHbA1c値の改善が認められた（**図3**）．すなわち有酸素運動とレジスタンス運動の併用が，最も血糖コントロールが改善することを明らかにして

いる．ところが，このような報告をみると，2種類の運動を併用しなければ効果がないと誤解しやすい．しかも，これらのHbA1c値の差によって患者の長期予後に影響を及ぼすことが示されているわけではない．実際には有酸素運動，レジスタンス運動のそれぞれ単独での介入でも血糖コントロールは改善できる．したがって，患者の身体状況，ライフスタイルに合わせて運動療法の種類を選択することが最善であると考えられる．

有酸素運動といっても多くの方法がある．しかし，ウォーキングや自転車運動以外の有酸素運動の種目については，十分な検証が行われているとはいえない．理学療法士が対象とする糖尿病患者は，腰椎疾患や変形性膝関節症などの運動器疾患を伴う人が多く，ウォーキングなどの通常の有酸素運動が困難な場合も多い．そこで，大筋群を使用した持続的な運動であれば，有酸素運動としての効果が見出せるであろうという考えのもと，患者指導にあたることが多いと思われる．このようななか，梶岡ら[9]は台座にまたがった状態を保持することで，体幹や大腿部の筋群の自動運動を誘発する乗馬様他動運動機器を開発しており，また林ら[10]は椅子に座った姿勢で行う運動（チェアエクササイズ）を考案し，それぞれ2型糖尿病患者への有用性を報告している．さらに，骨格筋への電気刺激による糖代謝改善の効果を試みた研究もあり[11]，一般的な運動療法が困難な患者に対する適応が期待されている．

レジスタンス運動においても，その効果は証明されているが具体的な最善の方法が示されているわけではない．例えば，スクワットなどの自重を利用した閉鎖性運動連鎖（CKC：Closed Kinetic Chain），重錘バンドやゴムチューブ，ダンベルを利用した開放性運動連鎖（OKC：Open Kinetic Chain），筋力トレーニングマシンの使用など，さまざまな方法がある．そして，これらの運動での負荷量，回数，セット数には各研究でかなりのバラツキがある．

近年，高齢者や有疾患者においても低負荷強度で効果を上げることができるスロートレーニングと呼ばれる筋発揮張力維持スロー法（LST法：Low-Intensity Resistance Training with Slow Movement and Tonic Force Generation）が注目されている[12]．この方法は，「3秒で挙上，1秒静止，3秒で降下」あるいは「4秒で挙上，4秒で降下」を基本的な動作パターンとして1セット5〜10回を目安に行う．ゆっくりと滑らかに動作を行うLST法は，ほぼすべての筋力トレーニングの種目，スクワットなどの荷重位でのトレーニングに適用できる（図4）．血糖コントロールの改善に向けた方法については，今後，十分検討される必要がある．

有酸素運動とレジスタンス運動を同日に行う場合，どちらを先に行ったほうが安全であるかを検証した研究がある．1型糖尿病患者12名を対象にした研究[13]では，運動中および運動後の血糖値の変化を測定している．その結果，レジスタンス運動を先行させたほうが，血糖変動が少なく，運動後や夜間にも低血糖が少なくなる可能性があることを報告している．また，動脈硬化の観点からの研究においても，1回の運動セッションにおける実施順序は「レジスタンス運動→有酸素運動」のほうが脈波伝播速度は低下していたことが報告されている[14]（図5）．

また，運動療法は下肢の運動に着目されがちであるが，上肢の運動による効果も報告されている．血管性の間欠性跛行を有する患者104名を対象とした研究[15]では，上肢有酸素運動群，下肢有酸素運動群，対照群に分けて運動の効果を検討している．その結果，週2回の運動を24週間継続すれば，対照群に比べて上肢有酸素運動群，下肢有酸素運動群と

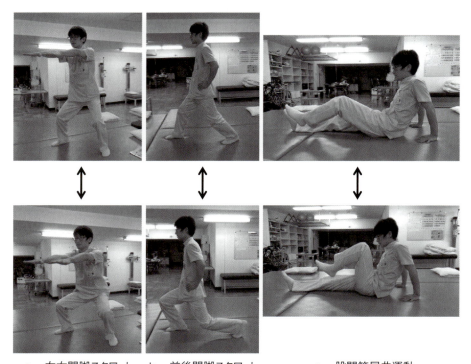

a．左右開脚スクワット　b．前後開脚スクワット　c．股関節屈曲運動

図4　スロートレーニングの一例
「3秒かけて動かし，1秒静止，3秒かけて戻す」が基本的な動作パターンである

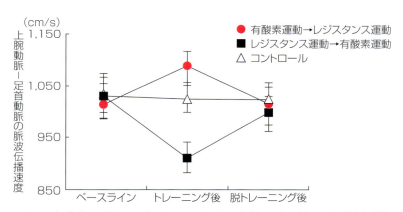

図5　有酸素運動とレジスタンス運動の実施順序の違いが脈波伝播速度に与える影響について（文献14）より改変引用）
1回の運動セッションにおける実施順序は「レジスタンス運動→有酸素運動」のほうが脈波伝播速度は低下する．

もに最大歩行距離が約100 m延長し，QOL（Quality of Life）や身体機能を表わす評価項目も改善していた．このことから，下肢関節疾患などで歩行が困難な場合，上肢有酸素運動でも効果が期待できることが推測される．

適切な運動強度はどのレベルか

運動強度の表現は，一般的に低強度，中等度強度，高強度という言葉が用いられるが，それらが厳密に定義されているわけではない．高強度については，おおむね最大酸素摂取量の65％以上としている論文が多いなか，低強度と中等度強度の表記の基準はあいまいである．運動強度の設定では，心肺運動負荷試験（CPX：Cardiopulmonary Exercise Test）の結果から得られる最大酸素摂取量（$\dot{V}O_2max$：maximal oxygen consumption）や嫌気性代謝閾値（AT：Anaerobic Threshold）が用いられてきたが，CPX装置を有さない施設が多いことから汎用されている方法とは言い難い．カルボーネン法やボルグ指数による運動強度の設定のほうが実用的であるといえる．

日本糖尿病学会の科学的根拠に基づく『糖尿病診療ガイドライン2013』によれば，$\dot{V}O_2max$の40〜60％，あるいは個人の安静時の心拍数から最大心拍数に至るまでの50〜70％，すなわち中等度強度の運動が推奨されている[16]．運動の強度は，低すぎれば効果が少なく，強すぎればリスクを伴うと判断されてきたが，この考え方は本当に妥当なのであろうか．糖尿病患者における高強度運動については，カテコールアミン分泌による血糖値のリバウンド的上昇を伴うこと，糖尿病網膜症や糖尿病腎症の合併症を進展させてしまう可能性があること，血圧が過度に上昇すること，運動器の有害事象の発生リスクがあることなどを理由に運動処方の選択肢には入らなかった．また，運動強度が高まるにしたがって，運動中の糖利用率が上昇し，脂肪利用率が低下するという理論に基づき，脂肪消費のためには中等度強度以下の運動が有用であると考えられがちであった．このようななか，近年，高強度運動を取り入れようとする研究がみられようになっている．Slentzら[17]は，運動習慣が週2回未満の中年肥満男女に対する8カ月間の運動介入を実施した．対照群（運動非実施群）では，観察期間中に内臓脂肪面積が増加（＋8.6％）した．一方，歩行相当の運動を行った長時間・中等度強度運動群，ジョギング相当の運動を行った短時間・高強度運動群では内臓脂肪面積の有意な変化は認めなかった．さらに，ジョギング相当の運動を行った長時間・高強度運動群では内臓脂肪面積の減少（－6.9％）を認めた（図6）[17]．本研究は，高強度運動による用量依存的な内臓脂肪の減少効果を明確に示している．このように高強度運動が中等度強度以下での運動よりも効率的に内臓脂肪を減少させる可能性は示されてきたが，血糖コントロールに対する効果は十分検証されているとはいえない．

メタボリックシンドロームへの対策として厚生労働省による『エクササイズガイド2006[18]』が公表されて以来，METs・時の考え方が取り入れられるようになった．これも運動量を重視したものであり，高強度運動も推奨される内容となっている（図7）．しかし，糖尿病患者に高強度運動を適応させる場合，十分な循環器系，運動器系，糖尿病合併症のメディカルチェックが必要であることはいうまでもなく，患者の限界，リスクを知り得たうえでの実施で価値ある方法となる．

一方で低強度運動については，筆者ら[19]はAT値の50％の強度でも体脂肪の減少および血糖コントロールの改善に有効であることを示した．また，Mandersら[20]はCPXから得られた最大負荷値の35％強度で60分（低強度）と70％強度で30分（高強度）の運動を行わせ，持続血糖測定（CGM：Continuous Glucose Monitoring）を用いてその後の血糖値の変化を比較している．その結果，運動後24時間の血糖値は，運動を実施しない時と比べて，低強度運動でのみ有意な減少を認めている．これらの解釈は，中等度強度以上の運動療法を

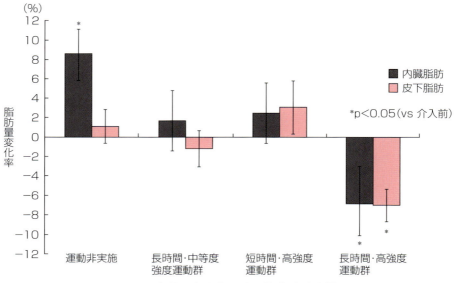

図6 長時間・高強度運動の体脂肪減少効果
長時間・中等度強度運動群は 40〜55% $\dot{V}O_2max$，178 分/週（歩行 16.9 km/週相当），短時間・高強度運動群は 65〜80% $\dot{V}O_2max$，120 分/週（ジョギング 18.0 km/週相当），長時間・高強度運動群は 65〜80% $\dot{V}O_2max$，173 分/週（ジョギング 27.2 km/週相当）で，高強度運動による用量依存的な内臓脂肪の減少効果が示された

適応することが難しい患者に対し，臨床的有用性が高い知見の一つであると考えている．そして，Umpierre ら[21]のメタアナリシスによれば，HbA1c 値の低下は，運動量（頻度）の増加と相関があり，運動強度とは相関がなかったことを示している（図8）．すなわち，運動量は強度と時間の積で表わされることから，強度が低くても時間を長くすることで運動の効果が期待できると考えられる．このことは，後述するニート（NEAT：Non-Exercise Activity Thermogenesis）の増大や座位行動の短縮の考え方につながるものである．

中高年者の健康増進の目的で Nose ら[22]が開発したインターバル速歩は，高強度と低強度での運動を交互に繰り返す方法であり，糖尿病患者への適応が試みられている．例えば，Karstoft ら[23]は，2 型糖尿病患者を対象に対照群 8 名〔CON（control）群〕，持続速歩群 12 名（CWT 群：Continuous Walking Training），インターバル速歩群 12 名（IWT 群：Interval

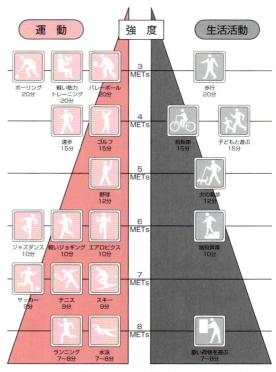

図7 運動と生活活動の種類における強度（文献 18）より引用）
各運動の種類に示された時間は，1 METs・時の運動量に要する時間である

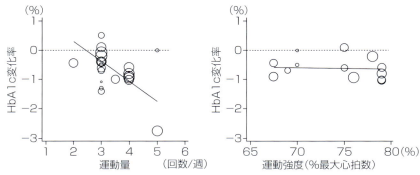

図8 運動量，運動強度とHbA1cの相関（文献21）より改変引用）
HbA1c値の低下は，運動量（頻度）の増加と相関があり，運動強度とは相関がなかった

Walking Training）の3群に分け，4カ月間の介入を試みている．そして，CWT群とIWT群でエネルギー消費量が同等になるよう，CWT群の歩行強度は最高酸素摂取量（peak $\dot{V}O_2$：peak oxygen uptake）の55％で設定され，IWT群の速歩時の歩行強度はpeak $\dot{V}O_2$の70％で設定された．介入は60分/回×週5回，4カ月間継続された．この結果，空腹時血糖値やHbA1c，脂質データなどでは大きな効果は得られなかったものの，介入前後のCGMのデータ分析において，平均血糖値はCON群，CWT群では低下せず，IWT群では13 mg/dL低下していた．また，最低血糖値はまったく下がらずに最高血糖値が50 mg/dL近く下がっていた（図9）．このように，インターバル速歩は糖尿病患者に対する新たな運動方法として注目されている．

適切な運動療法の持続時間はどのくらいか

運動療法の時間は，糖の利用および脂肪の燃焼が起こる20分以上が推奨されてきたが，近年，短時間の運動を数回繰り返す，いわゆる細切れ運動の効用が示されるようになった．必ずしも持続的な運動でなくても，1日の総運動時間が同じであれば，細切れ運動でも十分な血糖降下作用が得られる．DiPietroら[24]は，耐糖能障害がある高齢者を対象に，①1日3回毎食30分後から15分間の歩行，②1日1回午前10時30分から45分間の連続歩行，③1日1回午後4時30分から45分間の連続歩行の3群に分け，CGMによって血糖変動を調べている．その結果，すべての群で24時間の平均血糖値は改善したが，夕食3時間後の血糖値は①が②，③より低下していたことを報告している．また，Peddieら[25]は健常成人を対象に9時間のデスクワーク中，1日1回30分間の歩行をした場合と，30分ごとに1分40秒間の歩行をした場合とで血糖値とインスリン値の変化に違いがあるかどうかを検討している．その結果，30分ごとに1分40秒間の歩行をした場合では，1日1回30分間の歩行をした場合と比べて曲線下面積が血糖値では37％減少し（図10），インスリン値も18％減少していた．以上のことから，運動療法は必ずしも持続的な時間を設定する必要はないものと考えられる．一方で1日1回の持続運動でも24時間の平均血糖値は低下しており，運動療法のキャリーオーバー効果は存在することが確認できる．

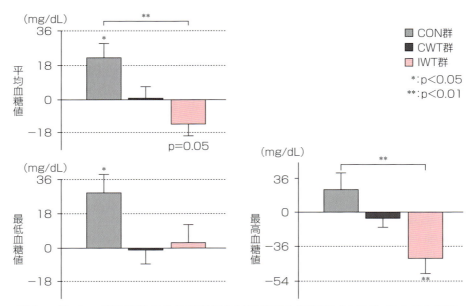

図9 インターバル速歩の介入前後における持続血糖測定(CGM)による血糖指標の変化(文献23)より改変引用)
2型糖尿病患者を対象に対照群8名(CON群), 持続速歩群12名(CWT群), インターバル速歩群12名(IWT群)の3群に分け, 60分/回, 週5回, 4カ月間継続された. 介入前後のCGMのデータ分析において, 平均血糖値はCON群, CWT群では低下せず, IWT群では13mg/dL低下した. また, 最低血糖値はまったく下がらずに最高血糖値が50mg/dL近く下がった

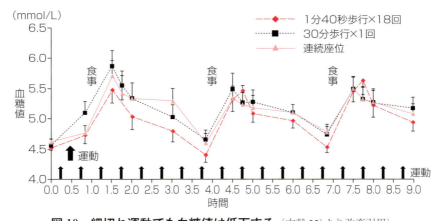

図10 細切れ運動でも血糖値は低下する(文献25)より改変引用)
9時間の座位中, 1日1回30分間の歩行をした場合と, 30分ごとに1分40秒間の歩行をした場合とで血糖値とインスリン値の変化に違いがあるかどうかを検討した. その結果, 30分ごとに1分40秒間の歩行をした場合では, 1日1回30分間の歩行をした場合と比べて曲線下面積が血糖値では37%減少していた

運動療法はいつ行うか

運動療法をいつ行うかということに対し, 通常, 血糖値が上昇する食後1〜2時間が推奨されている. Farahら[26]は, 朝食前あるいは朝食後の運動が肥満男性の脂質バランスと代

謝に及ぼす影響について検討している．その結果，観察時間終了時点における脂質バランスは，食前運動で－1,043±270 kJ，食後運動で－697±201 kJ となり，いずれも対照群と比べて有意に低く，また食前運動は食後運動よりも有意に低くなっていた．さらに朝食後8.5時間の血中トリグリセリド値は，対照群と比べて食前運動で有意に低下していたが，食後運動では有意差はなかった．この結果から，減量や脂質代謝の観点では，食後よりも食前に運動したほうがよいことを示している．しかし，糖尿病患者の場合，低血糖のリスクを配慮すれば食後運動に限られることが多く，また生活上，食前の運動が可能かどうかも含めて慎重に判断する必要がある．前述した運動療法のキャリーオーバー効果の存在を考えると，低血糖のリスクがなければ食前の運動も選択肢に入るであろう．

1週間にどのくらいの運動頻度（運動量）が必要か

わが国の科学的根拠に基づく『糖尿病診療ガイドライン2013』では，週に3～5回（できれば毎日），中等度強度の運動を20～60分間行うことを推奨している．米国糖尿病学会，カナダ糖尿病学会，欧州糖尿病学会，国際糖尿病連合では，週に合計150分以上の運動を行うことを勧めており，週3回以上の運動の頻度が必要になる．十分な運動の効果を得るためには，運動の頻度を高く保つことが重要となるが，これまで多くの研究で検証されているわけではない．運動の頻度に関するVanceaら[27]の研究では，週3日実施した群と週5日実施した群が比較され，HbA1c値には両群間に差が認められなかったものの，週5日実施した群でのみウエスト周囲長と空腹時血糖値が有意に減少したことを報告している．

このようななか，より少ない運動の効果について，肥満をもつ生活習慣病患者を対象にした筆者ら[28]の6カ月間の観察研究では，週2回以上の運動を実施した群でのみインスリン抵抗性が改善し，週1回の群では体重，ウエスト周囲長は減少したものの，インスリン抵抗性の改善は認めなかった．そして，6カ月間の運動で得られた改善の効果は，週1回の運動でも維持できることを報告している．また，糖尿病患者が対象ではないが，Wenら[29]の平均8年間の前向き研究がある．運動量で5段階に分類すると，最低群（週60分未満）に比べて2番目（平均週92分，つまり1日15分）の群でも全死亡が14％減少し，余命が3年延びている．運動時間が1日当たり15分増すごとに全死亡が4％，がん死亡が1％減少していた（図11）．その効果は年齢や性別に無関係で，心血管系のリスクがある人にもあてはまるとされている．このことから，患者教育において，ある一定の運動量以上でないと運動の効果が認められないというわけではなく，今よりも少し運動を増やすだけでも効果が期待できることを説明できる．2013年に厚生労働省が策定した「健康づくりのための身体活動基準2013」[30]および「健康づくりのための身体活動指針（アクティブガイド）」[31]では，少しでも身体活動量を増やすことを強調した「＋10（プラス・テン）」（今より10分多く身体を動かす）という提案がなされている．

ニートを増やすことが重要

これまでの糖尿病に対する運動療法は，患者の日常生活の中でいかにプラスαとしての運動療法を取り入れるかに着目し，その効果を検証してきた経緯がある．しかし，人間の身体活動を睡眠以外の生活行動であると定義すれば，運動療法は単なるプラスαとして

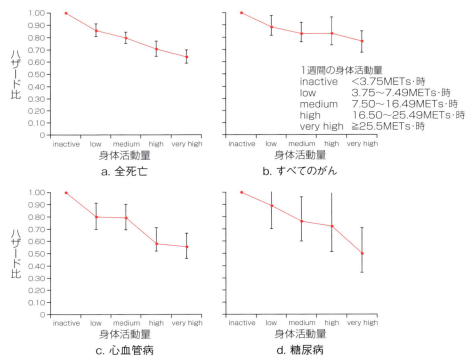

図11 死亡率減少と長寿が期待できる最小限の身体活動量（文献29）より改変引用）
inactive群（週60分未満）に比べてlow（1日15分，平均週92分）の群でも全死亡が14％減少し，余命が3年延びていた．運動時間が1日あたり15分増すごとに全死亡が4％，がん死亡が1％減少した

のものだけでなく，大きくその人の生活を含めた介入が必要になってくる．ニートとは生活活動としてのエネルギー消費であり，姿勢の保持や家事，買い物，通勤などの移動，余暇活動など，低〜中等度強度を中心にさまざまな活動が含まれる．そして，ニートは身体活動によるエネルギー消費の大部分を占めるが，ウォーキングやスポーツなどの意識された運動でのエネルギー消費はごく僅かである[32]（**図12**）．したがって，身体活動を考えるうえではニートの評価が重要となる．

われわれの生活でテレビの視聴時間は長く，特に日本人は諸外国の人と比べてテレビの視聴時間が長い傾向にあることが指摘されている．テレビをみることは，すなわち安静にすることであり，テレビをみる時間を少なくすれば身体活動量が増加するはずである．そして，テレビの視聴時間と各疾患の罹患リ

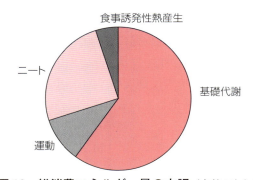

図12 総消費エネルギー量の内訳（文献32）より改変引用）
身体活動による消費エネルギーのうち，ニートに比べて運動が占める割合は少ない

スク，死亡リスクとの関係が報告されるようになった．Grøntvedら[33]の研究によると，1日のテレビ視聴時間が2時間増えると，2型糖尿病の発症リスクは20％，致死性および非致死性の心疾患のリスクが15％，なんらかの原因による早死のリスクが13％，それぞれ高

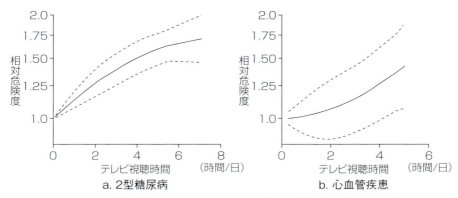

図 13 テレビ視聴時間と2型糖尿病および心血管疾患の発症リスク（文献 33）より改変して引用）
1日のテレビ視聴時間が2時間増えると，2型糖尿病の発症リスクは20％，致死性および非致死性の心疾患のリスクが15％それぞれ高くなっていた

くなっていた（**図 13**）．したがって，テレビの視聴時間を有効に使えば，効果的な運動療法を取り入れることができると考えられる．

近年，「座り過ぎ（too much sitting）」がもたらす健康障害への認識が高まり，予防医学や公衆衛生学などの分野において急速に座位行動の研究が進展している．座位行動とは「座位および臥位におけるエネルギー消費量が1.5 METs 以下のすべての覚醒行動」と定義されている．これまで，仕事がデスクワークである人については，仕事中における運動介入は不可能な領域とする認識があった．しかし，長時間の座位による健康への弊害，細切れ運動の効用が示されてきたことから，座位行動の中断（ニートの増加）に関する研究が報告されるようになった．5時間の連続した座位行動において，3パターンの行動（①座位中断なし，②20分ごとに3.2 km/h での2分間の歩行，③20分ごとに5.8～6.4 km/h での2分間の歩行）による血糖値とインスリン値の変化を比較した研究がある[34]．この結果，座位を中断した2つのパターンでは，いずれも血糖値とインスリン値に有意な低下を認めている（**図 14**）．このことから，座位での仕事中など連続した座位行動の中でも，少しだけ立って歩くことで血糖コントロールの改善につながる可能性がある．

また，週あたりの歩行時間に加えて座位時間の短縮が重要であるという興味深い研究がある．van der Ploeg ら[35]は，心疾患既往者および糖尿病患者を対象に，1週間の歩行時間別にグループ化し，さらに1日の座位時間別（0～4時間，4～8時間，8～11時間，11時間以上）に分けて年間1,000人あたりの死亡数について検討している．その結果，週あたりの歩行時間が長くなるにしたがって死亡数は減少していたが，座位時間が非常に長いと（1日11時間以上），歩行時間が長くとも死亡数は多かった（**図 15**）．したがって，いくら十分な運動療法を実施しても，それ以外の時間での活動量が低ければ死亡リスクが高くなるといえる．われわれは，「運動を増やす」という考えだけでなく，「安静を減らす」という観点からも運動療法を検討していく必要がある．

今後の研究成果への期待

これまで述べたように，糖尿病に対する運動療法のエビデンスは集積されてきており，運動療法は糖尿病患者の高血糖を改善し，心血管イベントを減らすことができると考えられる．しかし，その効果は監督下での十分な

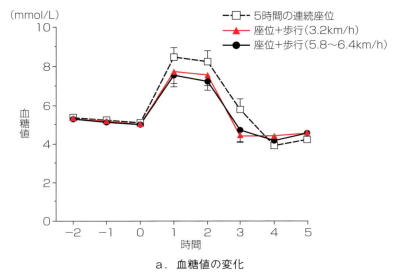

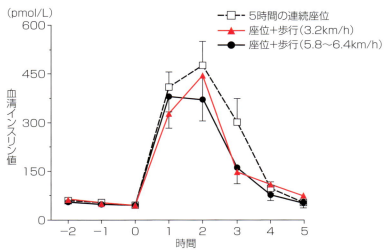

図14 座位行動の中断による血糖値と血清インスリン値の変化（文献34）より改変引用）
5時間の連続した座位行動において，3パターンの行動（①座位中断なし，②20分ごとに3.2km/hでの2分間歩行，③20分ごとに5.8〜6.4km/hでの2分間歩行）による血糖値と血清インスリン値の変化を比較した．この結果，座位を中断した2つのパターンでは，いずれも血糖値とインスリン値に有意な低下を認めた

指導を行った人，あるいは自ら運動療法を実践できた人だけに認められる[36]．言い換えれば，頻回の介入や指導に対するコンプライアンスがよくなければ運動療法の効果は望めない．糖尿病の運動療法の実施率・継続率は40〜60％といわれており，食事療法や血糖自己測定などの他のセルフケア行動と比べて実行度が低いことが知られている．近年，さまざまな行動科学的手法を用いた患者教育が試されているが，運動療法の継続率は改善しない現状にある．われわれ理学療法士は，患者の心理や環境要因を配慮し，幅広い視点で運動療法・身体活動を捉えて運動療法のプログラムを立案していく必要がある．

また，リハビリテーションの観点において，糖尿病患者では糖尿病多発神経障害（DP：

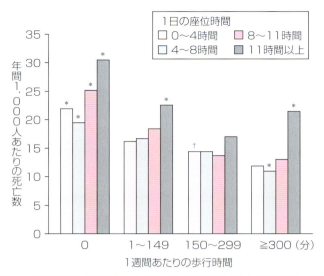

図15 1週間の歩行時間および1日の座位時間と死亡数との関係
（文献35）より改変引用）

　心疾患既往者および糖尿病患者を対象に，1週間の歩行時間別にグループ化し，さらに1日の座位時間別に分けて年間1,000人あたりの死亡数について検討した．その結果，週あたりの歩行時間が長くなるにしたがって死亡数は減少していたが，座位時間が非常に長いと（1日11時間以上），歩行時間が長くとも死亡数は多かった．*：$p<0.05$ vs 参照グループ，†：参照グループ

Diabetic Polyneuropathy）の合併と重症化によって末梢優位の筋力低下を認めることが報告されている[37]．そして，DPの合併は糖尿病患者の歩行能力[38]やバランス能力[39,40]に影響を与える可能性も示唆されている．糖尿病は運動器に障害を引き起こす疾患であり，この視点からの理学療法評価，介入方法のエビデンスの蓄積が期待される．

Conclusion

　糖尿病に対する運動療法の根幹を担ってきた「中等度強度で20分以上の有酸素運動を週3回以上実施する」という方法は，現在も揺るぎない理論で患者に適応できる．しかし，糖尿病患者を取り巻く身体的・環境的背景は多様化しており，この1本の方法だけでは，運動療法は糖尿病治療の優先順位として低いものになってしまうことはおろか，選択肢に入ることもできない．「レジスタンス運動」「低強度・高強度運動」「短時間運動」「ニートの増加」などの運動方法が糖尿病患者に有用であることが証明され，理学療法士による介入のバリエーションは広がっている．

文献

1) 佐藤祐造：リハビリテーションと運動療法．矢崎義雄（編）：内科学．朝倉書店，2013，pp141-144
2) Boulé NG, et al：Effects of exercise on glycemic control and body mass in type 2 diabetes mellitus：a meta-analysis of controlled clinical trials. *JAMA* **286**：1218-1227, 2001
3) Lehmann R, et al：Loss of abdominal fat and improvement of the cardiovascular risk profile by regular

moderate exercise training in patients with NIDDM. *Diabetologia* **38**：1313-1319, 1995
4) Tamura Y, et al：Effects of diet and exercise on muscle and liver intracellular lipid contents and insulin sensitivity in type 2 diabetic patients. *J Clin Endocrinol Metab* **90**：3191-3196, 2005
5) Ivy JL, et al：Prevention and treatment of non-insulin-dependent diabetes mellitus. *Exerc Sport Sci Rev* **27**：1-35, 1999
6) Pedersen BK, et al：Muscles, exercise and obesity：skeletal muscle as a secretory organ. *Nat Rev Endocrinol* **8**：457-465, 2012
7) Ellingsgaard H, et al：Interleukin-6 enhances insulin secretion by increasing glucagon-like peptide-1 secretion from L cells and alpha cells. *Nat Med* **17**：1481-1489, 2011
8) Sigal RJ, et al：Effects of aerobic training, resistance training, or both on glycemic control in type 2 diabetes：a randomized trial. *Ann Intern Med* **147**：357-369, 2007
9) 梶岡多恵子，他：乗馬様他動的運動機器の糖代謝に及ぼす急性効果に関する検討．糖尿病　**47**：879-882, 2004
10) 林　達也，他：チェア・エクササイズによるレジスタンストレーニング　中高齢2型糖尿病患者における臨床的意義．臨床運動療法研究会誌　**5**：25-30，2003
11) Hamada T, et al：Electrical stimulation of human lower extremities enhances energy consumption, carbohydrate oxidation, and whole body glucose uptake. *J Appl Physiol* **96**：911-916, 2004
12) Tanimoto M, et al：Effects of low-intensity resistance exercise with slow movement and tonic force generation on muscular function in young men. *J Appl Physiol* **100**：1150-1157, 2006
13) Yardley JE, et al：Effects of performing resistance exercise before versus after aerobic exercise on glycemia in type 1 diabetes. *Diabetes Care* **35**：669-675, 2012
14) Okamoto T, et al：Combined aerobic and resistance training and vascular function：effect of aerobic exercise before and after resistance training. *J Appl Physiol* **103**：1655-1661, 2007
15) Saxton JM, et al：Upper- versus lower-limb aerobic exercise training on health-related quality of life in patients with symptomatic peripheral arterial disease. *J Vasc Surg* **53**：1265-1273, 2011
16) 日本糖尿病学会（編）：科学的根拠に基づく糖尿病診療ガイドライン2013．南江堂，2013，pp41-51
17) Slentz CA, et al：Inactivity, exercise, and visceral fat. STRRIDE：a randomized, controlled study of exercise intensity and amount. *J Appl Physiol* **99**：1613-1618, 2005
18) 厚生労働省：健康づくりのための運動指針2006—生活習慣病予防のために—エクササイズガイド2006（http://www.mhlw.go.jp/bunya/kenkou/undou01/pdf/data.pdf）2015年1月15日閲覧
19) 井垣　誠，他：糖尿病患者における低強度運動療法の体脂肪減量効果に関する検討．理学療法学　**26**：270-274，1999
20) Manders RJ, et al：Low-intensity exercise reduces the prevalence of hyperglycemia in type 2 diabetes. *Med Sci Sports Exerc* **42**：219-225, 2010
21) Umpierre D, et al：Volume of supervised exercise training impacts glycaemic control in patients with type 2 diabetes：a systematic review with meta-regression analysis. *Diabetologia* **56**：242-251, 2013
22) Nose H, et al：Beyond epidemiology：field studies and the physiology laboratory as the whole world. *J Physiol* **587**：5569-5575, 2009
23) Karstoft K, et al：The effects of free-living interval-walking training on glycemic control, body composition, and physical fitness in type 2 diabetic patients：a randomized, controlled trial. *Diabetes Care* **36**：228-236, 2013
24) DiPietro L, et al：Three 15-min bouts of moderate postmeal walking significantly improves 24-h glycemic control in older people at risk for impaired glucose tolerance. *Diabetes Care* **36**：3262-3268, 2013
25) Peddie MC, et al：Breaking prolonged sitting reduces postprandial glycemia in healthy, normal-weight adults：a randomized crossover trial. *Am J Clin Nutr* **98**：358-366, 2013
26) Farah NM, et al：Effects of exercise before or after meal ingestion on fat balance and postprandial metabolism in overweight men. *Br J Nutr* **109**：2297-2307, 2013
27) Vancea DM, et al：Effect of frequency of physical exercise on glycemic control and body composition in type 2 diabetic patients. *Arq Bras Cardiol* **92**：23-30, 2009
28) 井垣　誠，他：運動療法の頻度は肥満を持つ生活習慣病患者のインスリン抵抗性改善効果に影響する．理学療法科学　**29**：301-307，2014
29) Wen CP, et al：Minimum amount of physical activity for reduced mortality and extended life expectancy：a prospective cohort study. *Lancet* **378**：1244-1253, 2011
30) 厚生労働省：「健康づくりのための身体活動基準2013」（http://www.mhlw.go.jp/stf/houdou/2r9852000002xple-att/2r9852000002xpqt.pdf）2015年1月15日閲覧
31) 厚生労働省：「健康づくりのための身体活動指針（アクティブガイド）」（http://www.mhlw.go.jp/stf/houdou/2r9852000002xple-att/2r9852000002xprl.pdf）2015年1月15日閲覧
32) Hamilton MT, et al：Role of low energy expenditure and sitting in obesity, metabolic syndrome, type 2 diabetes, and cardiovascular disease. *Diabetes* **56**：2655-2667, 2007

33) Grøntved A, et al：Television viewing and risk of type 2 diabetes, cardiovascular disease, and all-cause mortality：a meta-analysis. *JAMA* **305**：2448-2455, 2011
34) Dunstan DW, et al：Breaking up prolonged sitting reduces postprandial glucose and insulin responses. *Diabetes Care* **35**：976-983, 2012
35) van der Ploeg HP, et al：Sitting time and all-cause mortality risk in 222 497 Australian adults. *Arch Intern Med* **172**：494-500, 2012
36) Negri C, et al：Supervised walking groups to increase physical activity in type 2 diabetic patients. *Diabetes Care* **33**：2333-2335, 2010
37) 野村卓生：糖尿病患者の運動障害に対する臨床研究と理学療法介入．理学療法学 **40**：696-702，2013
38) Allet L, et al：Gait characteristics of diabetic patients：a systematic review. *Diabetes Metab Res Rev* **24**：173-191, 2008
39) Ozdirenc M, et al：Evaluation of physical fitness in patients with Type 2 diabetes mellitus. *Diabetes Res Clin Pract* **60**：171-176, 2003
40) 野村卓生，他：2型糖尿病患者における片脚立位バランスと膝伸展筋力の関係．糖尿病 **49**：227-231，2006

第4章

発達障害アプローチに対する検証

　「発達障害分野は特殊である」といういい方がなされ，他領域のセラピストから理解が困難な分野であるとされてきた．その理由にはいくつかあるが，この分野を専門とするセラピストの一人ひとりの患児に対する思いの強さによるのかもしれない．発達障害分野の運動障害は，単に運動ができないということにとどまらず，知的発達，情動発達，身体の成長，家族や社会など非常に大きな影響を与える．だからこそ，軽症であっても重症であっても，その子に最もよいものを贈りたいと考えるのが，この領域のセラピストの特徴であろう．だからこそ，個人の経験のみに立脚するのではなく，議論を続け，反証を重ねたアプローチが求められる．本章では発達障害に対する，「これまで」と「これから」について論じたい．

1 運動発達障害に対する理学療法技術の変遷

大畑光司[*1]

> **Key Questions**
> 1. 該当領域における理学療法技術の問題点は何か
> 2. 科学的な検証と反証，それに対する再検証はあるか
> 3. 今後の臨床と研究の方向性は何か

はじめに

 小児理学療法，特に脳性麻痺児に対する理学療法に課せられた責務は大きい．なぜなら，障害をもつ子どもたちの保護者の立場に立つと，理学療法士が提示する運動発達に対する考え方は育児方針にも影響する可能性があり，ひいては対象児の人生を左右する可能性もあるからである．しかし，そのような責務にもかかわらず，この分野を担う理学療法士の言葉の裏づけとなる理論的根拠はいまだ明瞭であるとは言い難い．したがって，運動発達に関連する理論的背景を模索することは，この分野の理学療法士の重要な使命であるといえる．

 1970年代にわが国に導入された早期療育の概念とボイタ法とボバース法に代表されるアプローチの考え方，また，重症児の増加や新生児特定集中治療室（NICU：Neonatal Intensive Care Unit）や学校教育への理学療法の領域拡大は，この分野の理学療法士にどのような影響を与えたのであろうか．本稿の目的は，これまでの理学療法の目指してきた方向性を確認し，より効果的な今後の発展につながる道標を模索することである．

小児理学療法技術の問題点

1．早期療育とボバース法とボイタ法（表1）

 わが国における小児理学療法の変遷を考える際に，避けることができない方法論的論点として，いわゆるボバース法とボイタ法の問題がある．これらの方法は共に1970年代に導入され，1980～1990年代にかけて最も主流をなす方法論であった．当時，小児理学療法を行うためには，少なくともこの2つの方法のいずれかにおけるトレーニングを受ける必要があり，小児理学療法のライセンスというべき立場を占めていた．これらの方法が重要視された背景には，早期療育に対する期待があった[1]．発達途上の脳の可塑性を最大限に利用するためには，早期診断と早期治療が重要であり，それらが適切に行われることが脳性麻痺の発症を食い止めることができると考

[*1]Koji Ohata/京都大学大学院医学系研究科人間健康科学系専攻

表 1 小児理学療法の変遷

【伝統的方法論の提唱】
1950 年代　ボバース法の提唱（K and B Bobath）
　　　　　　　　　　　Bobath k, et al：*Br J Phys Med*　**15**：107-117, 1952
1966 年　乳児期に対する早期介入の提唱
　　　　　　　　　　　Köng E：*Monatsschr Kinderheilkd*　**116**：281-284, 1968
1973 年　ボイタ法の提唱（V Vojta）
　　　　　　　　　　　Vojta V：*Z Orthop Ihre Grenzgeb*　**111**：292-309, 1973

【伝統的方法論に対する批判】
1980 年　Brandt による比較試験の結果（ボイタ法に対する批判）
　　　　　　　　　　　Brandt S, et al：*Acta Paediatr Scand*　**69**：283-286, 1980
1988 年　Palmer による無作為対照試験の結果（ボバース法の効果についての比較）
　　　　　　　　　　　Palmer FB, et al：*New Engl J Med*　**318**：803-808, 1988
2001 年　Butler による系統的総説（ボバース法の効果についての系統的総説）
　　　　　　　　　　　Butler C, et al：*Dev Med Child Neurol*　**43**：778-790, 2001

えられたためである．

運動発達障害の早期診断として，原始反射，姿勢反射による鑑別診断は，非常に重要な意味をもち，脳性麻痺児における特徴的な運動は，消失すべき反射が残存するために生じると考えた．その診断によって，いわゆる脳性麻痺危険児を見つけ出し，早期に治療を開始することにより脳性麻痺の発症リスクを最小化することが期待された[2,3]．そのような診断的側面では，ボバース法は筋緊張や神経学的考察を重視し，ボイタ法は反射の運動学的な観察を重視したという違いはあったが，脳性麻痺児の評価については共に，この反射に対する応答が鍵になると考えていた．

一方で，介入方法についてはボバース法とボイタ法でまったく異なるアプローチが行われた．ボバース法が初期に目指したのは原始的で定型的な消失すべき反射を抑制することであった．協調的で調和のとれた運動を獲得させるためには，まずこのような異常な運動とその運動に対する依存を妨げることが重要だと考えたためである．実際に，その手段としては理学療法士によって行われるハンドリングと呼ばれる非定型的な運動に対する補助や抵抗が用いられた．これに対してボイタ法は発達期にみられる運動の観察から，健常児でみられる正常な反射の誘発をとおして，運動を改善しようとした．この手段として，定型的な反射性移動運動（反射性寝返りと反射性腹這い）と呼ばれる運動を誘発する方法が用いられた．いずれの介入においても，それらを的確に行うためには技術的な熟練を必要とすると考えられ，講習会を中心に技術伝達が行われていくことになった．

2．ボバース法とボイタ法に対する批判

その後，これらの方法論に対してのさまざまな効果検証が行われた（**表1**）．ボイタ法に対する批判は比較的早く，1980 年代に脳性麻痺児の発症率を変化させることはないことが示された[4]．その後，ボイタ法の効果に関する効果検証は少なく，近年なされた報告[5]についても選択バイアスの問題が指摘されており[6]，運動機能を変化させると考えるに足る根拠はいまのところ示されていない．一方，世界的に最も普及した方法であったボバース法についての効果検証は多くの結果が示され，運動発達に対して一定の効果を認めるが，ほかの方法と比較して優れているという根拠はないことが示されている[6,7]．日本リハビリテーション医学会監修による『脳性麻痺リハビリテーションガイドライン』[8]では，運動発達に対する効果が両方ともにグレードC1（行ってもよいが科学的根拠はない）とされ，

表2 脳性麻痺児への介入効果のエビデンス

推奨グレード	
グレードA 　行うよう強く勧められる	CI療法（運動機能）　筋力トレーニング（筋力増強） 機能的電気刺激（運動機能）
グレードB 　行うよう勧められる	課題指向型トレーニング（運動機能）　有酸素トレーニング（運動機能）　ロボットアシスト（運動機能）　乗馬療法（姿勢制御）　ボバース法とキャスト併用療法（運動機能）　集中的理学療法〔運動機能（ボバース法，立位歩行訓練）〕
グレードC1 　行うことを考慮してもよいが，十分な科学的根拠はない	ボバース法（運動機能）　ボイタ法（運動機能）　筋力トレーニング（運動機能）　部分免荷トレッドミル（運動機能）　乗馬療法（運動機能）　カンガルーケア（運動機能への長期予後）　新生児個別発達養育および評価計画（NIDCAP）の導入（運動機能への長期予後）
グレードD 　行わないよう勧められる	NICUにおける呼吸理学療法〔骨折，脳損傷（ただし，熟練者の施行のみ）〕

＊（　）内は効果，グレードDはリスクを示す

方法論として優れているとはいえないとみなされている．

　これに対して，ボイタ法やボバース法の示すグレードC1よりも推奨レベルが高い方法（グレードB以上）は存在する（**表2**）[8]．現状では，CI療法，乗馬療法，筋力トレーニング，有酸素トレーニング，ロボットアシスト，課題指向型トレーニングなどがそれにあたり，これらの方法は，グレードB以上とされている[8]．そうであるにもかかわらず，小児理学療法の世界では，多くの施設でボイタ法，ボバース法などの方法がいまだに主流を形成しており，変革がなかなか起きていないといえる．

3．いまだにボバース法とボイタ法に対する依存が高い理由

　わが国において，ボイタ法やボバース法の導入は施設ごとになされ，全国の専門施設がボイタ法を行う施設，ボバース法を行う施設に色分けされていった経緯がある．そのような伝播の仕方は施設内での技術の伝達が行いやすいという面もあるが，身近に比較対象がないため，方法の違いによる差がみえにくくなるという問題もある．さらに，最も問題なのは，対象児に対する治療効果の有無の原因を，ボイタ法，ボバース法の問題ではなく，運動を誘導する理学療法士個人の力量の問題にすり替えた議論が行われてきたことである．そのような言説が，方法論に対する懐疑や反証を妨げ，本来，医療技術であるはずの理学療法を科学の枠組みから逸脱させる方向にミスリードしたのではないかと考える．一般的に医療技術はより効果的な方法が優先的に選択され，全体として発展していくものである．しかし，効果検証をあきらめてしまえば，この分野の医療技術は発展性を失ってしまうことになる．

　一方で，ボバース法とボイタ法の中にやはり優れていると感じさせる何かがあることは否定できない．しかし，仮にそうであるとするならば，何が優れており，何が問題なのかについて，実証的に検証すべきであるだろう．例えば，ボバース法は非定型なトレーニングであり，個別のプログラムによって，効果的な取り組みや効果的でない取り組みが存在する．しかし，具体的な一つひとつの介入について未整理な状態であるため，どのようなプログラムが子どもの運動の改善につながったのかがみえてこない．そのことが，この領域の発展を妨げた可能性もある．そもそも，ボイタ法，ボバース法などの方法を行っていると標榜しても，小児理学療法の経験者は，それぞれの実践知に基づきトレーニング

方法を決定している．個々の理学療法士の取り組みの中には，的確な状況判断や効果的なトレーニング方法が包含されていることは間違いない．しかし，それらが例えば「ボバース法」と名づけられることによって，良い取り組みと悪い取り組みを判別することができなくなる．そのような状態では個別の運動発達支援の技術の進歩が得られないであろう．この領域の発展に一番必要なのは，十分に経験を積んだ理学療法士が，ボバース法，ボイタ法という名前を捨て，その経験値を自分の名前と責任において報告する気概にあるように思える．

小児理学療法対象領域におけるエビデンスと現状の問題

1. NICUにおける小児理学療法領域における問題

一方で，新生児医療の発展に伴い，低出生体重児や重症児を対象とした理学療法の必要性が指摘され，小児領域の対象は拡大していった．それに伴い，早期療育の展開はこれまで主流であった肢体不自由児施設から出産直後のNICUへと移行していくことになり，一般病院でも小児理学療法が多く行われるようになっていった．脳性麻痺児の理学療法とは異なり，この領域ではさまざまな検証が行われ，その問題も明らかにされていった．

当初，NICUにおける理学療法は呼吸理学療法に着目して行われることが多かった．1970年代の初期のハイリスク児に対する呼吸理学療法は成人と同様に体位ドレナージに加えて軽打や振動を行うことで無気肺を改善すると考えられた[9]．しかし，全身状態が不安定な極低体重出生児では，軽打や振動による方法は肋骨骨折[10]や脳障害発生のリスクがあることが示され[11]，さらにその効果についても一定の結果が得られていないことから，

『脳性麻痺リハビリテーションガイドライン』[8]においても，呼吸リハビリテーションは熟練者が行う場合のみ考慮してもよいとされ（グレードC1），病態を考慮しない場合には「行わない」ことが勧められている（グレードD）．

では，推奨されるNICUにおける介入の特徴には，どのようなものであろうか．NICUにおけるハイリスク児を対象とした介入の戦略としては，新生児個別発達養育および評価計画（NIDCAP：Newborn Individualized Developmental Care and Assessment Program）がある[12]．NIDCAPの考え方の中核は，本来，まだ子宮外環境に適応する準備が十分でない状態で生まれた低体重出生児を，感覚的に過剰な刺激に対して非常に脆弱であるとみなすところにある．ストレスの多い状況下にある対象児を適切な評価のもとに，そのストレスを可能なかぎり低減することを目標としている．具体的には，次々に生じる環境の変化に対して新生児の行動を調整する能力を自律神経，運動，（睡眠-覚醒の）状態，注意と環境との相互作用，自己調節の5つのシステムに対する評価を行い，環境調節を含めた療育計画を立案する．このようなNIDCAPやminimal handlingなどの考え方を理学療法にあてはめるとどうなるだろうか．おそらく，この時期の理学療法には「いかに快適な環境を作り上げるか」ということが目標となるだろう．しかし，それは自発的な行動や運動の変容により目標を達成するというリハビリテーションの視点ではなく，安静を維持するために必要な看護技術に近い取り組みといえるかもしれない．

したがって，NICUにおいてNIDCAPの取り組みを行った結果については，短期的な効果が認められるが，運動発達に対する長期的な効果については一致した見解に至っていない．ハイリスク児に対する長期発達のための

取り組みはいまだ明確であるとはいえない現状である．

2．乳児期から幼児期の粗大運動能力の発達とその限界

2000年代以降の小児理学療法領域における最も革新的な進歩は，さまざまな評価方法の確立にある．特に脳性麻痺児に対する重症度分類としての脳性麻痺児のための粗大運動能力分類システム（GMFCS：Gross Motor Function Classification System）の開発は，脳性麻痺児の臨床研究において重要な役割を果たしたといえる．Rosenbaumら[13]は粗大運動能力尺度（GMFM：Gross Motor Function Measure）により，脳性麻痺児の運動機能の発達を縦断的に調査し，GMFCSに分類された各機能レベルにおいて，5歳までに運動機能の90％の成績に達し，プラトーは7歳までに生じることを示した．その結果，2歳までの運動機能がわかれば，その後，どのような発達経過をたどるかがおおまかに推測できるようになった．これまで，個々の脳性麻痺児において，どのレベルの運動発達を目指すかが不明確であったため，トレーニングの目標を定めることができなかったが，これによりそれぞれの重症度レベルの子どもたちに対する運動機能の目標をある程度推測できるようになったことを示している．また，同時に各種のトレーニングの適応となる重症度のレベルを決めることができるようになり，より適切な介入を行うことができるようになった．

しかし，GMFCSにより脳性麻痺児における運動機能が予測できるということは，逆に限界も決まることでもある．具体的に考えると2歳までに首が座らなかった対象児は最重度となり，それ以上の運動機能の発達は得られにくいことが予想される．そういう意味では，2歳児までの乳児期の期間，もしくは運動機能が向上する就学前までの期間に，どのレベルまで運動機能を高めることができるかという視点が重要であると考える．

また，乳児期から幼児期の粗大運動能力や日常生活機能は，GMFM[14]やリハビリテーションのための子どもの能力低下評価法（PEDI：Pediatric Evaluation of Disability Inventory）[15]により，その特徴や介入効果を明確に示すことができるようになった．それに伴って，より効果的な介入方法の検証が可能となり，さまざまな介入方法の是非を議論できる土台が形成された．前述のボバース法における変化もGMFMにより評価され，乳児期から幼児期においては集中的なボバース法の施行により効果がみられることが明らかになっている[16]．旧来の方法論であっても，臨床研究をとおしてその意義を吟味することにより，ほかの時期よりも運動機能の発達を促せる可能性が高い乳児期から幼児期に対して，より効果的な理学療法を確立できると考えられる．

3．学校教育と小児理学療法における連携の問題

『脳性麻痺リハビリテーションガイドライン』[8]では，実際の活動場面を想定した課題指向型トレーニングが運動機能を改善させることを指摘している（グレードB）．このようなトレーニングに求められる重要な点は，日々の反復した取り組みができることにある．Dayら[17]はさまざまな運動機能レベルの脳性麻痺児を対象に移動能力の遷移確率を計算したところ，10歳の時点で歩行に困難さを感じていても，車いすを使わない場合には歩行機能が将来的に改善し，車いすを使う場合には歩行機能が低下する確率が高くなることを報告している．このことは日常的な運動課題を達成することが脳性麻痺児の運動機能を変えるうえで非常に重要であることを示唆している．

表3 各時期に求められる理学療法の目標

	医療的目標	理学療法介入目標
胎児・新生児期	感覚過敏と脆弱性に対する保護（NICUにおける不快刺激の除去と安静維持のための低刺激環境）	ポジショニング
乳児期・幼児期	運動発達の促進と多様な感覚運動の経験	重症度に応じた運動機能に対するトレーニング（座位保持，立位や歩行での経験やハンドリングを通じた運動改善）
学童期	生活動作に根ざした課題達成　二次的機能障害の予防	課題指向型トレーニング

したがって，学童期の脳性麻痺児にとって日常の学校生活でどのような運動課題に取り組むかが運動機能に大きく関わることになる．近年，特別支援学校を中心として理学療法士がさまざまな方法で子どもたちを支援する取り組みが，都道府県や学校単位で行われている．しかし，理学療法士自身が学校現場の中でどのようなリハビリテーションを行うべきかについて試行錯誤する場面が散見される．この分野においても，小児理学療法はまだ確立した概念がない現状であるといわざるを得ない．

学校において求められるリハビリテーションの方策は，病院内での取り組みとは異なるのではないだろうか．なぜなら，学校はあくまで教育の場であり，理学療法を行う際にも教育的視点が重要であると考えるからである．そのような考え方に立脚すると，学校でのリハビリテーションを行う場合には，家庭でのニーズや本人の希望だけでなく，教員が掲げる教育目標に則った運動介入が求められる．例えば，教室内の移動能力に制限がある子どもがいた場合，車いすを使って自発的な行動を促すか，杖を使って歩く練習に焦点をあてるかは，その時点での教育目標に沿った取り組みを選択すべきであろう．学校での取り組みは医学的見地のみに偏ることなく，全体的な教育の中で，運動介入による運動課題達成の重要性を吟味し，教育目標を支援するものでなくてはならない．そういった意味で，病院の中で重要視される変形や拘縮に留意しつつも，学校現場では教育の一助となる介入を目指すべきだと考える．

目指すべき小児理学療法の方向性

1．ライフサイクルと理学療法の目標

前述してきたようにNICUにおける不快刺激の除去と安静，乳幼児期における運動経験をとおした運動の正常化，学童期における生活動作に根ざした課題達成という目標の違いにみられるように，対象児の年齢に応じて，理学療法の目標を変化させる必要があるのではないだろうか．このことは，たとえ同じ脳性麻痺という疾患であっても，多様なライフサイクルの目標に合わせて，さまざまな目標設定を行う必要があることを示している（**表3**）．

例えば，同様に座位姿勢が自立しないという状態にあっても，新生児と学童期の児童では，その意味が異なる．前者は未発達の可能性があるが，後者は発達障害の結果であると推測される．そのような場合に，たとえ運動機能は同じであっても，同様の介入目標を立てることはできない．さらに，介入方法について考えてみてもその違いは大きい．例えば，乳児期の座位保持自立に向けたアプローチは，過剰な筋緊張に対するリラクセーションや，バランス反応としての立ち直り反応の誘

発などの神経学的な機能障害に対する介入が中心になる．しかし，学童期には車いすへの移乗や歩行などの運動機能を高めるための活動制限を改善する取り組みが中心になるであろう．

つまり，一般的なライフサイクル論における発達課題のような目標が，脳性麻痺児の運動発達に対する理学療法においても必要ではないだろうか．これまでの理学療法は，対象児の発達を正常と異常に分類し，正常からの逸脱の大きさで異常の度合いを推測していた．しかし，本来は障害の程度や生活環境に応じた「発達課題」を設定し，その達成のためにどのような介入が必要なのかを考えることが求められる．ここで要求される発達課題とは，単に運動に直接関係する課題だけではなく，全人的な発達課題の中で必要とされる運動であるべきであろう．例えば，杖歩行を練習すべきか，車いすを練習すべきか，座位保持を練習すべきか，上肢動作を練習すべきかを選択する場合，どちらか一方が正しいのではなく，設定した発達課題に応じて最適な介入を選択する必要がある．どの運動機能の改善に向けた練習に取り組むべきかについては，本人や家族の希望する生活スタイルに合わせるべきであり，同時に，われわれは，多様なライフサイクルにおける発達課題に対して実効性のある練習方法を確立していくことが望まれる．要約すると，それぞれの時期の目標設定の明確化，そのための介入目標の選択，実効性のある介入方略の確立が，今後，われわれが議論していくべき内容であると考える．

2．小児理学療法評価への提言―介入目標に見合った評価の確立へ

初期の小児理学療法における評価は，心理学的評価を中心とした発達指標や，神経学的問題を中心とした反射，反応検査，臨床的な運動の観察が中心であった．発達指標や反射反応などの検査は，理学療法の直接の目標や評価とは異なるため，ボイタ法やボバース法などのアプローチが主流となっていた時期には，明確な介入効果を示すことができていなかった．その後，運動機能の観察的な評価がGMFMやPEDIなどの運動機能尺度や日常生活評価バッテリーとして定量化されたことにより，理学療法の介入効果を議論できる素地が形成されてきた．このような経緯を踏まえると，理学療法評価の確立は，その介入目標を決定することでもあると考えられる．そういう意味では，心理学的発達指標や反射，反応の検査は，運動発達を改善する目標とはなっていなかったのかもしれない．GMFMやPEDIの開発が，本来の理学療法が目指すべき介入の目標と合致していることが重要なポイントだったと考えられる．しかし，今後の理学療法が，「何ができるか」という視点から「どのようにできるか」を重要視する方向に向かうなら，より詳細な運動学的評価を確立するべきなのではないだろうか．

図1は，痙直型両麻痺児の杖歩行習熟前後におけるトレッドミル歩行時の下肢筋活動の差を示している．初期の杖歩行では多くの下肢活動が同期して行われており，歩行速度も遅かった．これに対して，習熟してきた時の下肢筋活動は個々の筋が分離して，より細かい制御が行われているようにみえる．両者とも「杖歩行自立」であり，運動機能に変化はないが，その運動の様式は大きく変化している．しかし，このような変化を鋭敏に定量的に捉える指標は，いまだ確立していない．今後の理学療法の発展には，このような指標の確立が重要になると考えられる．

3．小児理学療法介入への提言―経験的ハンドリングから実証的技術へ

小児理学療法の運動介入は，包括的理念に

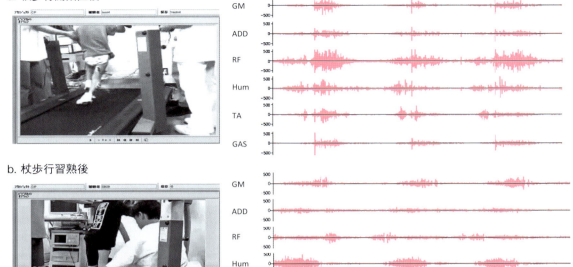

図1　トレッドミル歩行時の筋電図の同期性における杖歩行習熟前後の違い
GM：中殿筋，ADD：内転筋，RF：大腿直筋，Hum：ハムストリングス，TA：前脛骨筋，GAS：腓腹筋

基づくアプローチから，個別の課題に対するアプローチへと変遷してきた．異なる重症度やライフサイクルに対して一定の介入方法についての理念では対応できないからである．しかし，個別の課題の達成に必要な介入は，対象児の障害特性や個別の状況によって異なる．それに対応するために機能障害の評価だけでなく，対象児の年齢，性格，家庭環境によって，その介入の方法を変化させる必要があるのではないだろうか．

例えば，運動に対する恐怖の捉え方は重要な観点であるように考えている．同じ運動であっても，その運動を行うことによる失敗の見積もりは，子どもの性格によって変化する．慎重な性格の子どもであれば，その恐怖のために運動を行うことを躊躇しやすいだろう．一方で，好奇心の強い子どもであれば，失敗を気にしないで繰り返すかもしれない．そのような違いを考慮せずに運動指導を行えば，前者では運動行動が獲得されず，後者では誤った運動が獲得される可能性があると考えられる．経験のある理学療法士であれば，臨床的には注意してきたこのような要素は，実は理学療法効果と直結する重要な問題だったのではないだろうか．しかし，いまだこの観点からの理学療法技術の検討はほとんどなされていない．

また，今後はより詳細な評価に基づいて，経験的なハンドリングから，実証的な技術へと理学療法を発展させる必要があるだろう．それはハンドリングの技術的方法論の検討だけでなく，トレーニングとしての課題設定や環境変化による介入（運動する環境を変化させた時の効果など）の実証報告なども検証課題であると考えられる．また，子どもの運動を変化させうるデバイス（座位保持装置やロボットリハビリテーションなど）の開発も，経験的ではなく再現可能な技術にまで確立す

る必要があると考える．

おわりに
―受け継ぐべき意思とは

　興味深いことにVojta[2]は1978年に刊行された日本語版の成書に対する序文で，すでに彼らの方法について否定的な批判を受けることを覚悟していることを記し，冒頭で自らの方法に不十分な部分があることを認めている．筆者の考えるボイタの功績は，それまでの神経学的視点のみで語られていた脳性麻痺児の評価において，独創的な発達運動学という概念を創始したことにあると考えている．さまざまな批判を受けることを甘受し，それでも彼らの功績を議論のための資料として上梓したことこそ，われわれが受け継ぐべき意思ではないだろうか．

　今後もさまざまな観点から，小児理学療法の発展に寄与する研究成果が報告されることになるだろう．しかし，不適切で間違った方法論についての反省がなければ，そのような新しい取り組みを受け入れる素地ができないのではないかと考える．臨床にいるわれわれが，そのような情報を吟味し，考察して，子どもたちに提供する理学療法を変化させることがないなら，そのような研究成果は意味をなさず，子どもたちに今以上の未来を約束することができなくなるだろう．そのような真摯な議論を行えることこそ，今後，最も求められることであると感じている．

Conclusion

　わが国の小児領域の理学療法技術の問題は，既存の方法論の問題を認めて効果的に変更することが難しいことにある．発達に対する理学療法技術という根幹を確立するための評価方法が提唱され，よりエビデンスの高い介入が模索されている．しかし，現在ではより広範囲に理学療法の対象領域が拡大している一方で，効果が不明なまま対象を広げていないかについての再検証が求められる．今後の臨床と研究の方向性は，ライフサイクルにおける発達課題を明確にし，バイオメカニクス，感情評価，目的指向型の評価を含めた適切な評価から，ハンドリングに限らない介入方法の確立するための議論が求められるだろう．

文　献

1) Köng E：Early treatment of cerebral movement disorders. *Monatsschr Kinderheilkd* **116**：281-284, 1968
2) Vojta V（著），富　雅男（訳）：乳児の脳性運動障害．医歯薬出版，1978
3) Bobath K（著），寺沢幸一（訳）：脳性麻痺の運動障害．医歯薬出版，1969
4) Brandt S, et al：Prevention of cerebral palsy in motor risk infants by treatment ad modum Vojta. A controlled study. *Acta Paediatr Scand* **69**：283-286, 1980
5) Kanda T, et al：Motor outcome differences between two groups of children with spastic diplegia who received different intensities of early onset physiotherapy followed for 5 years. *Brain Dev* **26**：118-126, 2004
6) Blauw-Hospers CH, et al：A systematic review of the effects of early intervention on motor development. *Dev Med Child Neurol* **47**：421-432, 2005
7) Butler C, et al：Effects of neurodevelopmental treatment（NDT）for cerebral palsy：an AACPDM evidence report. *Dev Med Child Neurol* **43**：778-790, 2001
8) 日本リハビリテーション医学会脳性麻痺リハビリテーションガイドライン策定委員会（編）：脳性麻痺リハビリテーションガイドライン 第2版．金原出版，2014

9) Etches PC, et al：Chest physiotherapy in the newborn：effect on secretions removed. *Pediatrics* **62**：713-715, 1978
10) Chalumeau M, et al：Rib fractures after chest physiotherapy for bronchiolitis or pneumonia in infants. *Pediatr Radiol* **32**：644-647, 2002
11) Harding JE, et al：Chest physiotherapy may be associated with brain damage in extremely premature infants. *J Pediatr* **132**：440-444, 1998
12) Vandenberg KA：Individualized developmental care for high risk newborns in the NICU：a practice guideline. *Early Hum Dev* **83**：433-442, 2007
13) Rosenbaum PL, et al：Prognosis for gross motor function in cerebral palsy：creation of motor development curves. *JAMA* **288**：1357-1363, 2002
14) Russell DJ, et al：The gross motor function measure：a means to evaluate the effects of physical therapy. *Dev Med Child Neurol* **31**：341-352, 1989
15) Haley SM, et al：Pediatric Evaluation Disability Inventory, Development, Standarization and Administration Manual. PEDI Research Group, Boston, 1992
16) Tsorlakis N, et al：Effect of intensive neurodevelopmental treatment in gross motor function of children with cerebral palsy. *Dev Med Child Neurol* **46**：740-745, 2004
17) Day SM, et al：Change in ambulatory ability of adolescents and young adults with cerebral palsy. *Dev Med Child Neurol* **49**：647-653, 2007

2 重症心身障害児に対する理学療法技術の検証

榎勢道彦[*1]

> **Key Questions**
> 1. 該当領域における理学療法技術の問題点は何か
> 2. 科学的な検証と反証，それに対する再検証はあるか
> 3. 今後の臨床と研究の方向性は何か

重症心身障害と理学療法技術の課題

　重症心身障害とは，重度の知的障害および重度の肢体不自由が重複している状態であり，加えて呼吸障害や摂食嚥下障害，胃食道逆流症などの合併症を伴うこともしばしばみられる．重症心身障害のある子どもの生活機能は著しく障害されている．また，障害が多岐にわたり，さらに重複した障害が相互に複雑に関連し合うために非常に個別性の高い障害像が示される．そのため，健康支援から生活支援にわたり，一人ひとりの必要性に応じた理学療法を展開することが求められる．

　根拠に基づく臨床実践においては，①臨床家の専門知識や経験・専門家の意見，②外部の科学的根拠，③本人の好みや価値観を統合することが必要とされている[1〜3]．これに準じて以下に，重症心身障害に対する理学療法技術における課題について述べる．

1. 臨床家の専門知識や経験・専門家の意見

　一人ひとりの必要性に応じた多面的な理学療法技術が求められるため，標準的な評価尺度や理学療法技術を確立させて適用することには難しさがあり，理学療法士の知識や技術には経験による差がある．

2. 外部の科学的根拠

　生活機能やその障害の個別性が非常に高いため，調査・研究においてエビデンスレベルの高い研究を行うことは難しく，また，「重症心身障害」がわが国固有の概念であることから，エビデンスとしてはごく限られている状況にある．

3. 本人の好みや価値観

　表出能力の障害があるため，重症心身障害のある本人が好みや価値観を表現することは難しい場合が多く，理学療法士の側に読み取る能力が求められるが，それにも限界があり，本人の好みや価値観を捉えることが難しいことが多い．

　このことを念頭においたうえで，本稿では

[*1] Michihiko Enose／四天王寺和らぎ苑

重症心身障害に対する姿勢ケアと呼吸療法に焦点をあて，理学療法技術の検証について論じる．また，近年の重症心身障害に対する新たな実践や評価についても紹介する．

姿勢ケア

1．重症心身障害に対する姿勢ケアの焦点

重症心身障害のある子どもにおいて，股関節脱臼や脊柱-胸郭変形などの変形の進行予防に取り組むことは，子どもと家族の将来にわたる生活の質を保障するために重要である．運動療法や装具療法のみにとどまらず，個々に合わせたさまざまな姿勢保持具の活用や，日常生活場面での活動と参加の支援を包括したアプローチが考慮される．しかし，長期的な経過をみていくと，それでも拘縮や変形が進行してしまうことを目の当たりにする．長期にわたって進行していく拘縮や変形を可能なかぎり，いかにして予防していくか，また，将来にわたる生活機能（姿勢・運動機能，呼吸や摂食嚥下機能，感覚機能，コミュニケーション機能など）の促進や維持，痛みの予防，家族機能の達成，そして子どもと家族の参加の拡大を達成するために，姿勢に対するアプローチの効果をいかにあげていくかということに姿勢ケアの焦点があてられる．

2．発達的変形について

変形と運動障害の重症度との関連は明確である．股関節脱臼および亜脱臼（骨頭偏移率＞30％）に関していえば，運動障害がより重度になるほど発症率が高くなる．粗大運動能力分類システム（GMFCS：Gross Motor Function Classification System：図1）に基づいた発症率では，レベルⅠで0％，レベルⅡで15.1％，レベルⅢで41.3％，レベルⅣで69.2％，レベルⅤで89.7％であることが示されている[5]．また，2歳6カ月時のmigration％によって，5歳時に起こりうる股関節の問題（①migration％が32％以上になる，②外科的手術を受ける，③整形外科医から股関節や脊柱の装具を処方される）を予測できることが示唆されている[6]．側弯に関しても同様に運動障害の重症度との関連は明確であり，歩行可能な子どもでは7％の発症率であるのに対し，歩行困難な子どもでは39％で発症することが述べられている[7]．また，Chailey姿勢能力発達レベルに基づいた研究では，座位での姿勢保持能力に障害のある脳性まひ児・者の92％に脊柱のカーブが認められ，52％に風に吹かれた股関節変形があり，風に吹かれた股関節変形は右側が，股関節亜脱臼は左側が多く，腰椎および胸椎下部の側弯は左側凸が多いと報告されている[8]．

これらの結果は，重度な運動障害により重力に抗した姿勢保持が困難な重症心身障害のある子どもが，発達過程においていつも変形や拘縮が進行する危険性にさらされていることを示している．定型発達の発達過程において，骨の成長に応じて適応的に筋の長さと機能が発達していく．しかし，重症心身障害のある子どもにおいては重力や，筋の不活動・過活動（中枢性協調障害，筋力の弱化，痙性，筋の短縮，努力性呼吸，痛みなどによる）など，身体に及ぼす応力の影響により筋骨格系の発達が制限され，結果的に変形や拘縮が進行してしまいやすい．この発達過程で身体にかかる応力により引き起こされる変形を発達的変形という[9]．

3．姿勢ケアの実践とその検証

Fulfordら[10]は，「脳性まひ児における非対称変形は，動くことが困難なこどもが成長している間，重力から受ける影響によって身体への変形が生じてくる」と述べ，発達的変形の主な要因が重力の影響であることをはじめ

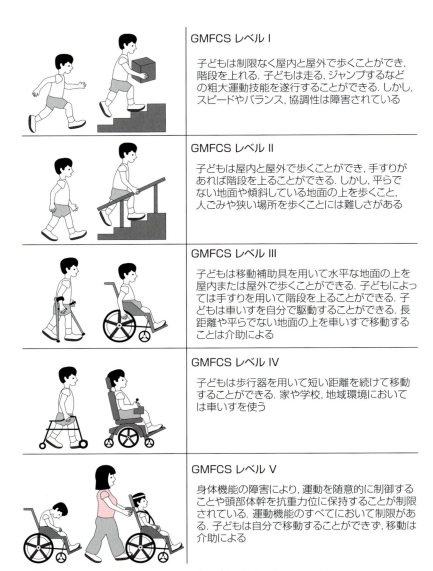

図1 GMFCS レベル (文献4)より引用)

て明らかにした．これに基づいてGoldsmith[11]は，重症心身障害のある子どもにおいてよくみられる非対称変形の発症メカニズムについて，重力の影響を考慮した生体力学的観点から仮説を立て，姿勢ケアプログラムを考案している．例えば，背臥位で過ごすことの多い重症児では，比較的柔らかな結合である胸郭の前面が「重力」と「胸腔内陰圧（特に閉塞性呼吸障害のある場合）」の影響により，内側に引き込まれる力を長い時間受けて胸郭が扁平化していく．さらに，頭部や上肢・下肢を正中位に保持できず，非対称姿勢が継続した場合には胸郭への歪みが生じ，風に吹かれた胸郭変形を引き起こす，といったメカニズムの仮説を立てている．これに対して，一日の多くの時間を過ごす睡眠時に非対称姿勢で寝ることは，胸郭変形や股関節脱臼などの変形を進行させる大きな要因となるとして，睡眠時の姿勢ケアの重要性を強調している．姿勢ケアは，胸郭にかかる重さを支え，回旋モーメントの修正に有用な臥位姿勢保持システムを用いて行われ，非対称姿勢の改善，

筋の過緊張の減少などに効果があったことを示している[12]．Pountneyら[13]は，乳幼児の姿勢運動発達における生体力学的分析をもとに考案された背臥位，腹臥位，座位，立位の姿勢保持器具を用いて姿勢保持能力を保障することで，股関節脱臼の進行予防に効果があったことを示している．さらに股関節脱臼や脊柱側弯などの変形の進行予防の目的に加えて，運動能力を促進することや代替移動手段，会話補助装置などを使いながら日常生活をより快適に過ごすことを目的とした24時間姿勢ケアの実践を体系化している[14]．また，Hankinsonら[15]はスリープシステム（背臥位で両側20°の股関節外転角度を保持するための睡眠時の姿勢保持器具）により，使用開始から1年後の股関節X線像でmigration%が減少したことを示している．

4．姿勢ケアへの反証と再検証

これらの姿勢ケアの実践を踏まえて，2006年に『Developmental Medicine & Child Neurology』にMac Keith multidisciplinary meetingの参加者による臨床経験と科学的研究のエビデンスに基づいた合意声明として，「脳性まひ児の姿勢ケアについての合意声明」が掲載された[16]．その中で，「姿勢ケアは子どもの姿勢と機能に影響を与えるすべての活動と介入を包括するよう計画されたアプローチである」と定義されている．「個々の子どもに合わせた姿勢ケアプログラムは，両側性脳性まひ（両麻痺および四肢麻痺）の子どもにとって，コミュニケーション技能，認知機能，機能的技能，そして参加を促進するために有用である．姿勢ケアプログラムの目的は，子どもたちの快適さを増加させ，変形を減少させることである」と声明文は続いている．重症心身障害のある子どもたちでは，日常生活において健康面への取り組みを含めたより多くの配慮を必要とした長期にわたる姿勢へのアプローチが必要となる．特に睡眠時の姿勢ケアにおいて，変形・拘縮予防のための姿勢保持具を用いていた子どものうち，49%で睡眠が妨げられていたという報告[17]には高い関心を払わなければならない．

「脳性まひ児の姿勢ケアについての合意声明」が掲載されてから3年後の2009年，同雑誌に「脳性まひ児における継続的な姿勢ケアと変形予防」が掲載され[18]，姿勢ケアの実践の効果性が検証された．姿勢ケアは変形の進行予防に必ず効果的であるという根拠はいまだ立証されておらず，真に変形予防に有効な対象を明確にしなければならない．姿勢ケアの焦点は，国際生活機能分類（ICF：International Classification of Functioning, Disability and Health）の概念に基づいて環境と参加をより強調することが示唆されている．「脳性まひ児の姿勢ケアについての合意声明」にある姿勢ケアの定義に立ち返った再検証が必要となってきている．姿勢ケアの有効性について，**表1**を踏まえた臨床実践とさらなる検証が必要と考える．

呼吸療法

1．重症心身障害に対する呼吸療法の焦点

周産期医療や機器の発展により，これまで救うことのできなかった命が救えるようになってきている．その目覚しい進歩がある一方で，高度な医療的ケアを必要とする重症児が増えてきていることも事実である．また，病院や施設から地域生活への移行を促進する社会的な背景もあり，特に在宅で生活を送る子どもたちが必要とする高度な医療的ケアへの対応が課題となっている．重症心身障害のある子どもにおける死亡要因は，肺炎や気管支炎，呼吸不全といった呼吸器系の原因が最も多く[19]，近年，その病態はさらに重症化し

表1 姿勢ケアの有効性

① 姿勢ケアは姿勢運動能力を促進しうるか？
　→その子どもにとって最適な姿勢と運動の発達促進・機能促進
② 姿勢ケアは呼吸や摂食嚥下，排泄，睡眠といった健康に関わる機能および快適性を促進しうるか？
　→生命維持機能・生理的機能の安定化
③ 感覚的経験，コミュニケーション機能の発達を保障し，参加を拡大しうるか？
　→感覚・知覚能力の促進と社会的・対話的・文化的環境（意味のある環境）の調整
④ 日常生活場面での能力の発揮・自己実現を達成しうるか？
　→子どもと家族のそれぞれの役割の達成とエンパワメント
⑤ 痛みを軽減・予防しうるか？
　→痛みの評価と軽減の手段
⑥ 長期にわたってこれらに悪影響を及ぼす変形・拘縮の進行を予防しうるか？
　→発達的変形メカニズムの理解と対応

ている．これに対しては，チームアプローチに基づく呼吸障害への対応が不可欠となるが，そのなかで理学療法においては重症心身障害の呼吸障害に対応できる高度な知識と技術が求められる．実践においては，姿勢と運動への対応を中心に下気道感染の予防と呼吸障害の改善および増悪予防を図ることに焦点があてられる．

2．呼吸障害について

呼吸障害は，主に上下気道閉塞による閉塞性換気障害，誤嚥や効果的でない咳による気道クリアランスの障害，胸郭-脊柱変形などによる拘束性換気障害（肺容量の乏しさ），中枢性低換気や無呼吸に分類される．また，胃食道逆流症や嚥下障害などのさまざまな要因も呼吸障害に複雑に関連し合うため，非常に個別性の高い病態像を示す[20〜22]．

さらに発達要因が長期にわたってこれらの病態に変化をもたらす大きな要因となる．特に胸郭呼吸運動の未発達によって生じる呼吸障害[23〜25]は，重症心身障害のある子どもにおいてしばしばみられる．定型発達児では，発達初期の胸郭は大人に比べ，三角形で前後径が厚く胸郭上部は狭い．また，肋骨は水平位で，肋骨間の間隔は狭く，肋間筋は胸郭を運動させるための効率のよい筋の長さと張力になっていない．横隔膜は高位化しているため，

表2 定型発達における粗大運動と胸郭呼吸運動の発達の関係

新生児〜生後3カ月
　背臥位：上肢を広げるような多様な運動により，上部胸郭が拡張する．生後3カ月ごろに上気道通過に重要な頭部の正中位コントロールが可能となる

生後4〜6カ月
　背臥位：骨盤や下肢を持ち上げる時に腹筋群が収縮することで，胸郭が引き下げられ，横隔膜の高位化が減少し，横隔膜の収縮が効率的になってくる
　腹臥位：伸展活動により，脊柱の伸展と肋骨の上下運動が増加する
　側臥位：支持側で胸郭が引き下げられ，肋骨の運動範囲が拡大する

生後7〜10カ月
　座位：重力の作用および脊柱の伸展と腹筋群の活動の増加によって，胸郭が支持から解放され，さらに肋骨は引き下がり，肋間筋が胸郭を運動させるために効率のよい筋の長さと張力になってくる

呼吸は浅く速い．大人のような効率的な胸郭呼吸運動は，粗大運動の発達に伴って獲得される（表2）．しかし，重症心身障害のある子どもでは，重度な運動障害により胸郭呼吸運動の発達が制限される．例えば，筋出力と協調性の乏しさは，重力との最適なバランスを損ない，胸郭の発達を制限する．深呼吸が長期的にできないことは，胸郭の発育不全につながる大きな要因となる．さらに側弯や胸郭変形の進行は，将来的な呼吸障害を悪化させる要因となる．

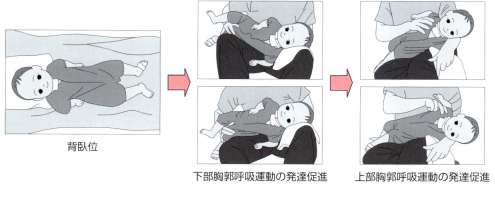
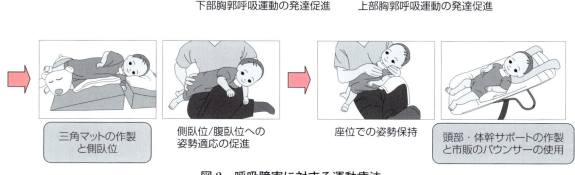

図2 呼吸障害に対する運動療法

理学療法においては，これらの呼吸病態と発達過程を踏まえて，運動療法やポジショニング，機器を用いた呼吸療法を展開する必要がある．また，肺炎や気管支炎の回数を減少させることや，動脈血酸素飽和度（SpO$_2$：percutaneous oxygen saturation），EtCO$_2$/TcCO$_2$，心拍数，呼吸数，換気量，胸郭拡張度で示されるような肺機能をいかに最大に最適にするかということが，すべての年齢層の理学療法において重要となる．

3．呼吸療法の実践とその検証
1）運動療法とポジショニング

先に述べた呼吸障害の病態と発達過程を踏まえた運動療法の例を図2に示す．事例は重度な運動障害があり胸郭呼吸運動の発達が未成熟で，さらに介助による寝返りなどの姿勢変換に対して全身的に緊張を強め，呼吸運動の制限が生じてしまっていた気管切開をしている幼児である．抱っこでの側臥位にて姿勢の安定性を保障したうえで，胸郭下部の呼吸運動を制限している腰方形筋，外腹斜筋などの筋の過活動を調整し，横隔膜の収縮を促進することで換気の改善を図る．これにより横隔膜の収縮が促進され，換気が改善してくるとともに，リラクセーションや姿勢変換への適応性の向上も得られる．胸郭上部の呼吸運動の改善に際しては，頭部のアライメントを適切な位置で支え，呼吸運動を制限している胸筋群などの筋の過活動を調整し，胸椎の伸展・回旋の可動範囲を拡大することで胸郭上部の拡張性を改善させる．この過程をとおして腹臥位や座位への姿勢変換の適応性を向上させ，家庭でのポジショニングを含めた呼吸ケアのための環境調整を両親に提案する．理学療法ではSpO$_2$の向上や心拍数，呼吸数の低下，換気量の増加を指標に換気改善や気道クリアランスの改善に取り組むが，それとともに長期にわたる肺-胸郭コンプライアンスの改善が目的となる．肺-胸郭コンプライア

ンスは，肺機能の予備力を高め，下気道感染や無気肺の予防にも重要である．また，呼吸介助手技や機器を用いたリハビリテーションの効果を高めるためにも重要となる．呼吸介助手技については，成人の呼吸器疾患に対して行われる手技を重症心身障害に標準的に用いることはできない．特に，胸郭変形や筋緊張亢進が目立つ場合には，適用することが難しいことも多い．個々の状態に合わせて，より有効な手技の選択，ほかの方法の検討が必要となる．

このような重症心身障害に対する理学療法の実践は，世界に類をみないわが国独自の発展を遂げてきている．過去からの症例報告や症例研究の蓄積をとおして作り上げられてきたこと[26〜32]が，現在のわれわれの臨床実践の基盤となっている[33〜37]．また近年，諸外国においても重症心身障害の呼吸障害に対する研究についての関心が広まり[38,39]，根拠に基づく実践内容を立案する必要性がよりいっそう明確になってきている．エビデンスはまだ限られており，わが国においては世界に向けた発信が求められる．

2）機器を用いた呼吸療法

イン・エクスサフレーター（MI-E：Mechanical In-Exsufflator）と肺内パーカッションベンチレーター（IPV：Intrapulmonary Percussive Ventilator）がその代表的な機器となる．MI-Eは，肺に陽圧（高い圧）で送気し，瞬時に切り替えて呼気陰圧をかけることで，痰の喀出を促進することを主な目的とした機器であり，また，陽圧をかけることで肺の柔軟性や胸郭の可動性の維持・改善，無気肺の予防の目的で用いられる．IPVは肺に陽圧（高い圧）で送気するとともに，高頻度の振動（パーカッション）を与え，同時にネブライザー吸入を行うことで，分泌物の流動化，排痰，換気改善を目的とした機器である．運動療法とポジショニングに加えて，機器を用いた呼吸療法も，近年さまざまな施設で取り組まれるようになってきている．

機器を用いた呼吸療法の効果として，気道クリアランスの改善や換気改善，無気肺の改善（胸部CT）などが報告されている[40〜44]．急性症状に対する効果や短期効果については一定の成果が得られていると考えるが，慢性呼吸障害に対する長期的効果を示した報告は限られており，今後の検証が必要と考えられる．

重症心身障害に対する新たな理学療法と新たな評価尺度

1．環境調整による動くことの支援

近年，電動移動機器やSpider Therapy[45]などの環境支援機器を用いた理学療法の取り組みが広がってきている．電動移動機器は，自ら動けない重症心身障害のある子どもたちにとって移動機能や多様な感覚的経験を保障する[46]．移動経験は，認知的・心理社会的発達において重要となる[47,48]．また，姿勢制御や運動の発達においても多様性の経験は重要であり，試行錯誤をとおして最適な姿勢制御と運動が選択される[49]．Spider Therapyは身体にかかる重力を軽減するとともに，姿勢の安定性とオリエンテーションを保障することで，多様な運動を可能にし，最適な姿勢制御の学習を支援する．

2．生活機能評価表[50]

重症心身障害のある子どもの生活機能を適切に評価しうる標準的な評価尺度はいまだなく，筆者はICFの詳細分類と定義に基づいて生活機能評価表（LIFE：Life Inventory to Functional Evaluation）の開発に取り組んでいる（図3）．LIFEは，重症心身障害のある人の生命・暮らし・生きがいに重要と考えられた生活機能を包括的に評価しようとするものである．また，重症心身障害のある人の生活機

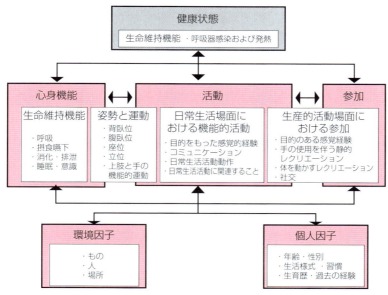

図3 LIFE version 0.5.5（pilot version）の概念モデル

Part Ⅰ：生命維持機能（16項目）
A．呼吸器感染および発熱の既往（2）
B．呼吸機能（6）
C．摂食嚥下機能（4）
D．消化・排泄機能（2）
E．睡眠・意識機能（2）

Part Ⅱ：姿勢と運動（16項目）
A．背臥位おける姿勢と運動（4）
B．腹臥位における姿勢と運動（4）
C．座位における姿勢と運動（4）
D．立位における姿勢と運動（2）
E．上肢と手の機能的運動（2）

Part Ⅲ：機能的活動（16項目）
A．目的をもった感覚的経験とその応用（3）
B．コミュニケーション（4）
C．日常生活活動動作（5）
D．日常生活活動に関連すること（4）

Part Ⅳ：参加（16項目）
A．目的をもった感覚的経験とその応用（4）
B．手の使用や発声を伴う静的レクリエーション／学習／仕事（4）
C．体を動かすレクリエーション/スポーツ（4）
D．社交（4）

図4 LIFE version 0.5.5（pilot version）の評価項目
（）内は項目数を表す

能を器具や身体的，心情的支援，医療的ケア，その他の環境支援の中で達成される機能までを含めて評価しようとするものである．

呼吸機能，摂食嚥下機能を含む「生命維持機能」，臥位，座位，立位での姿勢と運動および上肢の機能的運動を含む「姿勢と運動」，目的をもった感覚的経験とその応用，コミュニケーション，日常生活活動動作を含む「日常生活場面における機能的活動」，レクリエーション，社交を含む「生産的活動場面における参加」の4領域，各16項目からなり，0〜3点の4段階のチェックリストで採点する（**図4**）．

ICFは根拠に基づいた権利擁護（evidence based advocacy）のための潜在的に強力な道具として貢献すると明記されている[51]．このことを念頭において，われわれはEBM（Evidence Based Medicine）を実践しなければならない．一人ひとりの必要性に応じたアプローチを必要とする重症心身障害のある子どもにおいて，事例報告や事例研究は利用価値の高いエビデンスとして位置づけられるので

はないだろうか[3]．理学療法士の一人ひとりの実践を積み重ね，LIFE を用いた多施設協働での「症例集研究」へと発展していくことが EBM と evidence based advocacy への一つの道になるのではないかと考える．

LIFE の最新版については随時重症心身障害理学療法研究会のホームページを参照されたい[50]．

> **Conclusion**
>
> 重症心身障害のある子どもの生活機能は著しく障害されており，また，個別性が非常に高い．理学療法においては健康支援から生活支援にわたる，一人ひとりの必要性に応じた実践展開が必要である．姿勢ケアや呼吸療法，動くことの支援は，活動と参加の目標の下に実践されるべきであり，理学療法士の一人ひとりの実践と事例研究の積み重ねが根拠に基づく実践へと導く．すべては子どもと家族の権利擁護のためにある．

文　献

1) Sackett D：Evidence based medicine：what it is and what it isn't. *BMJ* **312**：71-72, 1996
2) Sackett D, et al：Evidence-Based Medicine：How to Practice and Teach EBM 2nd ed. Churchill Livingstone, Edinburgh, 2000, p1
3) Jenicek M（著），西　信雄，他（訳），：EBM 時代の症例報告．医学書院，2002
4) Can Child：GMFCS E & R descriptors and illustrations for children between their 6 to 12 birthday. McMaster University（http://motorgrowth.canchild.ca/en/GMFCS/resources/GMFCS6-12-DescriptorsIllustrations.pdf）2015 年 1 月 15 日閲覧
5) Soo B, et al：Hip displacement in cerebral palsy. *J Bone Joint Surg Am* **88**：121-129, 2006
6) Scrutton D, et al：Hip dysplasia in bilateral cerebral palsy：incidence and natural history in children aged 18 months to 5 years. *Dev Med Child Neurol* **43**：586-600, 2001
7) McNeill S：The management of deformity：Management of the Motor Disorders of Children wiyh Cerebral Palsy 2nd ed. Mac Keith Press, 2004, pp105-129
8) Porter D, et al：Patterns of postural deformity in non-ambulant people with cerebral palsy：what is the relationship between the direction of scoliosis, direction of pelvic obliquity, direction of windswept hip deformity and side of hip dislocation? *Clin Rehabil* **21**：1087-1096, 2008
9) Scrutton D：The causes of developmental deformity and their implication for seating. *Prosthet Orthot Int* **15**：199-202, 1991
10) Fulford FE, et al：Position as a cause of deformity in children with cerebral palsy. *Dev Med Child Neurol* **43**：305-314, 1976
11) Goldsmith J：Postural Care Family Workshop. Helping Hand Company, 1999
12) Goldsmith S, et al：Postural care at night within a community setting. *Physiother* **86**：528-534, 2000
13) Pountney T：Management of hip dislocation with postural management. *Child Care Helth Dev* **28**：179-185, 2002
14) Pountney T, 他（著），今川忠男（監訳）：脳性まひ児の 24 時間姿勢ケア．三輪書店，2006
15) Hankinson J, et al：Use of lying hip abduction system in children with bilateral cerebral palsy：a pilot study. *Dev Med Child Neurol* **44**：177-180, 2002
16) Gericke T：Postural management for children with cerebral palsy：consensus statement. *Dev Med Child Neurol* **48**：244, 2006
17) Wright M, et al：Sleep issues in children with physical disabilities and their families. *Phys Occup Ther Pediatr* **26**：55-72, 2006
18) Gough M：Continuous postural management and the prevention of deformity in children with cerebral palsy：an appraisal. *Dev Med Child Neurol* **51**：105-110, 2009
19) 折口美弘，他：重症心身障害児・者の死亡時年齢からみた死因分析．医療 **56**：476-478, 2002
20) 北住映二：重度障害児の医療—QOL 改善のためのケア．日本小児神経学会教育委員会（編）：小児神経学の進歩第 28 集．診断と治療社，1999, pp82-92

21) 米山 明, 他：呼吸障害. 金子芳洋（監）：障害児者の摂食・嚥下・呼吸リハビリテーション. 医歯薬出版, 2005, pp62-79
22) Tpder DS：Respiratory problems in the adolescent with developmental delay. *Adolest Med* **11**：617-631, 2000
23) Massery M：Chest Development as a Component of Normal Motor Development：Implications for Pediatric Physical Therapists. *Pediatr Phys Ther* **3**：3-8, 1991
24) 金子断行：重症心身障害児・者の呼吸療法. 理学療法学 **34**：138-143, 2007
25) Campbell：The characteristics of thoracic insufficiency syndrome associated with fused ribs and congenital scoliosis. *J Bone Joint Surg Am* **85**：399-408, 2003
26) 染谷淳司：重症心身障害児施設で生活している呼吸に問題があるケースの報告―評価・治療・日常生活管理を主に. 理学療法学 **15**：197-200, 1988
27) 染谷淳司, 他：慢性呼吸不全を有する重症脳損傷児の運動療法と姿勢保持用具の検討. 理学療法学 **20**：36-41, 1993
28) 染谷淳司：レスピレーター管理下にある除皮質姿勢パターンを示す重症脳損傷児の運動療法と姿勢管理. 理学療法学 **20**：198-201, 1993
29) 染谷淳司, 他：日常生活に腹臥位系姿勢を組みこんで―26年の実態調査. 日本重症心身障害学会誌 **35**：256, 2010
30) 花井丈夫, 他：重度脳性麻痺児の呼吸障害の対策と経過の検討―経鼻咽頭エアウェイと胸部理学療法. 理学療法学 **19**：76-82, 1992
31) 平井孝明：重症心身障害児（者）の姿勢管理の実際. 日本重症心身障害学会誌 **29**：67-76, 2004
32) 金子断行：重症心身障害の呼吸療法とEBMの構築にむけて. 理学療法学 **36**：498-502, 2009
33) 秋山裕子, 他：重症心身障害児（者）の腹臥位によるリラクゼーションについて. こども医療センター医学誌 **33**：194-198, 2004
34) 永瀬宏人, 他：重症心身障害者の呼吸器感染予防における腹臥位訓練の有効性. 中国四国地区国立病院機構・国立療養所看護研究学会誌 **5**：126-129, 2009
35) 水口英和, 他：呼吸リハビリテーションにウレタンマットを使用した腹臥位を実施しての効果―肺炎を繰り返す重症心身障害者の一例. 中国四国地区国立病院機構・国立療養所看護研究学会誌 **5**：114-117, 2009
36) 池田さやか, 他：重症心身障害児（者）のリラクゼーションを図るための腹臥位の有効性―2年継続して. 中国四国地区国立病院機構・国立療養所看護研究学会誌 **5**：225-228, 2009
37) 坂本達也, 他：重症児（者）通園事業における腹臥位保持具の使用とその有効性の検討. 重症心身障害の療育 **1**：17-20, 2006
38) Winfield NR, et al：Non-pharmaceutical management of respiratory morbidity in children with severe global developmental delay. *Cochrane Database Syst Rev* **10**：1-69, 2014
39) Littleton SR, et al：Effects of Positioning on Respiratory Measures in Individuals with Cerebral Palsy and Severe Scoliosis. *Pediatr Phys Ther* **23**：159-169, 2011
40) 上田陽子, 他：重症心身障害児におけるタッピングとカフマシーンによる排痰効果の比較. 山口県看護研究学会学術集会プログラム・集録 **1**：31-33, 2002
41) 和田直子, 他：肺内パーカッションベンチレータ使用により持続する肺浸潤影の改善を得た重症心身障害者の1例. 脳と発達 **37**：332-336, 2005
42) 金子断行・他：重症心身障害児（者）の呼吸障害に対する肺内パーカッションベンチレータの効果の検討. 脳と発達 **37**：262-264, 2005
43) 金子断行, 他：重症心身障害児（者）の呼吸障害に対する肺内パーカッションベンチレーターとインエクスサフレーターの使用経験. 日本重症心身障害学会誌 **31**：35-43, 2006
44) 竹本 潔, 他：無気肺を合併した肺炎に排痰補助および咳補助の器械を活用して気管挿管を回避した重症心身障害の2例. 日本小児呼吸器疾患学会雑誌 **22**：105-109, 2012
45) Medical & Rehabilitaion center Norman：Spider Therapy（http://www.norman.med.pl）2015年3月12日閲覧
46) 髙塩純一, 他：姿勢制御・粗大運動機能に障害をもった子どものための機器開発. ベビーサイエンス **6**：16-30, 2006
47) Jones M：Use of power mobility for a young child with spinal muscular atrophy. *Rhys Ther* **83**：253-262, 2003
48) Lynch A, et al：Power mobility training for a 7-month-old infant with spina bifida. *Pediatric physical thrapy* **21**：362-368, 2009
49) Hadders-Algra M：The neuronal group selection theory：a framework to explain variation in normal motor development. *Dev Med Child Neurol* **42**：566-572, 2000
50) 榎勢道彦：Life inventory to functional evaluation（LIFE）；重症心身障害児（者）のための生活機能評価表. 重症心身障害理学療法研究会, 2011
http://jusin-pt.net/（2015年3月12日閲覧）
51) 障害者福祉研究会（編）：国際生活機能分類―国際障害分類改訂版. 中央法規出版, 2002

理学療法 MOOK 17
理学療法技術の再検証
―科学的技術の確立に向けて

発　　　　行	2015 年 5 月 5 日　第 1 版第 1 刷©
シリーズ編集	福井　勉・神津　玲・大畑光司・甲田宗嗣
責 任 編 集	福井　勉・神津　玲・大畑光司・甲田宗嗣
発　行　者	青山　智
発　行　所	株式会社 三輪書店
	〒 113-0033　東京都文京区本郷 6-17-9　本郷綱ビル
	☎ 03-3816-7796　FAX 03-3816-7756
	http://www.miwapubl.com
印　刷　所	三報社印刷 株式会社

本書の無断複写・複製・転載は，著作権・出版権の侵害となることがありますのでご注意ください．

ISBN 978-4-89590-512-1　C 3047

JCOPY ＜(社)出版者著作権管理機構　委託出版物＞

本書の無断複製は著作権法上での例外を除き禁じられています．複製される場合は，そのつど事前に，(社)出版者著作権管理機構（電話 03-3513-6969，FAX 03-3513-6979，e-mail: info@jcopy.or.jp）の許諾を得てください．

■ 正しい評価・測定ができていますか？

PT・OTのための測定評価 DVD Series 7

片麻痺機能検査・協調性検査

監修　伊藤 俊一（北海道千歳リハビリテーション学院）
編集　久保田 健太（北海道千歳リハビリテーション学院）
　　　隈元 庸夫（埼玉県立大学保健医療福祉学部）

新刊

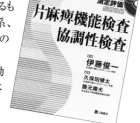

　片麻痺機能検査（Brunnstrom stage）は、片麻痺の回復過程をステージ化した評価法であり、検査自体の可否判定だけでなく、動きを注意深く観察し、他の基本動作と結びつけることが重要となる。協調性検査は目的とする運動を的確に遂行できるか測るものであり、その運動メカニズムは複雑である。情報の収集や伝達などの感覚入力系、情報の整理や運動プログラム立案などの中枢機構、運動遂行の運動出力系など、どの障害に対し注目すべきか、動作分析や他の検査を参考に実施する必要がある。

　本書では、これらの難易度が高い検査について、初学者が容易に視覚で検査動作を学べるように工夫されている。また、判断が困難な検査判定については、基本動作と異常動作の違いと判別が深められるよう症例動画を収録。臨床経験を補完できる充実した内容となっている。異常動作のイメージ構築から、動作の評価力が身に付く評価・測定のスタンダード化を目指した一冊である。

● 定価（本体3,800円+税）　B5　140頁　DVD50分　2015年　ISBN 978-4-89590-498-8

PT・OTのための測定評価 DVD Series 1
ROM測定 第2版
監修 福田 修 ／ 編集 伊藤 俊一・星 文彦
● 定価（本体3,800円+税）　B5　230頁　DVD55分　ISBN978-4-89590-354-7　2010年

PT・OTのための測定評価 DVD Series 2
形態測定・感覚検査・反射検査 第2版
監修　伊藤 俊一 ／ 編集　隈元 庸夫・久保田 健太
● 定価（本体3,800円+税）　B5　150頁　DVD50分　ISBN978-4-89590-484-1　2014年

PT・OTのための測定評価 DVD Series 3
MMT　頭部・頸部・上肢
監修　福田 修 ／ 編集　伊藤 俊一・仙石 泰仁
● 定価（本体4,600円+税）　B5　250頁　DVD130分　ISBN978-4-89590-313-4　2008年

PT・OTのための測定評価 DVD Series 4
MMT　体幹・下肢
監修　福田 修 ／ 編集　伊藤 俊一・仙石 泰仁
● 定価（本体3,800円+税）　B5　140頁　DVD75分　ISBN978-4-89590-314-1　2008年

PT・OTのための測定評価 DVD Series 5
バランス評価
監修　福田 修 ／ 編集　星 文彦・伊藤 俊一
● 定価（本体3,800円+税）　B5　100頁　DVD45分　ISBN978-4-89590-316-5　2008年

PT・OTのための測定評価 DVD Series 6
整形外科的検査
監修　伊藤 俊一 ／ 編集　隈元 庸夫・久保田 健太
● 定価（本体3,800円+税）　B5　120頁　DVD35分　ISBN978-4-89590-491-9　2014年

お求めの三輪書店の出版物が小売書店にない場合は、その書店にご注文ください．お急ぎの場合は直接小社に．

〒113-0033
東京都文京区本郷6-17-9 本郷綱ビル

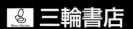 三輪書店

編集 ☎03-3816-7796　FAX 03-3816-7756
販売 ☎03-6801-8357　FAX 03-6801-8352
ホームページ：http://www.miwapubl.com

■解剖学的な観点と病理学的な視点で臨床能力がUP

脳血管障害の解剖学的診断

著　後藤 潤・後藤 昇

新刊

脳血管障害を診断する際は、他臓器の疾患に比べて解剖学的知識を多く必要とする。解剖学的知識と並行して病理学的知識を深めることが診断レベルを上げることにつながる。これまで脳血管障害の診断には長年の臨床経験が必須であると信じられてきたが、真に必要なのは解剖学・病理学についての理解である。しかし、臨床に即した解剖学的・病理学的な知見を得るための書物は乏しい。このような諸般の事情を十分に考慮して誕生したのが本書である。

本書では、脳・脊髄の基礎的知識に始まり、脳血管障害の病理学から脳・脊髄血管の解剖学までを、豊富なカラー図を使用して解説した。臨床現場を意識した症例提示で、診断に対するコツがつかめる点も大きな特徴である。また、脳血管障害の神経症候・疾患概念や医学史などに関するものを「余録」、神経解剖学や神経病理学などの発展に寄与した医学者に関するものを「抄伝」として収録した。

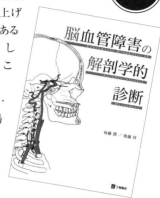

■ 主な内容 ■

序　説

第1章　脳・脊髄の解剖学概論
神経系の区分
大脳について
終脳
間脳
脳幹について
中脳
橋
小脳
延髄
脊髄
末梢神経
神経系の組織学
神経系の病理組織学

第2章　脳室系と髄膜
脳室系
脳脊髄液
髄膜

第Ⅰ部　脳血管障害の病理学

第3章　脳血管障害の統計
脳血管障害の分類
脳卒中の統計

第4章　脳ヘルニア
頭蓋内膨隆性病変と脳ヘルニア
下方へのテント切痕ヘルニア
眼窩回ヘルニア
大脳鎌下方ヘルニア
上方へのテント切痕ヘルニア
大後頭孔ヘルニア

第5章　脳梗塞
虚血性脳傷害について
脳の動脈硬化
脳血栓症と脳塞栓症

脳梗塞の病理学的分類
梗塞巣の経時的変化
貧血性梗塞と出血性梗塞
脳梗塞と大脳の動脈血供給
内頸動脈の閉塞
多発性脳梗塞
ラクナ梗塞
脳幹血栓症
脳幹小脳梗塞
小脳梗塞
後有孔質動脈症候群
脳底動脈分枝の梗塞
外側延髄症候群

第6章　脳内出血
脳内出血と微小動脈瘤
被殻出血
視床出血
皮質下出血
原発性橋出血
小脳出血
脳室内出血

第7章　クモ膜下出血
クモ膜下出血と動脈瘤
クモ膜下出血の重症度
クモ膜下出血の伸展
頭蓋内動脈瘤の種類
動脈瘤性クモ膜下出血の合併症
頭蓋内動脈瘤の特異な例

第8章　他の脳血管障害
特殊なクモ膜下出血・脳内出血
急性硬膜外血腫
急性硬膜下血腫
慢性硬膜下血腫
硬膜静脈洞血栓症
縊死脳

正常圧水頭症
血管性認知症

第Ⅱ部　脳・脊髄血管の解剖学

第9章　内頸動脈と椎骨動脈
中枢神経系の動脈血供給の原則
脳の区分と脳血管との関係
頭蓋腔に達するまでの経路
頭蓋腔内での走行
Willis動脈輪

第10章　大脳皮質・大脳髄質の動脈系
大脳動脈
大脳動脈皮質枝の微細構造

第11章　大脳核・間脳の動脈系
中心枝について
前絡叢動脈
大脳核の動脈血供給
間脳の動脈血供給
内包の動脈血供給

第12章　脳幹の動脈系
脳幹の動脈について
中脳の動脈血供給
後有孔質を経る動脈
橋の動脈血供給
延髄の動脈血供給

第13章　小脳の動脈系
小脳動脈
小脳動脈分枝の微細構造

第14章　脈絡叢・眼窩・内耳の動脈系
脈絡叢の動脈血供給
眼動脈と迷路動脈

第15章　脊髄の動脈系
脊柱管に達するまでの経路
脊髄枝

脊髄の動脈血供給
脊髄血管障害

第16章　脳の静脈系
脳の静脈血灌流の分類
大脳の表在静脈系
大脳の深部静脈系
脳幹小脳静脈系
脈絡叢からの静脈血灌流
下垂体門脈系
頸静脈孔以外の経路
上眼静脈と迷路静脈

第17章　硬膜静脈洞
硬膜静脈洞

第18章　脊髄の静脈系
内脊髄静脈
外脊髄静脈
脊柱管からの静脈血灌流

第19章　硬膜の血管
硬膜の血管とは
硬膜動脈
硬膜静脈

第Ⅲ部　症例集

第20章　脳梗塞の症例
脳梗塞の症例

第21章　脳内出血の症例
脳内出血の症例

第22章　他の脳血管障害の症例
他の脳血管障害の症例

付　録
付録A　脳・脊髄血管の研究方法
付録B　ニトロセルロース包埋切片作成法

● 定価（本体25,000円＋税）　A4　420頁　2014年　ISBN 978-4-89590-497-1

お求めの三輪書店の出版物が小売書店にない場合は、その書店にご注文ください。お急ぎの場合は直接小社に。

〒113-0033
東京都文京区本郷6-17-9 本郷綱ビル

 三輪書店

編集 ☎03-3816-7796　FAX 03-3816-7756
販売 ☎03-6801-8357　FAX 03-6801-8352
ホームページ：http://www.miwapubl.com

■人工関節手術から術後リハまでの全容がわかる唯一の書

人工関節のリハビリテーション
術前・周術期・術後のガイドブック

新刊

監修　杉本 和隆
編集　美﨑 定也・相澤 純也

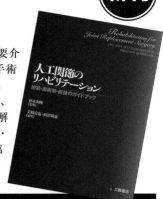

　超高齢化社会が進むにつれて、股関節および膝関節の変形性関節症による要介護者が増加傾向にある。その根本的な治療方法には人工関節手術があり、手術手技やリハビリテーション、材料の進歩によって、優れた長期成績を収めている。
　本書は、人工関節の周術期および退院後を効率的に進めるために知るべき、手術関連の情報、疼痛管理、看護ケア、リハビリテーション技術等を容易に理解できるよう、系統的、網羅的にまとめたガイドブックである。エキスパートの思考・実践プロセスを伝えるために、多くの図を挿入し解説を加えることで、日々の臨床に直結するよう工夫がされている。チーム医療をより優れたものにするためにも、セラピストだけでなく、医師・看護師にもすすめたい一冊。

■ 主な内容 ■

第1章 人工股関節全置換術のマネジメント
第1節　変形性股関節症の特徴
- 1-1. 病態, 臨床症状, 自然経過
- 1-2. 疫学的特徴
- 1-3. 原因（誘因）
- 1-4. 正常な股関節の生体力学的特徴

第2節　治療の概要
- 2-1. 予防法
- 2-2. 保存的治療
- 2-3. 観血的治療

第3節　人工股関節全置換術と術後管理
- 3-1. はじめに
- 3-2. 手術計画
- 3-3. 手術手技
- 3-4. 術後のベッド上での全身管理
- 3-5. リハビリテーション看護-離床から退院まで

第4節　術前の外来リハビリテーション
- 4-1. 身体機能, 痛みの軽減または維持
- 4-2. 術前の精神的不安の軽減とモチベーションの向上

第5節　術前の入院リハビリテーション
- 5-1. 術後プロトコルの説明
- 5-2. 術後脱臼のメカニズムと予防についての指導
- 5-3. 術前評価（スクリーニング）

第6節　術後の入院リハビリテーション
- 6-1. 円滑な離床に向けた合併症の予防と意識づけ
- 6-2. 安全な離床・移動手段の獲得
- 6-3. 院内ADLの拡大と退院に向けての実用動作の獲得

第7節　外来フォローアップ
- 7-1. 術後の股関節における状態の把握と局所的機能改善
- 7-2. 機能低下と不良動作パターンの把握と日常生活制限の改善
- 7-3. 隣接関節の痛み, 機能障害の予防・軽減
- 7-4. 身体機能の維持・向上のためのコンディショニング

第2章 人工膝関節全置換術のマネジメント
第1節　変形性膝関節症の特徴
- 1-1. 病態, 臨床症状, 自然経過
- 1-2. 疫学的特徴
- 1-3. 原因（誘因）
- 1-4. 正常な膝関節の生体力学的特徴

第2節　治療の概要
- 2-1. 予防
- 2-2. 保存的治療
- 2-3. 観血的治療

第3節　人工膝関節全置換術と術後管理
- 3-1. はじめに
- 3-2. 術前の手術計画
- 3-3. 手術手技
- 3-4. 術後のX線評価
- 3-5. 術後のベッド上での全身管理
- 3-6. リハビリテーション看護-離床から退院まで

第4節　術前の外来リハビリテーション
- 4-1. 身体機能, 痛みの軽減または維持
- 4-2. 痛みのコントロール
- 4-3. 隣接関節の機能維持・改善
- 4-4. 術前の精神的不安の改善

第5節　術前の入院リハビリテーション
- 5-1. 患者の自己効力感の向上と早期離床を図るためのオリエンテーション
- 5-2. 術前評価に基づく術後の回復過程および予後予測

第6節　術後の入院リハビリテーション
- 6-1. リスク管理と早期回復
- 6-2. 積極的な運動療法
- 6-3. 安全に日常生活を過ごすための退院時指導

第7節　外来フォローアップ
- 7-1. 術後の状態把握と局所的な機能改善
- 7-2. 機能低下および動作不良パターンの把握, 動作能力の改善
- 7-3. 身体機能の維持・向上を目的としたコンディショニング方法の定着

第3章 代表的な評価尺度
- 日本整形外科学会股関節機能判定基準（JOA hip score）
- 日本整形外科学会変形性膝関節症治療成績判定基準（JOA knee score）
- 日本整形外科学会膝関節疾患評価質問票
- 手術した人工関節への意識に対する質問票
- 日本語版 lower extremity functional scale

第4章 患者指導用パンフレット
- 人工股関節手術を受けられた患者へのホームエクササイズ例
- 人工膝関節手術を受けられた患者へのホームエクササイズ例

● 定価（本体4,600円＋税）　B5　250頁　2015年　ISBN 978-4-89590-507-7

お求めの三輪書店の出版物が小売書店にない場合は，その書店にご注文ください．お急ぎの場合は直接小社に．

〒113-0033
東京都文京区本郷6-17-9 本郷綱ビル

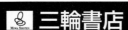 三輪書店

編集：03-3816-7796　FAX 03-3816-7756
販売：03-6801-8357　FAX 03-6801-8352
ホームページ：http://www.miwapubl.com